Mit Multipler Sklerose mitten im Leben

Jaron Bendkower

Mit Multipler Sklerose mitten im Leben

Der Bericht eines Psychotherapeuten
zu Selbstheilung und Resilienz

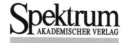

Dr. Jaron Bendkower
Panoramaweg 17b
8713 Uerikon
Switzerland
e-mail: jaron.bendkower@bluewin.ch

Wichtiger Hinweis für den Benutzer
Der Verlag, der Herausgeber und die Autoren haben alle Sorgfalt walten lassen, um vollständige und akkurate Informationen in diesem Buch zu publizieren. Der Verlag übernimmt weder Garantie noch die juristische Verantwortung oder irgendeine Haftung für die Nutzung dieser Informationen, für deren Wirtschaftlichkeit oder fehlerfreie Funktion für einen bestimmten Zweck. Der Verlag übernimmt keine Gewähr dafür, dass die beschriebenen Verfahren, Programme usw. frei von Schutzrechten Dritter sind. Die Wiedergabe von Gebrauchsnamen, Handelsnamen, Warenbezeichnungen usw. in diesem Buch berechtigt auch ohne besondere Kennzeichnung nicht zu der Annahme, dass solche Namen im Sinne der Warenzeichen- und Markenschutz-Gesetzgebung als frei zu betrachten wären und daher von jedermann benutzt werden dürften. Der Verlag hat sich bemüht, sämtliche Rechteinhaber von Abbildungen zu ermitteln. Sollte dem Verlag gegenüber dennoch der Nachweis der Rechtsinhaberschaft geführt werden, wird das branchenübliche Honorar gezahlt.

Bibliografische Information der Deutschen Nationalbibliothek
Die Deutsche Nationalbibliothek verzeichnet diese Publikation in der Deutschen Nationalbibliografie; detaillierte bibliografische Daten sind im Internet über http://dnb.d-nb.de abrufbar.

Springer ist ein Unternehmen von Springer Science+Business Media
springer.de

© Spektrum Akademischer Verlag Heidelberg 2010
Spektrum Akademischer Verlag ist ein Imprint von Springer

10 11 12 13 14   5 4 3 2 1

Das Werk einschließlich aller seiner Teile ist urheberrechtlich geschützt. Jede Verwertung außerhalb der engen Grenzen des Urheberrechtsgesetzes ist ohne Zustimmung des Verlages unzulässig und strafbar. Das gilt insbesondere für Vervielfältigungen, Übersetzungen, Mikroverfilmungen und die Einspeicherung und Verarbeitung in elektronischen Systemen.

Planung und Lektorat: Katharina Neuser-von Oettingen; Bettina Saglio
Redaktion: Regine Zimmerschied
Herstellung und Satz: Crest Premedia Solutions (P) Ltd, Pune, Maharashtra, India
Umschlaggestaltung: wsp design Werbeagentur GmbH, Heidelberg unter Verwendung eines Motivs von © Superstars for you; Fotolia.com

ISBN 978-3-8274-2490-7

Allen, die mir auf meinem Weg geholfen haben

Inhalt

	Einleitung	IX
1	Erste Reisen	1
2	Wege hinein	27
3	Meine MS-Biografie – ein Auszug	45
4	Wege hinaus	67
5	Warum hinauskommen so schwerfällt	103
6	Königswege	109
7	Spiritualität und Politik	159
8	Selbstheilung und Resilienz	177
9	Die Psychotherapie der MS	189
10	Zivilisationskrankheiten	211
11	Entwicklung und Neubeginn	227
	Entschuldigungen und Dank	265
	Literatur	269
	Adressen	273

Einleitung

Dieses Buch handelt von der Multiplen Sklerose (MS), aber auch von anderen Bewegungsstörungen, wie sie sich nach einem Schlaganfall oder bei einer Lähmung, bei Parkinson oder bei einer Paraplegie einstellen können. Allgemein geht es hier – ausgehend von der MS – um den Umgang mit chronischen Krankheiten und mit Zivilisationskrankheiten. Vor allem aber geht es um die Wege, wie man aus diesen Krankheiten wieder herauskommen kann.

Das Buch richtet sich also in erster Linie an die Zehntausenden MS-Betroffenen, ihre Angehörigen und an ihre Physio- und Psychotherapeuten, ferner an die MS-Gesellschaften, an Neurologen, Hausärzte und Psychiater. Es ist aber kein reines Sachbuch (das auch), sondern darüber hinaus eine Lebenshilfe.

Ich, der Autor dieses Buches, habe selbst MS. Ich bin Psychotherapeut, Soziologe und Kulturwissenschaftler und wollte zunächst herausfinden, wie ich mit der Krankheit leben kann. Je mehr ich mich praktisch und theoretisch damit beschäftigte, umso mehr bekam ich den Eindruck, dass es möglich ist, aus ihr herauszukommen. Ich beschreibe hier den Weg von einigen Menschen, die dies geschafft haben. Dabei mache ich aber keine statistische Untersuchung, sondern biete Studien von fünf Einzelfällen an. Abschließend fasse ich die Erkenntnisse in einem Therapieprogramm zusammen, dessen Skizze den Schluss des Buches bildet.

Das Buch ist interdisziplinär – soziologisch, psychotherapeutisch, ethnopsychologisch – und oszilliert zwischen der individuellen und der kollektiv-zivilisatorischen Ebene hin und her. Eine der zentralsten Botschaften des Buches lautet: MS ist heilbar! Unter welchen Bedingungen das gilt und wie man dorthin gelangen kann, wird eingehend besprochen.

Dabei geht es um die Behebung der bekannten MS-Symptome – in erster Linie um die Verbesserung der Bewegungsabläufe. Diese Veränderung geschieht zunächst auf der physiologischen Ebene. Hierzu gibt es einige Wege, die im Buch vorgestellt werden, aber im Fall der MS nicht ausreichen. Es bedarf zusätzlich der Vorbereitung und Stabilisierung der Veränderung auf der geistig-mentalen Ebene. Erst durch diese Zweigleisigkeit (physiologisch *und* geistig zugleich) wird Heilung bewirkt. Dieser doppelte Weg gilt nicht nur für die Bewegungsstörungen, sondern auch für viele Zivilisationskrankheiten. Gelingt dann die Heilung? Nicht immer. Sie gelingt nur dann, wenn auch der Wille zur Selbstheilung vorhanden ist. Oft kommt dieser Wille aber nicht zum Tragen. Häufig muss erst jener seelische Konflikt angegangen werden, der den Selbstheilungswillen blockiert. In der Behebung dieser Blockade liegt der psychotherapeutische Teil der MS-Therapie. Auch sie wird ausführlich dargelegt.

Die Kernbegriffe dieses Buch sind:

- MS,
- Resilienz,[1]
- Selbstheilung,[2]
- Psychotherapie der MS,
- die Beziehung von körperlich Unversehrten und Behinderten.

Außerdem werden folgende Themen gestreift:

- Zivilisationskrankheiten,
- der negativistische Kulturraum,
- politische Spiritualität.

---

[1] D. Short/C. Weinspach (2007); R. Welter-Enderlin (2008); M. E. P. Seligman (2005).
[2] A. Antonovsky (1997).

Einleitung XI

Die Thesen des Buches

- Manche Menschen kommen schon mit einer phänomenalen Robustheit, Flexibilität und Widerstandsfähigkeit auf die Welt. Sie können deshalb den widrigsten Bedingungen trotzen – und bleiben gesund. Kurz: Sie sind resilient. Die MS-ler gehören offensichtlich nicht zu diesen. Können sie darum nicht mehr resilient werden? Die Antwort lautet: Doch, sie können. Selbst nach erfolgter Erkrankung steht ihnen der Weg zur Resilienz noch offen. Diese wird als „Resilienz zweiter Ordnung" bezeichnet. Im Buch wird gezeigt, wie Resilienz selbst nach erfolgter Erkrankung erreicht werden kann.
- Die erste gute Botschaft des Buches lautet deshalb: MS ist heilbar! Die zweite lautet: Resilienz zu erlangen, ist nachträglich auch MS-lern – und vielen anderen Zivilisationskranken – möglich.
- Einige ehemals MS-kranke Menschen wurden wieder gesund. Im Buch werden paradigmatisch fünf gesundete Menschen vorgestellt. Die Frage lautet: Was machten sie? Wie wurden sie resilient? Und was können wir von ihnen lernen? Die Vorstellung der Erkennnisse dieser fünf Menschen bildet das siebte Kapitel.
- Die MS ist weder eine psychische noch eine rein organische Erkrankung. Deshalb empfiehlt es sich, auf zwei Ebenen vorzugehen. Bei der einen Ebene geht es um die körperliche Genesung, bei der zweiten um die seelische Heilung. Wird nur auf der einen Ebene vorgegangen, fehlt die andere – und man bleibt MS-krank. Diese Erkenntnis durchzieht leitmotivisch viele Kapitel dieses Buches.
- Die MS ist *auch* eine Zivilisationskrankheit. Darum geht es im zehnten Kapitel. Dreht man nämlich den Spiegel um, wird die MS zum Spiegelbild unserer Kultur und sagt dann mehr über sie aus als über die Betroffenen. Die latente MS gehört, als Negativ unserer Werte, zum Inventar unserer Kultur. Vieles spricht dafür, dass Betroffene sich aus dem „negativistischen Kulturraum" bedienen. Dies ist der Raum, in dem sowohl die psychischen als auch die chronisch-somatischen Erkrankungen abholbereit

vorliegen. Die psychosomatischen Krankheiten, zu denen die MS zählt, natürlich auch.
- Warum aber ein Einzelner an der MS manifest erkrankt, ist nach wie vor ein Rätsel. Ihre Genese ist multikausal. Keiner der diskutierten Gründe führt zu einem eindeutigen Schluss. Im Gegenteil. Klar aber scheint, dass der Entstehung einer manifesten MS ein Zusammentreffen persönlicher, biologischer und kultureller Faktoren zugrunde liegt. Allerdings in einem Mischverhältnis, das von Person zu Person verschieden ist. Das lässt die genetischen Fragen unlösbar erscheinen. Trotzdem ist bei einer pragmatischen und multikausalen Betrachtungsweise eine Therapie durchaus möglich.
- Das Buch ist kein Ratgeberbuch. Es will aber dazu beitragen, besser mit der MS leben zu lernen. Vor allem geht es darum, einmal erkrankt, sein Leben *anders* zu leben: ziemlich anders jedenfalls als jenes Leben, das einen seinerzeit in die MS geführt hat. Dennoch spielt, wie oben erwähnt, die psychologische Dimension bei der MS-Therapie eine wichtige Rolle: dort, wo es darum geht, den seelischen Konflikt so zu lösen, dass er keiner MS mehr bedarf. Vor allem aber auch dort, wo ein ungelöster seelischer Konflikt dem Gesundungswillen im Wege steht und ein gutes Leben verhindert. Die Beschäftigung mit diesen Themen macht das neunte Kapitel aus.
- Ausgangspunkt des Buches war die Frage, warum ich selbst erkrankt bin. Ich habe seit zwölf Jahren MS. Ich wollte wissen, wie ich damit gut leben und wie ich allenfalls gesunden kann. Das Buch fing ich zu schreiben an, als ich dem Weg eines der fünf Geheilten nachging und begann, daraus zu lernen. Ob dieser Weg auch Sie überzeugt, werden Sie bald merken. Ich meinerseits habe viele Antworten auf die Fragen, die ich als MS-ler hatte, auf diesem Weg gefunden.
- Zusätzlich bietet das Buch in seinem letzten Kapitel Ratschläge, die ich im Umgang mit den körperlich Unversehrten gewann. Sowohl als Psychotherapeut als auch als Betroffener hatte ich festgestellt, dass Behinderte und körperlich Unversehrte Probleme

im Umgang miteinander haben. Diese lassen sich durchaus vermeiden: Beide Parteien können ihren Teil dazu beitragen und davon profitieren. Glatteis lässt sich eben umgehen, und sogar bestehende Mauern lassen sich, bevor sie sich zementieren, behutsam einreißen.

Anderem aber, das in diesem Buch angesprochen wird, fehlt diese allerletzte Klarheit. Das wird vermutlich so lange so bleiben, wie die MS ein Rätsel ist. Weder ist die Herkunft der MS geklärt, noch herrscht Einigkeit über deren Therapie. Besagte Zweigleisigkeit in der MS-Behandlung ist noch kein Allgemeingut. Ein Paradigmenwechsel kündigt sich zwar an, bis dahin aber muss man nicht warten – weder als Betroffener noch als Angehöriger oder Helfer. Der veränderte Umgang mit der MS ist heute schon möglich. Und eine andere Haltung zwischen den unterschiedlich (Un-)Versehrten auch. Das Buch jedenfalls nimmt diesen Wechsel vorweg. Vielleicht bekommen auch Sie Lust, am Wechsel mitzuwirken.

1

Erste Reisen

Wie die Reise begann

Eines Herbstes, es war zu Beginn der 1990er Jahre, machten wir Urlaub im Wallis. Wir wanderten in der Gegend um Saas-Fee. Silvana, die beste Ehefrau von allen, war mit von der Partie, ihre Schwester Nicoletta und ihr Mann ebenfalls. Nachmittags saßen wir nach einer netten Tour in einem Café draußen in der Sonne und genossen das Leben. Plötzlich jauchzte jemand auf und zeigte auf die hohen Felsen in der Ferne. Ich blinzelte hinter meiner Sonnenbrille – und sah nichts, was das Geschrei gerechtfertigt hätte. Offenbar, so erzählte man mir, sprangen hoch oben einige Gämsen mit großer Geschwindigkeit geschickt von einem Felsen zum anderen. „Ich sehe eben wenig," erklärte ich. „Ich hatte im Winter eine Sehnerventzündung. Nun sehe ich alles ein wenig dunkler als Ihr: Wenn Ihr zum Beispiel etwas in einem Raum seht, das von einer 100-W-Birne beleuchtet wird, wird mein Raum nur mit 70 W bestrahlt. Weiter entfernte Dinge sehe ich erst recht nicht, aber sonst geht es mir gut." Die anderen nickten verständnisvoll. Schlecht fühlte ich mich nicht. Im Gegenteil. Mir war sehr wohl. Der Tag war wirklich wunderschön.

Ebenfalls Anfang der 1990er Jahre trug sich Folgendes zu: Ich spielte damals schon seit Jahren in einer Altherrenmannschaft einmal in der Woche Fußball. Ich war kein technisches Genie, aber ich spielte gern und war kraftvoll und kämpferisch. Doch an diesem

Abend spielte ich mies. Mir wurde bald klar: Ich bin nicht nur einfach müde. Ich bin kraftlos und schieße entsprechend schwach – etwas stimmte mit mir nicht mehr. Noch war ich nur leicht erstaunt.

Doch einige Zeit später passierte während der Ferien auf Kreta Ähnliches: Ich hatte als junger Erwachsener auf nationalem Niveau Volleyball gespielt, aber dann aufgehört. Nun spielte ich nur noch ab und zu. Am Strand spielten Erwachsene und Junge Volleyball. Ich schaute zunächst dem Treiben belustigt zu, um dann – quasi als alter Hase – mitzumischen. So betrat ich mit aufgeplusterter Brust das Spielfeld. Doch weit gefehlt: Ich konnte am Netz kaum noch steigen. Auch die Smashes kamen kaum an, und wenn, dann so kraftlos, dass sie auch die Amateure problemlos abnehmen konnten. Statt eines stolzen Hahnes mit geschwollenem Kamm war ich nur ein armer, zerzauster Vogel, der sich lächerlich gemacht hatte, indem er nicht einmal abheben konnte. Den anderen fiel das kaum auf; sie hatten vermutlich auch wenig erwartet. Aber ich war nach dieser Begebenheit nicht mehr nur erstaunt; ich war irritiert und verstört.

Aufgrund der geschilderten Erfahrungen hatte ich schon Wochen vor unserer nächsten Bergwanderung Angst, unser Ziel, eine Berghütte hoch oben im Berner Oberland, vielleicht nicht zu erreichen. Unterwegs überholte ich dann viele. Das von mir angeschlagene Tempo war berggängerisch gesehen völlig unsinnig. Ich ging nur so schnell, um mir zu beweisen, dass ich noch fit genug war. Diese Schlacht gewann ich, aber der Krieg hatte erst begonnen.

Auch beim Liebemachen verhielt ich mich immer seltsamer. Anders als früher ging es mir nicht mehr darum, spielerisch, lustvoll, wie beiläufig, mein Vergnügen zu haben und dabei auch meine Frau zu befriedigen. Wir hatten für gewöhnlich beide großen Spaß. Der Orgasmus kam uns wie nebenbei. Aber nun wurde es anders: Ich stand mittlerweile innerlich immer mehr so sehr unter Erfolgsdruck, dass ich – wie ein Macho – nur noch meine Steifheit erhalten und meinen Orgasmus haben wollte. Meine Partnerin gefiel mir nach wie vor sehr; was sich änderte, war mein Selbstvertrauen: Ich hatte Angst zu versagen, war mittlerweile von Angst erfüllt. Ich war aber noch nicht so weit, mir die Angst einzugestehen.

Das alles fand wenige Jahre vor meiner Diagnose statt. Klar bestand mein Leben nicht nur aus solchen körperlichen Ereignissen; im Alltag war ich ein Therapeut, ein Intellektueller, Leser, Schreiber, Redner, oft ein charmanter Plauderer. Meine Anflüge von Arroganz hatte ich in meiner Analyse fast vollständig abgelegt. Ich war damals Mitte vierzig.

„Sie haben MS!", teilte mir der Neurologe, der mich untersucht hatte, freundlich mit. Ich hatte ihn konsultiert, nachdem Nicoletta mich in den Bergen beobachtet hatte, als ich vor ihr und Silvana meines Weges ging. Nicoletta war damals Physiotherapeutin. Sie hatte MS-Klienten, wusste – wie erwähnt – um meine Sehnerventzündung und teilte mir nun ihre fachfrauliche Beobachtung mit. „Kläre das mal ab", riet sie mir. Ich blieb gelassen, ging aber vorsichtshalber bald nach den Ferien zum Arzt.

Auch als ich die Diagnose MS erhielt, war ich alles andere als aufgeregt, im Gegenteil: Ich war beruhigt. Endlich wusste ich, woran ich war. Allerdings hatte ich damals noch keine Ahnung, was MS bedeutet. Für mich umschrieb „die MS" lediglich meinen damaligen Zustand. Und der war alles in allem recht erträglich. Die Diagnose sorgte deshalb zunächst einmal für Klarheit. Endlich „wusste" ich, warum sich bei mir – gemessen an früher – so viel verändert hatte. Ich dachte nicht im Traum daran, dass das erst der Beginn sein und sich mein Zustand noch weiter verschlimmern könnte. Ich glaube, das sei es schon gewesen. Doch es kam schlimmer. Viel schlimmer.

Der Neurologe, der die Diagnose gestellt hatte, strahlte Zuversicht aus, was mir sehr gut tat. Er empfahl mir nun das, wie er es ausdrückte, „Mittel der Wahl": Rebif, eine schweizerische Variante des Interferon. Dieses damals recht neue Medikament könne, so versicherte er mir, die Krankheit zwar nicht heilen, ihr Fortschreiten aber erheblich verlangsamen. Zudem verlaufe die MS schon ohne Medikamente von Fall zu Fall sehr verschieden. Kein Grund also, mit dem Schlimmsten zu rechnen. Ich war erleichtert und voller Hoffnung. Ich sah mich auf der glücklichen Seite. So spritzte ich Rebif tapfer die vorgeschriebenen dreimal pro Woche, nahm, ohne mit der Wimper zu zucken, die Nebenwirkungen in Kauf. Schließlich hatte ich Glück im Unglück. Ich war optimistisch. Zuversichtlich. Das Mittel stimmte bestens mit meinem damaligen Weltbild überein – zukunftsweisend, aktiv, aufbauend.

Ich setzte meine Arbeit fort, therapierte, dozierte, supervidierte, traf weiterhin viele Leute, liebte. Allein der Glaube, den mir Rebif vermittelte, erwies sich als trügerisch. Ich litt enorm unter den Nebenwirkungen, und trotz der Einnahme des Mittels ging es mir immer schlechter. Mein Gang war nicht mehr so geschmeidig wie früher. Meine Stimme schwand. Meine Kraft nahm stetig ab. Plötzlich störte es mich sehr, wie mich der Arzt diagnostizierend beobachtete, wenn er mich vor sich vom Wartezimmer in seine Praxis gehen ließ.

Mein Geist überschlug sich – so sehr suchte ich Gründe für das, was mir da widerfuhr. Etwas geschah mit mir, und ich war dabei ein Hauptakteur ohne Stimmrecht. Ich verlor meinen Halt. Ich führte die neuerlichen Veränderungen darauf zurück, dass der unendliche Krach in meiner Ehe nicht aufhören wollte. Dieser nahm mich sehr mit. Mehr als die MS. Dann kam die Trennung von Silvana. Es folgte die Scheidung, die ich damals noch nicht wollte. Ich traf immer weniger Freunde. Aus den verschiedensten Gründen blieben sie fern. Der bis dahin sprudelnde Beziehungsstrom versiegte. Ich arbeitete aber weiter und versuchte den Schein der Normalität aufrechtzuerhalten. Kontakt mit anderen Behinderten mied ich, so gut ich konnte. Der Anblick von Menschen in Rollstühlen, mit verzerrten Gesichtern oder krampfhaften Gesten, tat mir nicht gut. Ich wollte von meiner Zuversicht nicht abgelenkt werden. Ich wollte mir „ungute Verläufe" nicht vor Augen führen. Ich hatte mich für ein anderes Schicksal entschlossen. Menschen, die sich aufgegeben hatten, wollte ich damals weder sehen noch sprechen. Zudem hatte ich ja immer noch das Rebif. Noch immer passte es in mein Weltbild. Ohne den Beziehungsknatsch – davon war ich überzeugt – würde es seine volle Wirkung entfalten.

Von heute aus betrachtet kämpfte ich damals um den Bestand meines bisherigen Lebens. Von diesem wollte ich mich keinesfalls trennen. Ich war damals ziemlich niedergeschlagen. Ich war depressiv. Bald darauf lernte ich Claus kennen, der meinte, dass die MS wohl das bedeutendste Ereignis meines bisherigen Lebens sei; dieses werde sich von nun an um diese Krankheit drehen. Ich nickte, wie um damit mein Einverständnis kundzutun, aber eigentlich verstand ich noch nichts. Ich konnte damals nicht begreifen, wie Recht er hatte. Und ich konnte auch nicht verstehen, dass mittlerweile meine Reise angefangen hatte. Diese Reise sollte mich mal nach innen, mal nach außen führen. Erst später verstand ich, wie gut es war, mit damals 46, noch nicht am Ziel angekommen zu sein, sondern erst am Anfang zu stehen. Doch auch all das begriff ich erst viel später.

Claudine-Versuche

Wenige Wochen nach der Scheidung von Silvana traf ich zufällig Claudine wieder. Ich freute mich sehr. Vor vielen Jahren hatte ich Claudine auf einem Fest bei einer ehemaligen Freundin kennengelernt und eine kurze Affäre mit ihr gehabt. Wohlige Wärme erfüllte mich bei dieser neuerlichen Begegnung. Denn vor Jahren – ich dürfte Ende zwanzig gewesen sein – war es mit ihr sehr schön gewesen. Claudine war zu jener Zeit seit Kurzem von ihrem Mann getrennt und hatte eine kleine Tochter, vielleicht vier Jahre alt. Zu dritt streunten wir damals auf einer kleinen wilden Insel im Fluss und spielten zusammen. Der Tochter gegenüber empfand ich so etwas wie väterliche Gefühle. Ich fühlte mich so wohl. Ich weiß nicht, warum damals aus dieser Affäre nichts wurde. Doch jetzt – kurz vor Weihnachten – brachte der Zufall uns wieder zusammen. Claudine kam wie gerufen. Aber ich war wieder alles andere als bereit: Meine gescheiterte Ehe und die Scheidung steckten mir in den Knochen. Ich war weit davon entfernt, meinen Mann stehen zu können. Trotzdem begannen wir eine Beziehung.

Am Weihnachtsabend lud Claudine einige ihrer besten Freunde zu einem Essen ein. Zu Beginn klopfte sie mit einem Löffelchen an ihr Weinglas. Ruhe kehrte ein. Sie hielt eine kurze Ansprache. Sie stellte kurz alle Anwesenden vor und erzählte, wie sie jeden kennengelernt hatte. Wieder war mir ob so viel Herzlichkeit warm ums Herz. Mein Beitrag zum Gelingen des Abends bestand darin, dass ich aus dem Hildebrandslied zitierte: welaga nu waltant got – wewurt skihit („erbarme dich unser herrschender Gott – Unheil geschehe").

Kurz darauf stellte sich heraus, wie schwierig die Beziehung zwischen uns war. Claudine fühlte sich vom Leben verletzt. Immer wieder weinte sie bitterlich. Und da war ich, ein MS-Kranker – so völlig anders, als sie mich kennengelernt hatte. Hinzu kam, dass ihr Vater, bereits vor Langem verstorben, auch an MS erkrankt gewesen war. Und sie, das damals kleine Mädchen, hatte schwer darunter gelitten, als ihr geliebter Vater langsam an Kraft verlor und abbaute. Besonders belastet hatte sie der Dauerstreit ihrer Eltern. Die Mutter hatte ihrem Mann seine vielen Affären übel genommen und ihn deshalb mit seiner MS allein gelassen. Oder vielleicht hatte sie ihn schon lange vorher allein gelassen – so wie Silvana mich.

Claudine war von ihrem Mann verlassen worden. Obwohl dies alles schon lange her war, erschien es ihr, als hätte sie die Verletzungen erst gestern erlitten. Sie hatte keine Kraft mehr für uns. Und ich auch nicht. Nach meiner Scheidung stand ich noch immer unter Schock. Noch immer war ich benommen. Nach kurzer Zeit trennten wir uns.

Stufen der Liebe[1]

Nach der Erfahrung mit Claudine – aber erst einige Jahre später – war ich endlich ein wenig weiter. Endlich verstand ich mit Gefühl *und* Intellekt, was damals vorgefallen war. Nun wusste ich wirklich, dass eine „normale" Beziehung, die vor allem auf körperlicher Lust basierte, für mich definitiv nicht mehr infrage kam. Mein Schicksal ließ mir keine andere Wahl. Wenn ich mich deswegen aber weiter geschämt hätte und todunglücklich geblieben wäre, hätte ich mich umbringen müssen. Real oder metaphorisch. Doch bald fand ich

---

[1] B. White (2002), nach William Blake und Bly.

das, was eingetreten war, wirklich ganz gut: Es war möglich geworden, eine Beziehung aufzubauen, die vor allem auf Vertrauen und Einfühlung beruht. Was mit Vernunft und Einsicht nicht willentlich hinzukriegen ist, bescherte mir, ungefragt, mein Schicksal.

Um ehrlich zu sein: Ich habe weiterhin nichts gegen ekstatische sexuelle Begegnungen. Damals so wenig wie heute. Und ein Moralapostel war ich noch nie. Auch jetzt nicht. Lange genug hatte ich mit Lust die körperlichen Begegnungen genossen. Doch meine MS (oder was immer) erzwang mit Vehemenz eine neue Ausrichtung. Fand ich das nun gut, weil mir nichts anderes möglich war? Vielleicht auch das. Aber macht einen nicht das glücklich, was ein Einverständnis mit seinem Schicksal erfordert? Glück als gefühlte „Einsicht in die Notwendigkeit"? Und macht nicht das unglücklich und sogar krank, was eine fortgesetzte Rebellion gegen sein Schicksal bedeutet? In Bezug auf die MS ist es sicher so.

Später entdeckte ich, dass dies auch für viele andere Bereiche der seelischen Entwicklung gilt: Die MS erzwang von mir einen Reifeschritt. Eine vorschnelle, vielleicht unzeitgemäße Entwicklung in eine Richtung, die ich, je länger sie dauerte, umso besser fand.

Damals entdeckte ich auch B. Whites Vier-Stufen-Skala der Liebe. Zentrales Thema seines ganzen Buches ist der Abschied von einer „ungesunden Normalität". Warum „ungesund"? Vermutlich weil das Beste, das die Normalität uns zu bieten hat, darin besteht, so zu sein wie die anderen. Und da entsteht bestenfalls „Zufriedenheit" – aber kein Glück. Dieses blitzt auf, je näher man den anderen *und* sich selbst kommt. Das sind meine Worte. White meint schlicht, dass das wirklich Wichtige sich erst jenseits der Normalität befindet: das Glück.

Auf *Stufe* 1 in dieser Skala nach White treffen wir einen New Yorker Taxifahrer an. Wir hören ihn sagen: „Jeder ist sich selbst der nächste." Peng! Dort ist es, fährt White fort, ziemlich einsam und kalt. Ob es dort mehr als Zufriedenheit gibt, bezweifle ich. Auf dieser Stufe kämpft jeder gegen jeden – und keiner kann gewinnen. Darum ist es dort ziemlich kalt.

Auf *Stufe* 2 sind wir nicht mehr so einsam, denn dort stehen wir in Beziehung zu anderen Menschen und kümmern uns auch um sie.

Und sie sich um uns. Das tut allen Beteiligten gut. Auf dieser Stufe ist es schon um einiges wärmer.

Auf *Stufe* 3 ist es heiß. Dort brennt das Feuer – das Feuer der Leidenschaft. Genährt wird dieses Feuer unter anderem von der sexuellen Begierde. Diese Stufe ist zudem gespickt mit den Zutaten aus den alten Mustern. Jeder spielt hier mit Inbrunst sein altes Stück. Schon das allein macht warm, und die Lust tut ein Übriges. Jedenfalls ist es dort sehr intensiv und sehr heiß, so heiß, dass wir es nicht lange aushalten können. Die sexuelle Lust verschafft den Männern zwar heiße Orgasmen, diese heizen sie aber nur etwa sechs Sekunden lang ein. Dann wird es wieder kalt. Deshalb kehren die meisten von dort auf Stufe 2 zurück, wo es zwar weniger warm, dafür aber viel länger auszuhalten ist.

Einige aber wollen *Stufe* 4 erreichen. Das Dumme ist nur, dass es für viele da oben erst recht ein Problem gibt. Es beginnt schon auf dem Weg dorthin: Auf Stufe 4 gelangt man eben nicht ohne Weiteres. Sie zu erklimmen, erfordert ziemlich viel „Reife"! Nicht nur der Furor der alten Stücke, auch die Lust muss auf dem Weg zu Stufe 4 *kultiviert* werden. In „rohem" Zustand gelangt man nicht auf Stufe 4. Ich hoffe, Sie wissen, wie Sie beides erlangen können – dann sind Sie bereit für Stufe 4.

Dort brennt es wieder lichterloh, länger als sechs Sekunden – für beide Geschlechter. Auf dieser Stufe ist wieder eine Leidenschaft, die zehrt. Sie brennt aber anders als eine Stufe weiter unten. Denn auf dieser Stufe ist die Leidenschaft nicht nur körperlich, sondern auch geistig. Deshalb handelt es sich auf Stufe 4 um eine andere Wärme: Sie kommt vom Herzen. Oder von der Seele. Jedenfalls stellen sich dort beide(!) Partner in den Dienst des Feuers. Also nicht in den Dienst des *einen* Partners, sondern in den Dienst von etwas Größerem, das sie beide umfasst. Und diesem geben sie sich mit Inbrunst hin. Mit Leidenschaft und Kreativität. Was dann auf Stufe 4 geschieht, ist ein „Flow zu zweit". Die Leidenschaft des einen steckt die des anderen an. Dabei muss der eine den Weg des anderen keineswegs teilen, um seiner Leidenschaft zu folgen. Man folgt ihr, indem man den anderen *darin* unterstützt, was *für ihn* so wichtig ist. Und das geschieht *gegenseitig*. Hier kommt die Wärme von innen: Von der Liebe. Auf dieser Stufe ist es zwar *nicht* ganz so heiß wie auf Stufe 3. Es ist aber sehr warm. Wohlig warm. So wohlig, dass man dort lange verweilen möchte.

Stufe 4 zu erreichen, ist auch für MS-ler möglich. Sie gelangen oft sogar einfacher dorthin als viele sogenannte „Normalos". Aber dazu später mehr.

Roh oder gekocht?

Meine ersten Reisen als MS-ler fanden unter Rebif statt.

Ich hatte mitbekommen, dass die meisten MS-Verläufe von der relativ gutmütigen, schubartigen zu einer chronisch progredienten MS führen. Mein damaliger Arzt konnte mir nicht sagen, ob die Verschlechterung meines Zustands auf einen solchen Wechsel meiner MS-Form zurückzuführen sei. Ebenso wenig konnte er mir sagen, ob Rebif bei mir auch dann wirken würde, falls es nur bei schubförmigen Verläufen seine Wirkung entfaltet. Mein Zustand verschlechterte sich. Ich war sehr beunruhigt und ging damals von einem Neurologen zum nächsten. Bald erkannte ich, dass sie *alle* meine Fragen nicht beantworten konnten. Mir wurde auch klar, dass fast alle Neurologen mein Schielen über den Zaun der Schulmedizin nicht gutheißen wollten, und sie „ihre" Medizin als die beste von allen und als allein heilsam betrachteten. Für sie gab es – auch angesichts ihrer teilweisen Hilflosigkeit – nur das eine: ihre Schuldoktrin. Für viele (nicht alle!) gab es nur ein Entweder-oder und kein Vielleicht! Und sicher kein Sowohl-als-auch. Meine Enttäuschung nahm weiter zu. Vielleicht, vermutete ich, war ihre Haltung eine direkte Folge ihres Berufs: zum einen die Folge ihrer beruflichen Sozialisation und zum anderen davon, dass sie es tagaus tagein mit Krankheiten zu tun hatten, die sie bestenfalls gut verwalten, aber nicht heilen konnten.

Je mehr Zeit verstrich, umso weniger wollte ich die Nebenwirkungen von Rebif, der „derzeit besten Schulmedizin", in Kauf nehmen. Nicht dass die Nebenwirkungen so schlimm gewesen wären: Die ständigen grippeähnlichen Zustände, die immer erfolglosere Suche nach Einstichstellen und das zweitägliche Spritzen waren erträglich. Wenn es mir dadurch besser gegangen wäre, hätte ich „gerne" so weitergemacht. Aber mir ging es immer schlechter, meine „gutmütige" MS-Schub-Form hatte der progredienten MS Platz gemacht. Das, erfuhr ich, sei, Rebif hin oder her, bei der Mehrheit der MS-Kranken der Fall. Langsam reifte deshalb in mir der Entschluss, die Symptombehandlung aufzugeben und der Sache auf den Grund zu gehen. Ich wollte mich der „bösen" Krankheit stellen; sollte ich verlieren, dann wollte ich mich ihr zumindest würdevoll gestellt haben.

Damals begann ich, die MS-Krankheitssymptome ähnlich zu betrachten wie die neurotischen Symptome meiner Klienten. Ich hatte die Symptome meiner MS jahrelang als Feind betrachtet, den es – assistiert durch das Rebif – heroisch zu bekämpfen galt. Nun wich diese kriegerische Haltung einer anderen, liebevolleren. Aus den feindlichen Symptomen wurden langsam liebe Freunde, die mir etwas Wichtiges sagen wollten. Ich wusste zwar anfänglich nicht, was es sein sollte, aber ich spitzte meine Ohren und begann nach innen zu lauschen.

In dieser Zeit geriet ich an Claus und hörte erstmals von Sonja Wierk. Doch davon später mehr. Mein Vertrauen in die Schulmedizin war jedenfalls heftig ins Wanken geraten. Wie immer, wenn ich dabei bin, mich neu auszurichten, blickte ich neugierig um mich – und las in alle Richtungen. Damals fiel mir unter anderem ein Artikel zu einigen psychologischen Implikationen der Psychoneuroimmunologie in die Hand. Eine Freundin, ebenfalls MS-krank, gab ihn mir, zusammen mit dem Namen einer guten Zürcher Neurologin, Yvonne Spiess; bei dieser Schulmedizinerin bin ich noch heute.

Langsam änderte ich meine Haltung. Sehr langsam! So behände war ich inzwischen, wie ein Tanker auf rauer See. Schnelligkeit war längst nicht mehr meine Sache. „Kieselsteine im Mund" erschwerten mir zudem das Sprechen. Dafür aber kam mein Verstand immer besser mit mir mit. Rebif hin oder her – auch meine Situation sah ich nicht mehr als völlig hoffnungslos an. Wie kam das? Es gab kein alles entscheidendes Ereignis, doch meine Entwicklung war in Gang geraten.

Immer öfter nahm ich meine Lage nicht mehr ganz so ernst. Damit änderte sich auch die Situation, und ich sah sie nicht mehr so hoffnungslos. Vielleicht war sie „objektiv" betrachtet ebenso hoffnungslos wie zuvor – nur nicht mehr so ernst. Es genau zu wissen, war mir kein Anliegen. Denn mir kam es nicht mehr auf vermeintliche Gewissheit, sondern nur noch auf Plausibilität und Opportunität an. Glaube wurde mir ebenso wichtig wie Wissen. Hatte sich *real* etwas verändert? Nein! Und wenn, dann sicher nicht zum Besseren. Außer meine Einschätzung der Lage. Sie war nun wirklich anders – und nur darauf kam es mir immer mehr an.

Endlich verstand ich auch, dass kein Fakt „roh" daherkommt, sondern immer nur „gekocht". Alles hing von der Kodierung ab, die ich dem rohen Fakt sofort angedeihen ließ. Die Kodierung aber war von *meiner* Sichtweise bestimmt. Und insofern veränderbar. Manche Kodes waren von der umgebenden Kultur bestimmt. Krankheit als Metapher. Diese ließen sich weniger gut ändern. Trotzdem: Die kulturelle Bestimmung der MS war ebenso enorm wie ihr Ruf schlecht. Mir dämmerte, dass zumindest ein Teil des Umgangs mit der Krankheit von den kulturellen Bewertungen genährt wurde. Und diese gefielen mir gar nicht. Doch sogar von den vorherrschenden kulturellen Kodierungen konnte man sich absetzen. Darin war ich nicht unbegabt. Also fing ich an, meine MS-Suppe selbst zu kochen. Und ich kochte seit Langem leidenschaftlich gern. Also verloren die harten rohen Fakts an Gewicht. Ich sah: Auch meine MS, obwohl ein Fakt, ist nur „gekocht". Ihre Erscheinung ist abhängig von der Bewertung durch mich. Ich fing an, diese zu ändern. Es erstaunt wenig, dass sich mein Zustand besserte.

Doch ich dachte auch zurück: Vielleicht bekam ich meine MS, weil früher schlecht gekocht worden war? Also ging ich nochmals den gegessenen Speisen nach. Oder verschärfte sich meine MS, weil den Fakt „Jaron hat MS" eine Aura umgab, die schlecht verdaulich war? Also begab ich mich selbst in die Küche.

In meiner psychotherapeutischen Praxis änderte sich mein Stil ebenfalls. Die Frage der Bewertung allen Krankheitsgeschehens rückte ins Zentrum. So war klar, dass mir der Artikel[2], den mir die MS-Freundin gegeben hatte, gefiel. Das Thema ist die Neuropsychoimmunologie. Meine Zusammenfassung im Folgenden gibt nicht den rohen Artikel wieder, sondern zeigt, wie ich ihn mir kochte und so auf meine Lage als MS-ler bezog.

- Der Realismus der alten Psychotherapie: „Realitätswahrnehmung über alles" hilft leider *nicht* immer! Im Gegenteil: Der Realismus macht ab und zu depressiv. Also lass uns die – auch von mir – heiß geliebte Realität so lang auf kleinem Feuer kochen, bis man sie verdauen kann. Zudem: Was roh daherkommt, ist eigentlich immer schon gekocht. Ungekochte Realität gibt es nicht. Wie also, fragte ich mich, steht es mit der Realität der MS? Fast alle meine Schulmediziner traten so auf, als handelten sie nur mit harten Realitäten. Damit aber kamen wir nicht weiter.
- Folglich sind Illusionen erlaubt: Vorstellungen, Imaginationen und Fantasien. Sogar seine Identität kann man sich neu erfinden. Der Realitätssinn jedenfalls tut nicht immer gut. So sehr ich ihn hochhalte: Lass uns sehen, ob er uns *auch in dieser Situation* hilft. Auch gehört nicht jede Abwehr wegtherapiert. Viele brauchen sie noch eine Weile. Also lassen wir sie solange damit leben. Mit Näherungswerten kommen wir oft weiter als mit absoluten Wahrheiten.
- Do it! Handeln – nicht nur denken. Machs, ohne dich in Selbstzweifeln zu ergehen. Betrachte etwas von möglichst vielen Seiten, *bevor* du zur Tat schreitest. Sobald du aber handelst, handle frei von Zweifel. Und was, wenn du dabei Fehler begehst? So what!
- Fehler sind erlaubt – viele sind in Kauf zu nehmen (wenn sie nicht zu viele Schäden verursachen). Dein Selbstwertgefühl erleidet durch Fehler meist keinen irreparablen Abbruch – wenn du dir die Fehler erlaubst und selbstbewusst zu ihnen stehst.

---

[2] U. Nuber (2002).

1 Erste Reisen

- Tue dir Gutes! Man kann sich gerne haben, ohne deswegen gleich ein Egoist zu sein. Gehe alles mit Optimismus und Zuversicht an. Nicht nur den Nerven der MS-ler geht es dann viel besser.
- Momente der Freude bereiten Glück. Also suche sie auf. Lerne gerade als MS-ler, dich auch an Kleinigkeiten zu erfreuen. Wenn es nicht mehr der hohe Berg sein kann, sagte ich mir, dann freue dich an den schönen Blumen auf der Wiese. Das gilt auch für den Alltag: Ein nettes Wort der Kassiererin tut gut. Dein nettes Wort an sie auch ihr. So entstehen Zuversicht, Vertrauen und Liebe.
- Achtung Ansteckungsgefahr. Meide jene, die dir nicht gut tun. Das gilt sowohl für Menschen als auch für Situationen. Lasse los und trenne dich von dem, das dir nicht gut tut.
- Bring dein Inneres auf Papier. Schreibe es auf. Ohne Arg und ohne Scheu. Behalte das Geschriebene dann für dich – oder trage es nach außen. Mach dir klar, was innerlich mit dir los ist, welche Gefühle und Gedanken dich gerade herumtreiben. Stehe zu ihnen, aber lasse nicht zu, dass sie dich beherrschen.
- Nimm das, was hier gesagt wurde, nicht allzu ernst. Es ist nur einer unter vielen Zugängen. Was hier steht, ist auch nicht roh, sondern gekocht. Vielleicht ist es nicht das beste Gericht – sicher aber nicht das einzige. Denn viele Gerichte sind sehr schmackhaft, und viele Wege führen nach Rom. Also los. Do it!

Seitdem ich das gelesen hatte, fing ich an, die Ergebnisse der Neuropsychoimmunologie zu verfolgen. Und auf mich zu beziehen. Vieles wird im Verlauf dieses Buches eingehender zur Sprache kommen. Hier nur die wichtigsten Ergebnisse:

- Trivial, aber wahr: Wer gesund lebt, gesundet eher. Also machs!
- Schreib dich nie vorzeitig ab! Du und dein Körper sind lernfähiger, als du denkst. Auch wenn vieles unbewusst abläuft: Gib deinem Körper die Gelegenheit zu lernen. Vielleicht nutzt er sie.
- Bestimmte Gefühle zu kultivieren, hilft dir: Lebensfreude, Gelassenheit, Fröhlichkeit, Liebe.

- Selbstheilung ist unter bestimmten Bedingungen möglich, nämlich dann, wenn du auch *wirklich* daran glaubst. Nur dann werden deine eigenen Kräfte mobilisiert. Übernimm also die volle Verantwortung dafür, dass *du* MS hast. Ohne jammern, ohne Opferallüren, ohne Sündenböcke zu suchen und ohne deine Gesundung an andere zu delegieren.
- Wer hingegen die Rettung nach außen verlegt, macht sich abhängig und verzichtet vorschnell auf die Mobilisierung der eigenen Kräfte. Ohne sie aber funktioniert Heilung nicht.
- Nutze deine Krankheit als Ressource. Deine MS kann für dich ein Augenöffner sein. Zudem verleiht dir deine MS das Potenzial, andere Lebensentwürfe in Betracht zu ziehen oder sie sogar auszuprobieren.
- Stell dich deiner Krankheit nicht entgegen: Akzeptiere, dass du MS hast, dass du behindert bist, dass du vieles nicht mehr kannst, dass du anders bist als viele andere. So what? Die Welt wäre nicht schlechter, wenn viele anders sein dürften.
- Wenn du deine MS so betrachtest, kann dir auch ein Gleichbleiben deines Zustands und selbst eine Verschlechterung nichts anhaben. Denn allein der Prozess, den du angefangen hast, ist viel wert.

Claus und seine Steine

Nachdem ich mich langsam vom ersten Schock erholt hatte und MS-Literatur las, schaute ich mich um. Die Menschen um mich nahmen wahr, dass ich auf der Suche war, und steckten mir wichtige Infos zu. Nichts erinnerte mehr an den Tanker. Ich war voller Dankbarkeit, sog die Informationen wie ein Schwamm auf und handelte. So hörte ich über eine Bekannte von einer Frau aus Vorarlberg, die an MS leidet und einen „tollen" Heiler gefunden habe. Ich ließ mir deren Mailadresse geben und schrieb ihr. Es entwickelte sich eine rege Mailkorrespondenz. Ich traf diese Frau real nie, erfuhr von ihr aber, dass der Heiler Claus hieß. Diese Frau war zunächst sehr zurückhaltend damit, mir von Claus und seiner Methode zu erzählen. Er arbeitete mit der Energie bestimmter Steine. Ich hatte im Zusammenhang mit der MS noch nie von dieser Methode gehört, wollte aber nichts auslassen, was Menschen offenbar half.

Ich fuhr also mit dem Zug zu Claus nach Vorarlberg. Er holte mich dort mit seinem Auto, einem alten VW, am Bahnhof ab. Er war nur wenig älter als ich, hinkte, trug Jeans und eine alte Lederjacke, war hager und mir sehr sympathisch. Ich blieb fünf Stunden dort. Als Therapeut war ich an Ein-Stunden-Rhythmen gewöhnt und kannte genau den Tarif, den meine Kollegen und ich verlangten. Claus wollte nur einen Bruchteil davon. Ich konnte es kaum fassen, wie viel Zeit er sich für mich nahm. Er empfing mich wie einen alten Freund. Erst tranken wir Kaffee und aßen Kuchen; dabei unterhielten wir uns lange; ich berichtete viel von mir, meinem Zustand und meinem Anliegen. Er erzählte mir von sich. Unter anderem, dass er aus dem ehemals kommunistischen Ostberlin stammt, nachdem die Grenze offen war, in den Westen ging und von dort bald nach Indien. Als Sanyasin war er jahrelang bei Bhagwan in Poona gewesen. Bei einem Motorradunfall zwischen Poona und Goa sei er schwer gestürzt. Damals sei sein Leben fast beendet gewesen. Aber er lebte noch und war guter Dinge. Wegen der Folgen des Unfalls hinke er aber noch heute. Doch er hatte Jahre verbracht, um zurück zu unserer Welt zu finden. Es gelang ihm schließlich, und er stellte sich – auch deswegen und aus Dankbarkeit – in den Dienst von anderen Behinderten. Damals sagte er mir – keineswegs als Warnung, sondern lieb gemeint: „Auch du wirst gesund werden, aber nichts wird von nun an so sein, wie es ehedem war."

Diese Episode machte mir ungeheuren Eindruck. Sie sollte meinen weiteren Weg bestimmen. Doch das wusste ich damals noch nicht. Wie ich überhaupt noch vieles nicht wusste. Mir war auch überhaupt nicht klar, dass meine Reise erst begonnen hatte.

Irgendwann gingen wir in den Behandlungsraum von Claus. Er machte mich mit seinen Tausenden von Steinen bekannt. Er habe sie während seiner ausgiebigen Wanderungen in den Bergen gesammelt. Wie ein Strahler sei er immer wieder unterwegs. Jeder Stein strahle mit einer anderen Frequenz und spreche dann heilend mein lädiertes Nervensystem an. Ich sollte einige seiner Steine auswählen und mich auf eine Matte auf den Boden legen. Dann ging es los. Er platzierte „meine" Steine um mich herum, sodass ihre Energie auf mich wirken konnte, und ließ dazu traumhafte indische Musik erklingen. Ich war begeistert und voller Zuversicht. Ab und zu fror ich – dann legte er zusätzliche Steine und suchte nach meinem „Kältepol", und mir wurde warm. Wenn ich mich jeweils wieder von der Matte erhob, torkelte ich wie ein Betrunkener. Ich konnte mich kaum auf den Füßen halten. Ein sicheres Zeichen für mich, wie viel Kraft ich von den Steinen erhalten hatte.

Immer wieder sagte mir Claus, wenn ich zu ihm fuhr: „Du kannst zwar wieder ziemlich gesund werden, doch von nun an wird die MS dein Leben prägen. Daran kommst du nicht mehr vorbei." Damals hörte ich ihm nur höflich zu: Wie Recht er hatte, konnte ich zu jener Zeit noch nicht erfassen.

Claus gab mir viele Kassetten mit Anweisungen und indischer Musik mit. Fast alle von ehemaligen Sanyasins. Er entpuppte sich als glühender Verehrer von Bhagwan. Überall hingen Bilder von ihm. Von Claus lernte ich, spirituell zu denken; er brachte mir viele Erkenntnisse aus der indischen Philosophie bei. Er lehrte mich, nicht immer meinem westlich aufgeklärten Ich zu folgen und meinen lärmend aufgeregten Geist zur Ruhe zu bringen. Er lehrte mich, meinen Körper nur als vorübergehende Behausung meiner Seele zu verstehen. Und dass ich nicht vom Körper abhängig bin. Er hörte nicht auf, mir zu sagen, dass meine Seele anderes sei als mein Körper. Und dass meine Seele auch dann noch da sei, wenn sie meinen irdisch-materiellen Körper längst verlassen habe. Diese Umschreibung des Sterbens war für mich damals noch abstrakt und hatte, wie mir schien, nichts mit mir zu tun, aber sie gefiel mir sehr. Alles was er sagte, war mir intellektuell nicht neu – gleichwohl erreichten seine Worte tiefe Schichten in mir; auch wenn ich oft nur mit den Schultern zuckte: Mein Unbewusstes war hochwach.

Ich fuhr viele Male über die Grenze zu Claus. Doch nach einer dieser Sessions hörte ich einfach auf. Ich hielt es nicht aus, wie sehr

Claus Bhaghwan und viele seiner anderen Jünger anhimmelte. Obwohl mir Claus viel gab, ging ich weg von ihm. Seine Bereitschaft, Bhagwan zu idealisieren, war mir offenbar so suspekt, dass ich damals bereit war, auf das Gute, das ich bei ihm bekam, zu verzichten. Als ich von ihm wegging, fühlte ich mich so wie damals, als ich die Entweder-oder-Schulmedizin verließ.

Von der Vorarlbergerin erfuhr ich, dass sie einen schweren MS-Schub erlitten hatte und sich im Krankenhaus regelmäßig mit viel Cortison behandeln ließ. Offenbar war sie an einen Punkt gelangt, an dem es auch für sie ein Sowohl-als-auch gab. Ich hörte nie mehr von ihr. Auch von Claus nicht. Die Begegnung mit ihm aber war mein erstes Zusammentreffen mit der indischen Spiritualität. Später sollte ich meine energetische MS-Behandlung mit einer völlig anderen Methode in der Schweiz fortsetzen. Meine Ausflüge in die Welt der Spiritualität hörten aber nie mehr auf. Meine Reisen auch nicht. Die intellektuellen ebenfalls nicht. Und erst recht nicht jene, die meine Haltung betrafen.

Anerkennen, was ist

Am deutlichsten merkte ich den Wandel beim Gehen. Mit meinem stabilen und geschmeidigen Gang, den ich an mir so geschätzt hatte, war es vorbei. Zuvor war für mich jeder Gang gedankenlos gewesen. Ich wollte etwas machen, also tat ich es. Mein Körper gehorchte immer, wenn ich etwas wollte. Alles lief automatisch, unbewusst. Nun musste ich bei jedem Gang das Gehirn einschalten und mir gut überlegen: Ist dieser Gang *wirklich* notwendig? Und wenn ich schon einen Ausflug machen muss, was kann ich unterwegs noch erledigen, wenn ich da und dort vorbeikomme? Ich spreche jetzt von „Ausflügen"; in Wahrheit führten sie mich von meiner Couch im Wohnzimmer in die Küche oder ins Bad.

Unglücklich darüber war ich selten. Im Leben vorher war ich, so schien es mir, meist zufriedener, ab und zu auch glücklich. Zu Beginn meiner MS tauchte ich ab. Irgendwann empfand ich wieder Freude.

Ich freute mich über jeden Tag, der gut ging. Ich freute mich, nachts ins Bett zu fallen, und freute mich jeden Morgen, dass der beginnende Tag besser werden könnte als der vorangegangene.

Meine Freunde und Partnerinnen wussten von Anfang an von meiner Krankheit. Meinen Kollegen erzählte ich unmittelbar nach der Diagnosestellung, dass ich MS-krank bin. Ich war es gewohnt, immer ehrlich zu sprechen. Zudem brauchte ich von ihnen Aufmunterung, Hilfe und Unterstützung. Dann aber merkte ich, dass ich mit meiner Offenheit einen Fehler begangen hatte; einige Kollegen erzählten „die Story" treulich und in bester Absicht im Berufskreis weiter; die Folgen aber waren mir äußerst unlieb: In den Darstellungen der Neider unter den Kollegen war ich schon halbtot.

Das Ganze hatte noch einen weiteren Aspekt: Nicht mehr ich hatte die Krankheit; vielmehr hatte die Krankheit mich. Das öffentliche Bild der MS und von mir als Todkrankem war von nun an erst recht „part of the game". Ich versuchte, meine öffentlichen Statements im Sinn von Kommuniqués zu verbreiten. Eingetreten war genau das, was ich nie gewollt hatte.

Viele in meinem Umkreis, die mir sicher wohlgesinnt waren, erschraken, als sie die Nachricht von meiner Erkrankung vernahmen. Sie versanken in Mitleid. In der Folge musste ich ihnen mehr Trost spenden, als ich von ihnen Kraft und Unterstützung erhielt. Von da an hielt ich mich mit Nachrichten über meinen Zustand zurück.

Nun war ich nicht mehr nur mit meiner Krankheit beschäftigt, sondern auch mit ihrem Bild im öffentlichen Bewusstsein. Diesen Faktor musste ich fortan ebenfalls in Betracht ziehen. Das Bild der MS in der Öffentlichkeit suggerierte: „Schlimm, unberechenbar, Krüppel, Tod auf Raten." Mir war schnell klar, dass diese Worte Gift waren. Dass sogar wohlmeinende und MS-Fachleute dieses Bild verbreiteten, war für mich katastrophal. Außerdem war es nicht dazu angetan, mir bei ihrer Bewältigung zu helfen. Ebenso wenig der Kontakt mit anderen MS-Kranken. Eigentlich empfand ich sie als Leidensbrüder und -schwestern und wollte mit ihnen am gleichen Strick ziehen. Als ich aber bei Treffen von MS-Kranken war, erschrak ich. Ich sah oft Menschen, die verloren in ihren Rollstühlen saßen, abgestellt, hilflos, zum Teil auch psychisch in Mitleidenschaft gezogen. In den Ansprachen wurden sie von den hilfreichen Gesunden bemitleidet. In ihrer unendlichen Güte wollten sie den Armen in ihrer Not beistehen. Auch die MS-Gesellschaft drückte auf die Tränendrüse. Sie sammelte öffentlich Gelder, um die Interessen der MS-ler zu vertreten und sie zu vernetzen. Das tat sie tatsächlich auch. Ich fand dies großartig und stand voll dahinter. Und trotzdem: In ihrem Dunstkreis fühlte ich mich entwürdigt und als Opfer behandelt.

Aus meiner Arbeit als Psychotherapeut und aus meiner Biografie als Jude wusste ich, dass den Betroffenen nichts so sehr schadet, wie als krankes und hilfloses Opfer behandelt zu werden. Sie erhalten zwar etwas geschenkt, doch der Preis ist riesig. Denn nimmt das „Opfer" es an, verliert es auch noch seine verbliebene Kraft. Aber genau das schien mir die Politik der MS-Gesellschaften zu sein. Also hielt ich mich fortan fern.

Ich wusste von Daskalos, einem zypriotischen Heiler. Er betonte, wie wichtig es sei, im Klienten nicht das Falsche zu stärken: weder seine Abwehren noch sein lädiertes Selbstbild. Das Falsche dürfe ruhig eingehen. Aus meiner Ausbildung zum Therapeuten klang mir folgender Satz in den Ohren nach: „Hüte dich, den Abwehren hinterherzulaufen." Nun sagte auch Daskalos: „Füttere die Raubtiere nicht. Stärke nicht jene Kräfte im Klienten, die nur darauf warteten, ihn weiter zu zerfleischen, sondern arbeite ausschließlich an und mit seinen Stärken."

Genau das wollte ich auch in Bezug auf meine MS machen. Vermutlich ertrug ich darum noch weniger, wenn wir, die MS-ler, als bedürftige Opfer behandelt wurden. Auf der anderen Seite war auch so mein Selbstwertgefühl angekratzt. Es kränkte mich die Tatsache, immer kränker und unbeweglicher zu sein. Mein Selbstverständnis war ramponiert; ich war in meiner Würde verletzt. Da konnte ich die Politik der MS-Gesellschaft erst recht nicht brauchen. Ich wollte kein Mitleid; ich wollte gesunden. Falls es denn ging. Jedenfalls wollte ich auch als Kranker meine Würde bewahren, selbst wenn keine Heilung möglich werden sollte. Und ich wollte öffentlich für uns Chronischkranke eintreten. Kämpferisch, selbstbewusst, offensiv. Doch das waren große Töne. In Wahrheit fehlte mir hierzu die Kraft. Was mich nur noch mehr kränkte.

Ich befand mich ohnehin auf dem Rückzug, mied meistens die anderen. Ich fühlte mich trotzdem nicht allein. Hatte ich mich mit meiner Situation abgefunden? Meine Energie war gewichen; bei den wenigen Treffen mit Menschen merkte ich bald, dass ich mich freute, wieder allein zu sein. Zu mehr hatte ich mittlerweile keine Kraft. Oft unternahm ich aber Anläufe, weiterhin normal aufzutreten. Es waren sinnlose und lächerliche Versuche. Sie sollten kaschieren, wie sehr ich mich mittlerweile verändert hatte. Irgendwann gab ich dieses törichte Gebaren auf.

Kränkend war auch, dass ich meinen Zustand nicht aktiv beeinflussen konnte. Das war damals für mich das Schlimmste an der Krankheit. Jeder Wechsel meiner Befindlichkeit kam überraschend. Ungeplant, unvorhersehbar. Ich wurde hin- und hergeworfen wie eine Nussschale auf stürmischer See. Meine gewohnte Art, meinen Zustand mit Willen und Vorsätzen zu steuern, war ausgeschaltet. Ich war hilflos meinem jeweiligen Zustand ausgeliefert. Sowohl physisch als auch psychisch. Ich konnte nur staunend feststellen, was bei mir gerade der Fall war. Jede Planung war mir unmöglich.

Langsam nur gewöhnte ich mich daran, Wichtiges unabhängig von meinem Zustand zu gestalten. Es ging mir immer besser. Warum? Ich hatte begonnen, mein neues Leben zu akzeptieren. Die Nussschale wollte kein Eisbrecher mehr sein. Ich hatte gelernt, mich an diese Ohnmacht zu gewöhnen. Ich lernte wieder zu lächeln. Zunächst vor allem dann, wenn ich die Lebensweisheiten mancher topgesunder Menschen vernahm, die vor Energie und Kraft strotzten und voll im Leben standen. Nach wie vor absurd erschien mir ihre Devise, jeder sei seines Glückes eigener Schmied. Ich konnte jeden Tag von Neuem feststellen, dass es nicht so war. Jedenfalls nicht mehr. Aber ich lernte auch, über anderes wieder zu lachen. Über mich, über gute Witze – und auch sonst.

Trotzdem stellte ich fest, dass sich meine MS wandelte. Bei mir war das eingetreten, was den meisten MS-lern früher oder später widerfährt: ihre schubförmige MS verwandelt sich irgendwann in eine chronisch-progrediente MS. Also in einen Prozess stetigen Verfalls. Bei mir geschah das nach nur wenigen Jahren MS. Anfänglich hatte ich noch Schübe. Jeder Schub hinterließ kleine Löcher in der Myelinschicht, bei mir vor allem im Kleinhirn; auf diese Art gehen die Nervenbahnen verloren. Jeder Schub musste deshalb schnell unterbunden werden, damit er keine weiteren Ausfälle nach sich zog. Fast jedes Loch im Kleinhirn hatte einen weiteren Bewegungsschaden zur Folge. Darum schickte mich mein damaliger Neurologe zu Cortisonbehandlungen. Er gab mir das Beste, das er MS-Patienten im Schub geben konnte: Cortison. Im Normalzustand verwendete ich Rebif. Das Spritzen war lästig und hatte Nebenwirkungen in Form von grippeartigen Anfällen. Ich war also ständig vergrippt. Rebif galt als nur für die schubförmige MS geeignet und sollte den Verfall bremsen. Für die andere MS-Form gab es überhaupt kein Mittel.

Nun hatte ich aber keine Schübe mehr. Nach nur wenigen MS-Jahren. Panik erfasste mich: War meine „gutartige" MS schon zur „bösartigen" chronisch-progredienten MS mutiert? War meine Schonzeit bereits abgelaufen? Sollte ich deshalb mit dem Rebif aufhören? Ich war voller Angst und fragte meinen Neurologen um Rat. Er wusste keinen. Ich wetzte von einem Neurologen zum anderen. Niemand konnte es mir sagen. Die Schulmedizin weiß es nicht. Jeder meinte, ich müsse das selbst spüren. Ich solle meinen Körper genau wahrnehmen und dann merken, was gerade Sache ist. Ich schluckte leer. Bald zog ich mein Vertrauen in die Ärzte enttäuscht ab; ich hatte ihnen zu lang zu viel Macht über mich eingeräumt. Nun richtete ich meine Aufmerksamkeit wieder auf mich. Später sollte ich dafür einen Namen finden: Ich hatte den „Ort der Macht" wieder zu mir verlagert. Ich übernahm wieder die Macht, die ich an die Männer in Weiß abgetreten hatte. Auf der einen Seite hatte ich einen Schock erlebt. Auf der anderen Seite aber hatte ich etwas Wichtiges gelernt: wie es ist, den „Ort der Macht" wiederzuerlangen. Paradoxerweise konnte ich nun zwar physisch eingehen, war aber ohne Hader und Enttäuschung. Denn die Verantwortung für mein Geschick lag nun wieder bei mir. Jetzt konnte ich jene Würde wiedererlangen, die ich verloren hatte. Zuvor hatte es als Lohn für die Abgabe der Macht ein Versprechen gegeben: Die Aussicht auf eine mögliche Gesundung. Und was gab es jetzt? Nur einen psychischen Gewinn. Lohnt sich der Deal? Für mich sehr. Ob für andere, weiß ich nicht. Das muss jeder für sich entscheiden.

Zum Gewinn gehörte, dass ich gelernt hatte, meinem Prozess als wohlwollender und neugieriger Beobachter beizuwohnen. Und vor allem hatte ich gelernt, dass meine Krankheit aktiv zu steuern ist. Mir ging es nicht mehr um die Frage: gesund oder krank? Dies war momentan entschieden. Wohl aber ging es um die Dynamik des drohenden Verfalls. Durch Übungen, Training und gute Therapien war er aufzuhalten. Vielleicht ließen sich dadurch sogar einige Schäden kompensieren, die mittlerweile eingetreten waren. Oder sogar einige rückgängig machen. Darin also lag fortan das Ziel, dort lag der bleibende Erfolg. Und das war sehr, sehr viel.

Etwas Elementares hatte sich also geändert: Mein wichtigstes Ziel lag nicht mehr darin, zu gesunden. Wenn das eintreten würde, hätte ich sicher nichts dagegen. Nach wie vor wäre das sehr schön. Jetzt aber lag das Ziel darin, egal was passiert, die Würde zu bewahren. Und den Humor. Und das ließ sich auch ohne Außenstehende machen; ohne Heiler und ohne Ärzte. Würde und Humor zu bewahren, hing nur von mir selbst ab. Die Würde zu erhalten, war mehr als ein guter Vorsatz, das war tief in mir drin. War das narzisstisch? Kaum. Jedenfalls weniger als der unbedingte Wunsch, geheilt zu werden. Auch realisierte ich: Die Reise hat erst begonnen. Die nächsten Schritte würden nun anders verlaufen. Und so war es auch.

Gehversuche mit der MS an der Leine

Entscheidend war, dass ich meine Haltung geändert hatte. Den ersten Schritt hierzu erwähnte ich bereits: Ich hörte auf, die MS als Feind zu betrachten. Ich lernte, sie als Freund zu sehen, den mir meine Seele geschickt hat. Sie hatte, weil ich dermaßen begriffsstutzig war, meinen Körper zur Hilfe gerufen, damit ich ihn endlich bemerkte. Wie macht sich der Körper bemerkbar? Indem er Symptome produziert – Verhaltensweisen, die dermaßen eigenartig sind, dass sie sogar dem tumben Jaron auffallen.

Anfänglich spottete ich innerlich über jene, die mir in diesem Punkt voraus waren und mir sagten, wie ich zum Körper sprechen sollte: wie zu einem Kind:

- Du musst deinen Körper jeden Morgen begrüßen, jedes Organ, jedes Glied. Sie alle müssen erfahren, dass du sie gern hast und dich freust, dass sie da sind.
- Freu dich über dein linkes („gesundes") Bein; es muss so viel mehr arbeiten, seit dein rechtes fast ausgefallen ist. Vergiss auch nicht, dich bei ihm zu bedanken.
- Du musst aber auch deinem rechten (MS-)Bein sagen, dass es zu dir gehört, dass du es nicht aufgegeben hast. Was? Es hat sich wieder mal abgetrennt? Leime es schnell wieder an.
- Weißt du eigentlich, dass man die Berge nicht nur dann genießt, wenn man sie besteigt? Auch als MS-ler kannst du die schöne Bergwiese genießen – und die Edelweiß; nimm doch einfach die Bergbahn, um hinaufzukommen. Das geht doch auch. Als ich es bald darauf ausprobierte, kam auf der Bergwiese ein Laut hinzu: ein gurgelndes „Flatsch". Ich hatte mich in einen frischen Kuhfladen gesetzt. Das aber hinderte mich keineswegs daran, Madeleine Perlls Rat noch oft zu befolgen.
- Wie schön ist es doch, wenn du wahrnimmst, was sich in deinem Inneren alles regt. Vielleicht achtest du nur auf deine mentalen Geräusche? Auf dein Bewusstsein und auf deine Neurosen ... Was? Deine Ohren hören es nicht? Macht nichts – auch die Zellen haben Ohren; sie lauschen mit.
- „Mir geht es immer schlecht!", sagte ich. Dir geht es *noch* schlecht, bald vielleicht nicht mehr! ... Achte auf deine Worte, denn sie werden unversehens wahr.

Um diese für mich neue Sprache zu erlernen, brauchte ich Jahre. Vielleicht gehörte es zu mir, dass ich zwar Tausende Bücher gelesen hatte und einige Sprachen beherrschte, aber genau diese Sprache hatte ich nicht erlernt. Jetzt holte ich es nach. MS sei Dank.

Einmal die Schulmedizin verlassen, fing also das Lernen an. Schon aus dem Talmud hatte ich gelernt, dass es sich lohne, selbst auf seine Gedanken zu achten: „Achte auf deine Gedanken, denn sie formen deine Worte; achte auf dein Worte, denn sie bestimmen dein Verhalten. Achte auf dein Verhalten, denn es wird zu deinen Gewohnheiten. Achte auf deine Gewohnheiten, denn sie werden zu deinem Charakter. Achte auf deinen Charakter, denn er wird zu deinem Schicksal." Nun fing ich an, diese Weisheit zu beherzigen, so gut ich konnte. Ebenso das, was ich vom weisen zypriotischen Heiler Daskalos behalten hatte. Dieser sagte: „Vermeide es, die gefräßigen Raubtiere in deinem Inneren zu füttern, wenn sie Hunger haben!" Angewandt auf meine MS hieß das: Vermeide all das, was dir Kraft nimmt; vermeide es, solches zu stärken. Meide auch jene Worte und Taten, die dir schaden. Meide auch Situationen und Menschen, die dir nicht gut tun. Mein Freundeskreis veränderte sich sowieso. Ich versuchte, alles zu machen, was mir gut tat.

Bis dahin hatte ich gedacht, ich sei robust und stabil und mir könnte nichts etwas anhaben. Meine MS aber lehrte mich, es anders zu sehen. Irgendeinen Grund musste es ja haben, dass ich krank geworden war. Was also in meinem bisherigen Leben ließ die MS ausbrechen, und was nährte sie? Und selbst wenn meine Erkrankung nicht mit meinem bisherigen Leben zusammenhängen sollte, war ihr Ausbruch ein guter Anlass, das, was eh schon lange geändert werden sollte, schleunigst real werden zu lassen und in die Tat umzusetzen. So dachte ich und sagte mir: „Wenn nicht jetzt, wann dann?!"

Unversehens war aus der unschuldigen Auseinandersetzung mit der MS eine implizite Psycho- und Verhaltenstherapie geworden. Oder mit anderen Worten: Ich war in meinem „hohen" Alter wieder am Lernen. Am Um-lernen. Und schlecht fand ich das überhaupt nicht. Auch steigerte ich meine Versuche, mich selbst gut zu behandeln: Physiotherapie, Fitnesstraining, Vitamine und Aufbaustoffe, Aquafitness. Ich bildete meine verloren gegangene Stimme. Später folgte noch, hoch zu (Island-)Ross: meine Hippotherapie. Das Ross heißt übrigens Leo und ist sehr schreckhaft. Es folgte auch noch eine Änderung meiner Ernährungsgewohnheiten. Ich gebe zu: Leo und die MS hielten mich auf Trab.

Dennoch: Trotz intensiver Bemühungen hielt ich mit den Funktionsverlusten nicht Schritt; sie schritten unbeirrt voran. Also reise auch ich – ohne die begonnenen Versuche zu unterbrechen – immer weiter. Leo durfte nie mit. Doch ich bin ziemlich sicher: Tief in seinem Herzen wollte er das gar nicht.

Bruder Johannes und Schwester Yvonne

Ohne die beiden und die guten Erdgeister ginge es mir heute viel schlechter. Beide sind Mediziner und tun aus Überzeugung ihr Bestes. Auch in meinem Fall zu meinen Gunsten. Von meiner Neurologin Yvonne Spiess war bereits die Rede. Ich ging zu ihr, nachdem ich Rebif und andere Medikamente der Schulmedizin bereits abgesetzt hatte. Aber ich wollte trotzdem den Kontakt zu dieser Welt bewahren. Zumal mir das bei ihrer Empathie und ihrem Engagement alles andere als schwerfiel. Mir behagte auch ihre Praxis hoch über der Stadt, wo ich stets die weite Sicht genieße. Fast grenzenlos; über das andere Ende des Sees hinaus bis tief hinein in die Alpen. Yvonne Spiess bringt mich jedes Mal auf den neuesten Stand der Neurologie-Welt. Auch dass ich zu einem ihrer Kollegen, im Folgenden Bruder Johannes genannt, ging und dieser immer wieder in ihre neurologische Domäne funkte, störte sie überhaupt nicht. Im Gegenteil. Sie wusste: Vier Augen sehen mehr als zwei. Also keine Spur von jener Überheblichkeit, von Neid und Konkurrenzgebaren, die mir bislang von vielen Weißkitteln entgegenschlugen. Bei ihr traf ich weder einen Standesdünkel an noch eine Furcht vor den institutionellen Größen wie der Invalidenversicherung, den Krankenkassen und der MS-Gesellschaft. Ich gehe gerne zu ihr – und auch zu ihrem Medizinerkollegen Bruder Johannes.

Johannes Brühwiler ist kein Neurologe. Er ist ein Universalist. Es gibt wenig Ärztliches, das er nicht kann. Ehemaliger Chefarzt eines

Kleinkrankenhauses, zwischen Schul- und Alternativmedizin stehend, Phytotherapeut – mit leichtem Überhang zur Schulmedizin. Aber er kippt nicht; er hat keine MS, sondern ist hager und sehnig, er ist ein Ausdauersportler. Seit vielen Jahren ist er, obwohl Internist und Phytotherapeut, quasi mein „Hausarzt", Begleiter, Vermittler, schrieb Überweisungen, stritt wenn nötig, mit der Invalidenversicherung und meiner Krankenkasse, bot mir viele Methoden an, testete vieles mit mir durch, immer auf der Suche nach dem, was mir helfen könnte. Ein Blutdruckmedikament hatte zufällig, so ein Befund, auch MS-lern geholfen, also testeten wir es an mir. Johannes Brühwiler war immer online, recherchierte und las ständig für seine Patienten. So stelle ich mir einen guten Schulmediziner vor. Auch stattete er mich mit vielen guten Vitaminen und Nahrungsmittelergänzungen aus. Er kennt so viel: vom Vitamin B, E, über Selen und Q10 bis zu seltenen chinesischen Wurzelextrakten und Ayurveda-Medikamenten. Wir haben übrigens 100 Wege ausprobiert, wie ich zu mehr Energie komme; die chinesischen Wurzeln gaben mir am meisten Kraft.

Er war es als Chefarzt wohl gewohnt, mit vielen anderen Fachärzten mitzudenken. Das tat er auch weiterhin. Meine Neurologin wusste davon und machte gerne mit – ich profitierte davon. Bruder Johannes verstand bald, dass ich kein Patient war, der von ihm nur Rezepte wollte, sondern die Verantwortung für sich nicht aus der Hand gab. Ich brauchte seinen Rat und zeigte ihm das auch, aber bei jeder Entscheidung wollte ich mitreden. Das wusste er und respektierte es fraglos. So stelle ich mir einen guten Hausarzt vor. Vermutlich hat er Patienten gern, die ihm nicht aus der Hand fressen. Sein einziger Fehler ist, dass seine Praxis an einer sehr steilen, engen Straße ohne Parkplätze liegt. Zum Glück hatte ich als MS-ler eine Parkkarte.

2

Wege hinein

Die Ursachen der MS sind noch unbekannt. Ihre Heilung vorläufig auch. Trotz vieler Versprechen und intensiver Bemühungen ist eine naturwissenschaftliche Erklärung noch nicht gefunden. Vieles spricht dafür, dass dies bald der Fall sein wird.

Das vorliegende Buch setzt aber anders an. Außerhalb der naturwissenschaftlichen Medizin gibt es nämlich zahlreiche Versuche, mit der MS leben zu lernen – und sie zu heilen. Ich persönlich halte diese Versuche für sehr sinnvoll – unabhängig davon, wer den Weg zur Heilung zuerst finden wird.

Immer wieder versuchte ich herauszufinden, was vor Ausbruch meiner MS eigentlich vor sich gegangen war und wie es dazu gekommen ist. Ich wollte herausfinden, was es mit mir zu tun hatte, was mit meinem Leben, was mit Kultur und Gesellschaft. Aus dieser frühen Phase meiner Beschäftigung mit der MS stammen zwei Betrachtungsweisen: MS als Augenöffner und MS als Sinngeber.

Sie regten alternative Lebensentwürfe an oder halfen, sie umzusetzen. Sie erklärten mir oder anderen, wie wir in die Krankheit hineingekommen waren. Das Gewicht dieser Faktoren hat sich inzwischen teilweise verschoben. Zudem haben sie nicht für alle Erkrankten dieselbe Bedeutung.

Auch in diesem Kapitel ist viel von mir die Rede. Das schreibe ich nicht meiner Eitelkeit zu, sondern das liegt daran, dass ich so für Authentizität bürgen und sagen kann: Genau so habe ich es damals erlebt – in jenem Zustand, in dem ich mich damals befand.

Meine Enttäuschungen – oft eingestanden, lange nicht voll erlebt

Fast alle, die an MS erkrankten, haben Enttäuschungen erlitten, die sie aus der Bahn warfen. Meist waren es Schockerlebnisse in der frühen Kindheit. Diese Erschütterungen wirken als Auslöser eines Entzündungsschubes, der dann die Krankheit anzeigt.

Mein Auslöser lag in meiner damaligen Ehe. Sie endete mit der Scheidung. Ich war zwölf Jahre mit Silvana zusammen gewesen.

Noch nie, meinte ich damals, habe ich eine Frau so geliebt wie sie, und noch nie, dachte ich später, hat mich ein Mensch dermaßen verletzt. Erst später erkannte ich meinen Anteil am Scheitern dieser Ehe. Dieser hat nicht nur mit meinen Fehlern zu tun, die ich in dieser Ehe gemacht hatte – solche macht jeder –, sondern auch mit dem Modell der Stabantenne. Dieses Modell besagt: Wenn man die Antenne auszieht, ist das unterste Glied meine eigentliche Ur-Erfahrung, und die lautet: Ich bin es gewohnt, Menschen zu lieben, die meine Liebe nicht entgegnen können.

Der Zusammenhang mit der Beziehung zu meiner Mutter ist evident. Auch mit Silvana war das später so. In beiden Fällen liebte ich jemanden, der mich nicht lieben konnte – aus Gründen, die ich nicht verstand, die aber mit mir wenig zu tun hatten. Ich war wütend und unendlich enttäuscht. Doch ich konnte meine Mutter nicht verlassen. Ich liebte sie und war von ihr abhängig. Und auch Silvana konnte ich nicht verlassen. Ich liebte sie sehr und fand bei ihr vieles, das ich sonst nicht hatte.

Weil ich sie nicht verlassen konnte, hat mich die Beziehung über Maßen überfordert. Aus der Ferne betrachtet hatte ich mich von Silvana sehr abhängig gefühlt. Trotzdem habe ich mit dieser Frau so gerne geschlafen, sie liebend gern betrachtet, sie gerne berührt, mich von ihr berühren lassen – bis mir meine MS einen Riegel vorschob. Sie tat es, denn ich selbst war damals offenbar dazu noch nicht in der Lage.

Allerdings waren nur die ersten paar Jahre der Beziehung mit Silvana das Paradies. Am Schluss war es die Hölle. In der zweiten Hälfte unserer Beziehung heulte meine Seele und schrie, aber ich erreichte Silvana nicht mehr. Meine Kraft erlahmte – schließlich auch mein Körper. Ich ging langsam ein. Einige Songs begleiteten mich in dieser Phase. In einem hieß es: „Killing me softly." In einem anderen: „You're as cold as ice."

Meine Nerven waren aufs äußerste strapaziert. Sicher waren sie auch „blank". Vielleicht sogar Myelin-MS-blank. Ich war eigentlich schon am Ende, machte aber weiter. Ich überging alle Warnsignale, die sagten: Steig aus! Ich überfuhr alle Weichen – und fuhr weiter und weiter. Bis der Zug entgleiste und ich aussteigen musste. Damals bekam ich meine MS. Meine Welt war zusammengebrochen. Ich wurde depressiv. Klar führte dieser Ablauf in meiner damaligen Situation zu einer Depression. Ich fühlte mich enttäuscht und verlassen. Meine Frau enttäuschte mich. Mein Körper ebenfalls. Ich konnte mich nicht mehr auf ihn verlassen. Das war ein riesiger Schock.

Warum aber führten die Enttäuschungen bei mir zu einer MS? Immerhin haben fast alle Menschen in ihrem Leben irgendwelche Enttäuschungen und Schocks erlebt. Aber nicht jeder erkrankt deswegen an MS. Warum also erkranken wir und nicht sie? Sind MS-ler sensibler, sensitiver oder einfach nur Weicheier? Warum sind wir weniger resilient (widerstandsfähig, biegsam) als andere? Welche objektiven Gründe gibt es, und welche Faktoren kommen allenfalls noch hinzu?

Wir versuchen, objektive, reale Gründe für die Erkrankung zu finden. Darin aber liegt die Falle. Dass wir erkrankten, spricht weder für noch gegen uns. Es ist, wie es ist. Punkt. Die Schulmedizin spricht im Zusammenhang mit der MS von einer „unberechenbaren" Krankheit. Ich kann meine Freude darüber nicht verhehlen, dass nicht alles berechenbar ist. Ich traue dem Berechenbarkeitswahn nicht. Ich bin überzeugt, dass meine MS schon Jahrzehnte zuvor latent in mir schlummerte, und auch, dass die Enttäuschung, die meiner Erkrankung unmittelbar vorausging, lediglich der Auslöser und nicht der Grund dafür war.

Auch Silvana war schlicht nur, wie sie war. Aber noch lange später liebte ich sie. Bevor der Hass überwog. Erst Jahre später kam ich zur Ruhe und konnte mich innerlich(!) mit ihr versöhnen. Dass noch andere Enttäuschungen hinzukamen oder der Enttäuschung über Silvana vorangingen (beispielsweise über die Psychoanalyse oder über einige Institutionen, an denen ich unterrichtete, oder über manche falschen „Freunde"), soll nicht unerwähnt bleiben. Heute weiß ich, dass ich selbst damals einige meiner Freunde enttäuscht habe. Sie verziehen es mir nie. Mit Verspätung sei gesagt: Es tut mir sehr leid. In meiner damaligen Situation konnte ich leider nicht anders. Dass aber Freundschaften daran zerbrechen können, wusste ich nicht. Heute weiß ich, dass das mit Freundschaft nichts zu tun hat.

Im Nachhinein ist mir auch bewusst, dass ich – in den Fällen, in denen ich mich täuschen ließ – Opfer meiner eigenen Bereitschaft wurde, einer Illusion anzuhängen. Seit meiner Erkrankung habe ich viel dazulernen müssen, bis ich wirklich „erwachsen" wurde. Die MS hat zweifellos meinen Reifeprozess beschleunigt. Ob diese Enttäuschungen aber zur MS führten, bezweifle ich. Doch die MS schenkte mir ohne Zweifel die notwendige Muße, um nachzureifen.

Sicher war ich zu jener Zeit sehr empfindlich. Das Zusammenfallen von MS-Diagnose und Ehekrise überforderte mich zweifellos. Ob ich aber so empfindlich war, weil ich die MS bekommen habe, oder ob die MS ausbrach, weil mich all die Enttäuschungen erschöpft hatten, weiß ich nicht. So oder so: In dieser Zeit lag ich am Boden.

Selbstmord auf Raten

Bei jeder MS-Behandlung ist es wichtig herauszufinden, ob der Erkrankte überhaupt leben will. Manche geben sich nach der Diagnose auf. Einige fangen mit ihrer latenten MS schon lange vor Ausbruch der Erkrankung an, sich aufzugeben, andere erst später, wenn ihre

MS manifest wird. Sie verwenden unbewusst ihre Krankheit dazu, um eine Art kaschierten Selbstmord zu begehen.

Ich verzweifelte am Anfang meiner MS. Ich befand mich in einer Lebenskrise, war unendlich geschwächt und gekränkt. Die Scheidung gab mir den Rest. Unendlich müde war ich. Lebensmüde. Damals war ich überzeugt: Die MS ist eine „Krankheit zum Tode". Nach und nach schwand immer mehr Energie. Mein Bewegungsradius verringerte sich rasant. In meinen Ängsten sah ich mich immobil, gelähmt, im Rollstuhl, einsam.

Damals setzte ich unbewusst das Sterbeprogramm namens MS in Gang. Mein Körper sagte: Es ist Zeit abzutreten, es ist genug. Ich dachte daran, den Löffel abzugeben. Ich wollte aufgeben. Meine MS war zum verkappten Selbstmord auf Raten geraten. Vorübergehend. Denn eine andere, stärkere Seite in mir wollte offenbar weiterleben.

Doch immer noch erlaubte ich mir kein Time-out, sondern hetzte weiter durchs Leben. Ich erkannte nicht, dass meine bisherige Art zu leben sinnlos geworden war. Aber ich kannte noch keine andere Art. Erst später vollzog ich den Schritt ins neue Leben und begann, neue Projekte zu entwickeln. Bis es so weit war, musste ich tapfer und diszipliniert bleiben. Ich unternahm vieles. Ich machte dumpf meine Übungen, die Physiotherapie, arbeitete an den Fitnessgeräten, lief täglich, machte Hippotherapie, die Sonja-Wierk-Übungen, die mentale Arbeit. Und vor allem: Ich suchte irgendwann wieder nach einer neuen Frau. Ich war also vollauf beschäftigt. Kein Wunder, dass ich müder als sonst war.

Der Wichtigste in dieser Zeit war meine Entscheidung, leben zu wollen. Dazu musste ich das MS-Sterbeprogramm beenden. Ich musste meinen Geist umpolen und manches neu lernen. Zum Beispiel die Geduld. Ich nahm Abschied von vielem, das mir ein Leben lang lieb gewesen war. Ich musste lernen zu warten, bis auch mein Körper kapiert hat, dass eine neue Zeit begonnen hat. Erst dann konnte die Selbstheilung einsetzen. Das neuerliche Lernen begann an jenem neu entstehenden Ort, an dem mein Geist inzwischen angelangt war, aber auch dort, wo sich mein Körper inzwischen befand – also viel weiter „unten", als ich mich kannte. Auch das war mit Würde zu ertragen.

Autoaggression

Ich war ein „guter" Junge, brav, verständnisvoll, mutig und intelligent. Ich wollte meinen Eltern, die es doch so schwer hatten, das Leben nicht noch schwerer machen. Also biss ich, wenn mir etwas gar nicht passte, die Zähne zusammen und hielt mutig durch. So lernte ich, mich nicht laut und deutlich zu äußern, sondern schluckte meine Wut hinunter. Gemessen an meinem tatsächlichen Ärger machte ich nur zu oft gute Miene zum bösen Spiel. Nach außen aber war ich kämpferisch und durchsetzungsfähig. Hätte ich, wenn ich auf den Tisch geklopft hätte, gesiegt? Nein! Aber dann hätte ich entweder die Niederlage würdevoll oder demütig eingesteckt oder ich wäre gegangen. Doch als Kind konnte ich weder das eine noch das andere. Sicher wäre es gesünder gewesen. Aber als Kind kam mir diese Variante gar nicht in den Sinn.

Dieses Muster, tief verborgen, aber abrufbereit, wiederholte sich in der zweiten Phase meiner Ehe. Auch damals meinte ich, um mein Leben kämpfen zu müssen. Wie seinerzeit als Kind wollte ich nichts anderes als geliebt werden. Ich hätte meiner Frau die Meinung sagen sollen. Oder gehen. Aber ich hatte sie sehr lieb und wollte nicht alleine bleiben. Irgendwann muss sie gemerkt haben, dass sie mich damit in der Hand hatte. Als ich wahrnahm, dass auch sie es wusste, fühlte ich mich noch abhängiger und winselte um ihre Liebe. Ich finde dies im Nachhinein furchtbar demütigend. Doch ich verstehe mich. In der Sprache der Psychoanalyse war bei mir eine klassische Autoaggressionshaltung im Gang. Die MS, lernte ich später, ist eine Autoaggressionserkrankung.

Irgendwann muss es bei dieser Haltung zum Transfer auf die Körperebene gekommen sein. Das damalige Interaktionsmuster schlug in ein intrapsychisches Muster um, das mein Immunsystem beeinflusste und dieses wiederum meine Zellen. Der Umgang des Körpers mit sich selbst war zerstörerisch geworden. Von alldem „wusste" ich natürlich nichts. Ist es erst einmal so weit, sieht das körpereigene Immunsystem die körpereigenen Strukturen prinzipiell als bekämpfenswert an. Es kommt zu einer Sensibilisierung gegen sich selbst. Das Immunsystem erkennt im eigenen Körper den Feind und startet einen zerstörerischen Abwehrkampf gegen sich selbst, dessen Spuren sich unter anderem in den MS-Symptomen zeigen.

In meiner Lehranalyse lernte ich die interaktionelle und die psychische Ebene zu verstehen. Wie bei mir damals noch üblich, lernte mein Kopf unheimlich schnell. Nichts gegen meinen schnellen Kopf, aber mein Körper hinkte immer hinterher. Erst nach meiner Erkrankung lernte ich, auch mein reales Verhalten zu verändern, sprich: mich zu schützen. Endlich hatte ich gelernt, dieses autoaggressive Muster nicht nur intellektuell zu durchschauen.

Doch in der Stunde großer Not und Intimität erlebte ich in meiner Ehe mit Silvana einen Rückfall und erkrankte erstmals. Mein Körper hatte offenbar das uralte Muster tief eingeschrieben und die neuen Handlungsweisen noch nicht verinnerlicht. Als ich „tiefer" lernte, war es schon zu spät: Meine MS hatte bereits gesiegt. Erst nachdem ich mich erholt hatte, konnte ich Jahre später ein drittes Lernen anfangen. Ich begann auch als Psychotherapeut noch mehr auf die Denkmuster, die Wortwahl und die Interaktionsstile meiner Klienten zu achten.

Die MS-Fallen

- Nur mit Empathie, Nachsicht und Verständnis auf den anderen (auch auf den geliebten Partner) zu reagieren, hilft nicht immer. Auch der liebste Mitmensch strebt ab und zu das Gegenteil dessen an, wovon man selbst überzeugt ist. Und dann muss man – vorübergehend – seine „Beißhemmung" ablegen.
- Es gilt ab und zu, klar und deutlich zu sagen, worum es einem geht. Viele aber bringen sogar dann Verständnis für den anderen auf, wenn sie schlecht behandelt werden. „Er (oder sie) hat das ‚nur' getan, weil er Schlimmes erlebt hatte – darum verzeihe ich ihm rasch, was er mir angetan hat." Mit Selbstbewusstsein hat dies wenig zu tun. Edel sein hat ab und zu seinen Preis.
- Die „Faust im Sack", 1. Teil: Die Faust im Sack machen ersetzt oft ein deutliches Stopp! Angenommen, jemand tritt jemandem

mit voller Absicht auf den Fuß. Dann muss man ihm die Faust zeigen. Viele von uns machen stattdessen gute Miene zum bösen Spiel. Dabei spielt es keine Rolle, ob die Faust im Sack oder hinter einer Maske gemacht wird. In beiden Fällen wird die Fortsetzung des bösen Treibens nicht wirklich verhindert.

- Und jetzt jene Falle, in die ich selbst immer wieder tappte: Die Bereitschaft zur Illusion. Ein konkretes Beispiel hierfür: Es gibt Menschen, die nicht so gütig sind, wie wir es gern hätten. Manche sind sogar ausgesprochen böse oder zynisch. Manche gehen sogar über Leichen. Solche Menschen gibt es. Leider. Aber wir nehmen oft nur das Gute an. Doch das ist eine verhängnisvolle Illusion. Zu meiner Aggressionshemmung gehörte es, dieser Illusion anzuhängen. Diesen Zusammenhang zu kapieren, fiel mir sehr schwer. Deswegen wurde ich früher oft „enttäuscht". Dabei geht es um mehr: nämlich um „Desillusionierung". Desillusionierung ist heilsam, tut aber gleichwohl weh; doch nachher ist man gereinigt. Es hilft, beim x-ten Mal nicht mehr in diese Falle zu tappen.
- Um Ähnliches geht es beim Thema „Idealisierung". Konkret: Von einem anderen lange nur das Beste zu halten, versieht ihn mit einem Glorienschein. Den aber verdient niemand, niemand ist fehlerfrei, *alle* haben ihre Licht- *und* ihre Schattenseiten. Auch in diese Falle tappt man beim x-ten Mal nicht mehr. Aber um richtig verstanden zu werden: Auch ich gebe jedem, dem ich begegne, erst einmal einen riesigen Goodwill-Kredit; erst durch eine allenfalls(!) schlechte Erfahrung, wird dieser verspielt.
- Die Faust im Sack, 2. Teil: Viele, die schlecht behandelt werden, lassen es sich gefallen; sie protestieren nicht einmal. Bestenfalls beklagen sie sich sanft, aber auch nur hintenherum. Manche kläffen lautstark, aber beißen nicht. Auch so verpufft ihr Protest. Es ist aber wichtig, dem anderen, freundlich und bestimmt klarzumachen, was man sieht und was man will – und was nicht –, und dafür klar einzutreten. Gegen Ende meiner Ehe machte ich das nicht mehr.

– Man muss mit Biss und Verve rangehen – ohne Beißhemmung und ohne Lahmarschigkeit.

- Man muss den Tarif durchgeben (drohen ist zur Not auch erlaubt, auch wenn's nicht „die feine Art" ist): „Wenn du das gegen meinen ausdrücklichen Willen machst, werde ich dies und das machen" („dies und das" ist etwas, das der andere bekanntermaßen nicht will).
- Man muss sich wehren – rechtzeitig und angemessen.
- Man muss seine Position klar markieren – lieb, aber bestimmt.

- Man darf keinesfalls zu viel nachgeben, um sich dann auch noch „edel und gut" zu fühlen, im Sinn von „der Klügere gibt nach". Dies ist eine furchtbare Falle, die mit Selbstbewusstsein nichts zu tun hat. Hier wird derjenige, der Verzicht leistet, quasi noch belohnt. Der Preis liegt in besagtem Verzicht auf Selbstbehauptung – und, wenn's ganz schlimm kommt, sogar in einer MS.
- Einer weiteren Falle kann man entgehen, indem man versucht, sein Selbstbild zu modifizieren, also nicht immer ein „Gut-Mensch" und stets „edel und gut" sein zu wollen. Stattdessen darf man ab und zu ungerecht und böse sein, damit man nicht schlecht behandelt wird – und dabei eingeht.

MS ist, so gesehen, die Krankheit der Verständnisvollen.

Als mein Vater einmal mehr eine abstruse Forderung an mich stellte (ich war damals ein 24-jähriger Student der Psychologie), antwortete ich: „Das macht doch keinen Sinn, was du da von mir verlangst." Darauf er: „Aber du bist doch bald Psychologe, du musst mich doch verstehen!"

Der Übergang zwischen Aggressionshemmung und „sich kastrieren lassen" ist fließend. Der Aggressionsgehemmte streckt förmlich seine Hand hin, um zur metaphorischen Schlachtbank geführt zu werden. Oder zur symbolischen „Kastration". Einmal erkrankt, hört der Fluch aber nicht auf. Es drohen dem an sich Zweifelnden weitere Fallen:

- Viele Erkrankte meinen, die wohlmeinenden anderen (Partner, „Helfer") gewähren lassen zu müssen, um ihr Wohlwollen nicht aufs Spiel zu setzen. Manche Helfer lieben es, ihr Selbstwertgefühl dadurch zu erhöhen, dass sie dem „Helfersyndrom" frönen. Mancher MS-Kranke mag das durchschauen, aber doch gute Miene zum lieben Spiel machen. Doch das Spiel wird böse, wenn der MS-Kranke es nicht schafft, sich wieder zu behaupten. Dieses Helfer-Opfer-Spiel neigt eben dazu, sich zu perpetuieren. Innerhalb dieses Spieles zeigen beide wenig Selbstvertrauen.

- Jede Krankheit hat auch ihre „Vorteile", unter Fachleuten als „sekundärer Krankheitsgewinn" bezeichnet. Auch die MS hat für die Betroffenen ab und zu „Vorteile". Einer davon besteht in der Rente. Es ist nichts dagegen einzuwenden, wenn man berechtigterweise sozialstaatlich unterstützt wird. Es geht nur darum, dass manche Kranke sich kränker machen als nötig, um diesen Vorteil zu erhalten.
- Ich selbst musste mir das im Zusammenhang mit der Parkkarte überlegen. Und entschied dann: Ich brauche sie, und sie steht mir zu. Ebenso war es mit der Invalidenversicherung.
- Man sollte sich vor Bequemlichkeit respektive Entmündigung hüten, nur weil Hilfe anzunehmen viel bequemer ist. In diesem Punkt spreche ich aus eigener Erfahrung: Ich musste lange weniger putzen, weil Monika, meine jetzige Freundin, dies übernahm. Dabei hätte ich es durchaus machen können; nur weniger schnell und weniger gut. Da musste auch Monika umlernen: Sie musste Abstriche bei ihren Ansprüchen machen und es in Kauf nehmen, dass ich nicht so toll putzte wie sie. Und ich? Ich musste lernen, auf manche Annehmlichkeit zu verzichten.

Psyche und MS

Im Nachhinein ist man immer klüger. Heute bin ich mir völlig sicher: Die MS hat damit zu tun, wie man sein bisheriges Leben gelebt hat. Klar erkrankt man nicht deswegen, *weil* man schlecht gelebt hat. Andere haben schlecht gelebt und sind trotzdem gesund und fühlen sich wohl. Aber es hilft, jene Kräfte zu verstehen, die im Inneren das MS-Programm förderten.

2 Wege hinein

Um sein MS-Programm kennenzulernen, braucht es nicht unbedingt die Hilfe eines Psychotherapeuten. Aber Psychotherapie hilft, seine Psyche besser zu verstehen. Auf jeden Fall ist es hilfreich zu sehen, dass in der eigenen Psyche vermutlich nicht der einzige Auslöser liegt, der das MS-Programm in Gang gesetzt hat.

Mit diesem Abschnitt befinde ich mich eigentlich schon auf halbem Weg zum Ausstieg aus der MS. Also weiter. Als ich mit dem Ausstieg begann, wurde mir wichtig, nicht bei mir stehen zu bleiben. Und jene Erkenntnisse weiterzugeben, die mein individuelles Schicksal überstiegen. Bei sich anfangen, aber nicht bei sich stehen bleiben. So hieß es bei Martin Buber.[1] Das wichtigste Ergebnis ist trivial: Akzeptiere deinen Weg, auch wenn er dir deine MS bescherte. Offenbar war die Erkrankung nötig, damit du lernen konntest. Akzeptiere es. Lerne daraus. Akzeptiere auch, dass dir die MS keine andere Wahl ließ, als aus dem Rahmen herauszufallen. Doch vermutlich fing dieser Fall schon früher an. Bei mir war es jedenfalls so.

Viele fallen aus der Ordnung, beispielsweise durch Scheidung, Arbeitslosigkeit oder Pensionierung. Bei mir war es zu guter Letzt meine MS, denn auch sie ist ein Sekundäres-aus-der-Ordnung-Fallen. Durch sie verlor ich zwar an Kraft und Beweglichkeit, gewann aber mein Seelenheil zurück. Vielleicht wollen manche MS-ler aus diesem Grund ihre Krankheit nicht missen, da sie es ihnen ermöglichte, aus einer Welt herauszufinden, in der sie der Mainstream in eine Sackgasse geführt hatte. Einmal den Nachtglocken gefolgt, gibt es eben kein Zurück mehr. Schrieb Kafka[2]. Nach meiner Erkrankung setzte, nach jahrelangem Schock, ein Lernprozess ein. Ich folgte den Nachtglocken – und lernte. Schnell wurden dabei die Grenzen der Psychologie verlassen.

- Als Erstes lernte ich die Langsamkeit. Die Therapie der MS benötigt meist ebenso viel Zeit, wie es brauchte, um in die Krankheit hineinzukommen.

---

[1] M. Buber (1986).
[2] F. Kafka (1913).

- Auch lernte ich, dass es keine einfachen Lösungen gibt. Die MS ist ein komplexes Geschehen, das viele Ebenen umfasst: Körper, Psyche, Seele, Interaktionsmuster, Kultur. Es reicht nicht, nur eine der Ebenen anzugehen. Als Psychotherapeut lag es mir nahe, zunächst die psychische Ebene zu erkunden. Es brauchte einige Zeit, bis ich merkte, dass diese Ebene allein die Lösung nicht bringt. Auch unsere Psyche hat viele Zustände, und es gibt keinen letzten, der mehr gilt, als die anderen. Und vor allem: Die Tatsache, dass es die psychische Ebene gibt, heißt nicht, dass damit *der Grund* einer MS erfasst ist. Aber sie zu erkennen, ist nötig, um seine Haltung zu ändern. Gerade für die MS-Therapie ist die physische Ebene ebenso wichtig wie die psychische: Physiotherapie (Kraft und Koordination), Hippotherapie (Koordination), Feldenkrais oder Körpererfahrungsschulungen sind unverzichtbar. Gehe auch täglich zu Fuß, wenn es dir möglich ist; unternimm so viel wie möglich, damit sich neue Nervenbahnen bilden. Versuche, dem Abbau, den die MS verursacht, vieles entgegenzustellen.
- Die MS als generelles Krankheitsbild gibt es nur bedingt. Aber es gibt *Deine* MS. Jede MS ist hochindividuell. Sie trägt in sich Spuren deiner Art, deiner Biografie und der weiteren Geschichte, von der du ein Teil bist.
- Mache alles, was deine Immunabwehr stärkt: Bewegung, gute Ernährung, eventuell Nahrungsmittelzusätze.
- Fragen der psychologischen Ebene lauten: Wozu brauche *ich* die Krankheit? Was will meine MS mir sagen? Erst wenn die Botschaft der MS an dich bei dir angekommen ist, kann die Krankheit weichen. Nur: Der Körper hinkt lange hinterher, bis auch er merkt, was die Psyche schon länger weiß. Warum? Das Körpergedächtnis hat eine andere Zeitrechnung als der ultraschnelle Verstand.
- Jedem Schub, der einen Verlust bringt, muss emotional nachgegangen werden.
- Die „Psychen" hinter der MS ähneln sich. Aber: Es gibt unzählige andere Menschen, die eine ähnliche Psyche habe, ohne an MS zu erkranken.

2 Wege hinein

Ein weiteres Mal scheitert die Suche nach *dem* Grund der MS. Immer klarer wird: Der Grund für die MS kann unmöglich auf nur einer einzigen Ebene liegen. Trotzdem: Fast alle MS-ler haben auf der psychischen Ebene etwas gemeinsam.

- Sie überfordern sich, wollen zu viel, gehen über ihre Grenzen. Insofern ist die Folgerung eindeutig: langsamer, weicher werden, lieben lernen, auch sich selbst, und Liebe erwidern können.
- MS heißt auch: Aus der Ordnung fallen. Das gilt es anzunehmen. Das gilt für alle chronischen Erkrankungen.
- Die MS übermittelt jedem Erkrankten eine Botschaft. Diese gilt es zu verstehen. Meine MS will mir in ihrer Körpersprache etwas sagen. Wenn der Auftrag der MS noch nicht gehört ist, wird man nach der Heilung der MS sofort wieder in das alte Muster verfallen. Wenn er aber gehört wurde, kann sich die MS verabschieden. Sie geht dann völlig zurück: auch verloren Geglaubtes kehrt zurück.
- Sich selbst ansehen zu können ist wichtig. Jeder Weg hinaus muss die psychische Ebene mit einbeziehen: Wer hinaus will, muss verstehen, wie er hineingeraten ist.
- Man muss danken können – seinen Partnern, seinem Körper.
- Die MS ist eine Autoaggressionserkrankung (siehe oben).
- Die MS ist ein Selbstmord auf Raten (siehe oben). Jeder, der MS bekommen hat, ist an seine Grenzen gekommen. Er will sich nicht wirklich umbringen, aber fast: Der Körper wird lahmgelegt, indem man seine Nerven absterben lässt.

Darum umfasst die Psychotherapie der MS-Kranken fast immer Folgendes:

- die Opferhaltung aufgeben, sein Leben in die Hand nehmen, wieder Akteur werden,
- sich vor Angriffen schützen,
- auf seinen Körper hören,
- sein Ego relativieren, andere höher schätzen, die Grenzen anerkennen,

- den Allmachtsglauben aufgeben,
- sich auch die schmerzlichen und weichen Gefühle erlauben,
- den noch größeren Rahmen mit einbeziehen (Glück, Zufall, Geschichte, …),
- seine Autonomie wahren oder erringen können: Fast alle MS-ler lebten jahrelang in einer Situation fehlender räumlicher oder seelischer Autonomie. Umgekehrt formuliert: Fast alle hatten das Gefühl,

– abhängig zu sein,
– sich nicht genug behaupten zu können,
– die eigene Individualität opfern zu müssen,
– oft ohnmächtig zu sein,
– sich meist nicht schützen zu können,
– überfordert zu sein, ohne es zugeben zu können (enorm hohes Ich-Ideal),
– zu viel erreichen zu wollen,
– hart zu sich sein zu müssen (entsprechend stur wirken sie oft in ihrem Umgangsstil).

Auf den letzten Punkte möchte ich gerne näher eingehen, weil die Härte auch im Zentrum des körperlichen Zustands steht.

Hart und weich zugleich (oder: von der (Spasmus-)Härte zur (inneren) Stärke, oder: zum Paradox von Härte und Weichheit)

MS-ler sind zumeist äußerst liebenswerte Menschen: einfühlsam, verständig, oft begnadet mit Vernunft und versehen mit einem hohen Bewusstsein. Wenn ich im Folgenden diese Eigenschaften hinterfrage, dann nicht um zu postulieren, dass dies nicht stimme. Viele MS-ler sind tatsächlich so. Und dennoch haben diese Eigenschaften oft einen Haken. Um diesen geht es mir hier.

Der erste Haken liegt darin, dass es genau diese Eigenschaften sind, die mit zur MS führen. Sie sind Teil einer MS-Falle. Diese Falle ist wie ein Grat. Es ist nämlich leicht, mit diesen Eigenschaften von der einen auf die andere Seite zu fallen. Dann erweist sich Einfühlsamkeit und Verständnis als „Aggressionshemmung" und „fehlendes Durchsetzungsvermögen". Ebenso können sich das Hochhalten der Vernunft und das moralische Handeln als sträflich naiver Irrglaube entpuppen, der durch die Realität bitter bestraft wird.

MS-ler lieben es, sich in solchen Paradoxien zu bewegen; sie werden darin hin- und hergerissen. Da tröstet es nicht, dass es nicht nur sie sind, die in diesem Paradox gefangen sind, doch nur wenige erkranken. Für alle, die oben auf dem Grat chronisch auf die Seite fallen, lohnt es sich, Folgendes zu beherzigen:

- Bei allem, was man tut, sollte man sich seinen Raum erhalten und ihn auch gegen Widerstände verteidigen.
- Man sollte sich Widerständen entgegensetzen.
- Dies sollte man mit seinem ganzen Körper – und nicht nur aus dem Kopf heraus – machen, voller Lebensfreude und aus Lust. Und dabei ab und zu die Moral vergessen.

Viele Betroffene ahnen um ihre Aggressionshemmung. Darum haben sie die Strategie entwickelt, sich äußerlich stark zu zeigen. Durch Anstrengung, Wille und Leistung wollen sie sich Anerkennung verschaffen. So entwickeln sie Härte – gegen sich selbst, ab und zu auch gegen andere. Dabei ist auf dem Grat die andere Seite nur ein Wimpernschlag entfernt.

Auch ich war früher einmal Gratwanderer. Für diejenigen, die mich nur auf der einen Seite sahen, erschien ich als hart, manchen sogar als arrogant. Ich ließ andere spüren, dass ich Schwäche und Dummheit verachtete – bei mir selbst ohnehin, aber auch bei anderen. Diese Haltung zeigte sich sogar an meinem Körper. Meine betont aufrechte Körperhaltung reichte bis hinab zu meinen Zellen. Als sich diese Haltung chronifizierte, war dies der Beginn meines späteren Spasmus. Das geschieht meiner Erfahrung nach auch anderen MS-lern. Wenn sie nicht einmal selbst mehr ihre Weichheit sehen, ist von „Verhärtung" die Rede.

Erst später ging mir auf, dass man auf dem Grat stehend beide Seiten leben kann. Wie mit der übermäßigen Weichheit umzugehen ist, schilderte ich oben. Aber auch für die Härte gibt es „Gegengifte". Hier geht es darum, eine Haltung zu entwickeln, in der Folgendes kultiviert wird: Nachgiebigkeit und Flexibilität, Verzeihen und Versöhnen, Sanftheit und Konzilianz. Dazu gehört auch das Kultivieren der entsprechenden weichen Gefühle.

Chronifizierte Einseitigkeit

Nach außen zeigen einseitig Gekippte nur die eine Seite. Sie erscheinen oft selbstbewusst. Ihr Zweifel und die Unsicherheit bleiben in ihrem Inneren verborgen. Die innere Stärke aber fehlt, um angesichts dieses Kippens auf dem Grat flexibel zu bleiben. In dieser Flexibilität des kontrollierten Kippens liegt eine andere Art von Stärke. Diese aber ist intellektuell nicht erlernbar. Ist sie vorhanden, handelt es sich um keine „Härte", sondern um „wahre Stärke". Auch in der ersten Runde ging es darum, einem einseitigen Kippen zu entgehen, einer falschen Weichheit zu entrinnen und eine innere Stärke zu gewinnen.

Die Kunst der Flexibilität

Die Kunst besteht in der Flexibilität – darin, auf der Klippe kontrolliert zu kippen. Sie besteht darin, auch über die jeweils andere Seite zu verfügen. Innere Stärke beinhaltet ein „Zu-seiner-Verletzlichkeit-Stehen" sowie das Eingeständnis, viel Anerkennung, Liebe und Geborgenheit zu brauchen. Wer in dieser Kunst geübt ist, kann auf seine „Spasmus-Härte" verzichten und seine „Weichheit als Stärke" sehen. Damit aber sind wir unversehens beim Thema: Wie hinaus aus der MS? Später dazu mehr. Hier soll genügen zu sehen, dass innere Stärke *und* Weichheit zusammengehören. Es gehört zur hohen Kunst, beides gleichzeitig an den Tag legen zu können.

Zum Abschluss ein Koan

Zen-Mönche haben im alten Japan die Idee der Koans entwickelt. Es handelt sich um Paradoxien und scheinbare Dilemmata, denen mit dem Verstand nicht beizukommen ist. Die Lösung von Koans befindet sich nie auf einer kognitiven Ebene. Einer dieser zahlreichen Koans lautet:

> Ein junger Mönch möchte vom ehrwürdigen, alten Meister gelehrt werden. Der Meister aber sträubt sich; erst müsse, sagt er, der Junge ein Rätsel beantworten. Der Junge stimmt zu. Also fragt ihn der Meister: „Du kennst sicher den Klang zweier applaudierender Hände – wie aber klingt nur eine applaudierende Hand?"
> Der junge Mönch denkt angestrengt nach, sucht verzweifelt und kommt immer wieder mit einer weiteren Antwort, einem anderen Klang. Doch jedes Mal schüttelt der Meister den Kopf. Eines Tages hat der junge Mönch die richtige Antwort. Er sagt dem Meister: „So tönt die eine Hand: Sie erzeugt einen Klang – ohne Klang. Es ist die Stille, die durch sie entsteht." Der Meister ist angetan.

Die Lösung ist also gefunden, sie ist eigentlich offensichtlich und einfach; um sie aber geht es gar nicht. Wichtiger bei jedem Koan ist der Weg, den man machen muss, um zu *seiner* Lösung zu gelangen. Dort, in den Niederungen des Alltags und nicht in den Gefilden des Geistes, findet das Koan-Lernen statt. Gefühlsmäßig *und* intellektuell zugleich. Das Ziel des Koans besteht im Gewinnen einer Haltung. Genau darum geht es beim „Paradox der Gleichzeitigkeit von Härte und Weichheit". Darum, diese Haltung zu erlernen, geht es.

Ob ich mit dem Lernen solcher Koans meine MS loswerde, weiß ich nicht. Was ich hingegen weiß, ist, dass ich auf den Weg, auf den mich meine MS schickte, nicht verzichten mag.

3

Meine MS-Biografie – ein Auszug

Das vorliegende Kapitel beschreibt mein Leben, insofern es möglicherweise im Zusammenhang mit meiner MS steht. Man könnte dieses Leben biografisch abhandeln, was ich aber nicht tue. Ich bette es in die Geschichte meiner beiden Herkunftsfamilien ein. Nach allem, was ich mittlerweile weiß, ist die MS individualpsychologisch *und* kollektiv zu verstehen. Oder besser: Man versteht sie als Zivilisationskrankheit, wenn man erkennt, an welchem Punkt sich Biografie und Geschichte berühren und ineinander übergehen.

Wenn ich mein Leben hätte wählen können, hätte ich mir ein anderes ausgesucht – so dachte ich lange. Aber irgendwann merkte ich, dass ich keine andere Wahl habe, als mein Leben zu leben und es anzunehmen. Und ich stellte fest: So schlecht ist mein Leben gar nicht. Aber auch ein anderes Leben hätte ich angenommen. Vielleicht ebenso liebevoll.

Die Geschichte meiner beiden Herkunftsfamilien ist voller Krieg und Gewalt. Ich beschränke mich im Folgenden auf die letzten Generationen. Wichtig zu erwähnen ist allerdings, dass in diesem Kapitel viele Gründe, die zu einer MS geführt haben könnten, gestreift werden.

Meine Familiengeschichte anzunehmen, heißt nicht, dass ich ohnmächtig und defaitistisch wurde; denn selbst das, was mir zugefallen ist, konnte und kann ich aktiv gestalten. Auch die spannende Suche nach einem Weg hinaus aus der MS gehört dazu.

Als Kind wuchs ich in verschiedenen Ländern, Ethnien und Kulturen auf. Zuerst in Israel. Geboren wurde ich im sowohl kriegerischen als auch heiligen Jerusalem. Dann zogen wir ins säkulare und moderne Tel Aviv; später tauschte ich – meine Eltern entschieden, ich war noch immer ein Kind – die Kultur des Nahen Ostens gegen die Berlins. Und dann wurde es noch friedlicher: Ich kam in die Schweiz. Ob ich es wollte oder nicht: Folgende Themen begleiten meine Biografie: „Der wandernde Jude", „Rom und Jerusalem", das Leben aus Koffern. Antisemitismus erlebte ich nie.

Schon sehr früh gelangte ich in das Spannungsfeld Mystizismus – Säkularismus: Mein Vater stammte aus einem säkularen Milieu, eher links, meine Mutter aus einer chassidischen Familie, später politisch rechts-national. Themen wie „Wann und wie bestimmt die Religion die Politik?" schwirrten von Anfang an im Raum, ebenso Fragen des „Verhältnisses von Staat und Geist", von „Aufklärung und Mystizismen". Sicher gibt es Menschen, die mich um ein Aufwachsen in einem solch anregenden Milieu beneiden würden. Meine Freude jedoch hielt sich in Grenzen.

Mütterlicherseits bin ich „Israeli der fünften Generation". Eigentlich sollte ich „Palästinenser" sagen, doch das ist für alle Involvierten missverständlich. Die osteuropäische Geschichte der Familie meiner Mutter seit dem Mittelalter lasse ich aus. Zurück im Heiligen Land, lebte sie zuerst im Zentrum des jüdischen Mystizismus: in Safed. Später wechselte die Familie nach Hebron; entging dort 1929 nur mit knapper Not dem für Juden tödlichen Ansturm der Araber, floh dann in den jüdischen Teil Alt-Jerusalems, abermals dem Tod enteilend, in den israelischen Teil. Wieder also mussten sie fliehen – aus dem jüdischen Viertel Ostjerusalems in den jüdischen Westen der Stadt. Das war 1948, unmittelbar nach der Staatsgründung. Freunde der Araber wurde die Familie dadurch nicht. Früh schon zeigten mir meine Tanten die Narben, die ihnen, weil sie Judenkinder waren, in Hebron von den arabischen Nachbarskindern zugefügt worden waren. Von einem Tag auf den anderen wurden die Freunde zu Feinden. Sie wussten um den moslemischen Antisemitismus. Den israelisch-arabischen Konflikt kannte ich eben schon als Kind.

3 Meine MS-Biografie – ein Auszug

Später, als ich mehr von Geschichte verstand, hätte ich eine Familiengeschichte von Vernichtung und Bedrohung seitens meiner deutschen Vater-Familie erwartet; doch ich lernte diese Themen paradoxerweise zuerst auf Seiten meiner israelischen Familie kennen. Die Familie meiner Mutter war kämpferisch bis paranoid gegenüber Arabern, rachebedürftig, wie sie mir versicherte: erfahrungsbedingt, sie war keineswegs scharf auf Frieden mit ihnen. Sie traute – auch dies erfahrungsbedingt – ihren Worten nicht. Ich aber liebte meine Jerusalemer Familie: ihre Kraft, ihren Stolz und ihre Lebendigkeit. Einer meiner vielen Cousins mag ein gutes Beispiel dafür abgeben: Er stotterte stark und war dadurch sehr benachteiligt. Obwohl er kaum ein Wort ohne zu stottern herausbekam, bewarb er sich als (sprechender!) Korrespondent beim Radio – und verkniff sich das Stottern. Mit Erfolg. Er bekam die Stelle. Heute ist er dort einer der Nachrichten-Chefredakteure. Ich habe viele solche Cousins. Mein Vater und die Jerusalemer konnten einander nicht ausstehen. Zu verschieden waren ihre Art und ihre Interessen. Meine Mutter stand dazwischen. Aber beide Seiten hielten die Berührungsflächen gering. Meine Mutter und ich besuchten die Jerusalemer Familie oft, stets aber ohne meinen Vater. Ich fragte nie nach dem Grund, denn als Kind war mir klar, warum: Er hatte so viel zu tun.

Schon als junger Erwachsener befand ich mich auf Seiten der Friedensbewegung. Ich bemühte mich, beide Seiten zu verstehen, Erklärungen zu finden, Zusammenhänge herzustellen, Hintergründe zu sehen. Ich erkannte: Beide Seiten haben aus ihrer Sicht Recht. Ich hatte Schwierigkeiten, damit umzugehen. Es zerriss mich beinahe. Ich versuchte, Verschiedenes zusammenzubringen, und hielt eisern an der Vorstellung fest: Wenn man es nur richtig macht, gibt es eine Lösung. Bis es so weit sein sollte, litt ich immer wieder. Lange wollte ich nicht wahrhaben, dass viele Araber uns Juden als Kollektiv von dort wegfegen wollten. Liegt in meiner Naivität der Grund meiner MS? Kaum!

Frühzeitig hatte ich aufgehört, mich einzig nur auf meine Gefühle zu verlassen. Ihnen folgend hätte ich vielleicht Schaum vor den Mund bekommen, hätte Rache geschworen, wäre in Tränen ausgebrochen oder hätte Mitleid verspürt. Aber nichts von alldem: Ich blieb rational, abgeklärt und verständnisvoll. Überlegt und überlegen. Und ich fand das lange auch gut so. Damals habe ich begonnen, mich zuerst von den nationalen, dann von allen kollektiven Gefühlsausbrüchen fernzuhalten. Die Verführbarkeit der Massen und die kollektive Hysterie stießen mich ab. Das machte mich vielleicht einsamer, dafür aber war ich gefeit, Teil einer nationalistischen und kriegerischen Allgemeinheit zu werden. Ich hielt Distanz zu allen Polemikern beider Seiten. Und auch das fand ich gut. Ich hielt mein Zerrissensein zwischen den befeindeten Lagern fast nicht aus. Ich stand zwischen den Juden und den Palästinensern – und hätte weinen mögen. Ich stand auch von Anfang an zwischen der Jerusalemer und meiner Tel Aviver Familie. Also blieb ich freundlich – und machte innerlich dicht. Dass das alles als „Gefühlsspaltung" angesehen werden und mit meiner MS zu tun haben könnte, kam mir gar nicht in den Sinn. Erst später, in meiner Lehranalyse, lernte ich, die Gefühle der Überforderung und der Einsamkeit zuzulassen. Der Zusammenhang mit der MS blieb mir aber unklar.

Mein Vater war ein deutscher Jude. Ich geriet in sein Fahrwasser und damit in das Spannungsfeld „Deutsche – Juden". Er wollte immer schon in seine Heimatstadt Berlin zurück, aus der ihn die Nazis vertrieben hatten. 1960 zogen wir, meinem Vater folgend, hin. Ich verlor meine Heimat und gewann dafür intellektuelle Einsichten.

Folgende Themen wurden mir schon früh wichtig: historische Schuld und Vergebung, Verantwortung sowie Opfer- und Tätermentalitäten. Erst später holte ich diese Themen auch emotional ein. Über den Verlust, den ich erlitten hatte, konnte ich damals mit niemandem sprechen – auch nicht mit mir selbst. Über das Pendant zu meinen Erfahrungen mit den beiden Familien konnte ich nicht einmal mit meiner Mutter sprechen. Als sie 1973 starb, war ich 20 Jahre alt. Ich heulte wie ein Schlosshund über den Verlust. Ich liebte sie über alles.

Die Immigration

1960 zogen wir also nach Berlin. Mein Vater sollte dort Drehbücher schreiben. Er wollte humanistisch-pazifistische Werke schaffen, zum demokratischen Neubeginn Deutschlands beitragen, und sah in seiner Arbeit eine politisch-moralische Herausforderung. Meine Mutter und ich kamen in dieser uns fremden Welt ganz gut zurecht. Mein Vater war sehr zufrieden. Er arbeitete sehr viel. Meine Eltern freuten sich darüber, wie gut ich (damals 7) den Wechsel von Israel nach Europa meisterte. Meine Mutter erzählte allen, dass ich, als Knirps und neu in der großen Stadt, allein mit dem Bus fuhr. Für mich war dies selbstverständlich. Alle waren stolz auf mich. Ich auch. Dass ich mich damit überging, wäre mir nicht im Traum in den Sinn gekommen. Auch nicht, dass ich, um mich der Liebe meiner Eltern zu versichern, ein „falsches Selbst" zementierte. In meiner späteren Praxis als Psychotherapeut hatte ich mit einigen solchen Klienten zu tun. Niemand bekam meines Wissens je MS.

Mein Vater war damit beschäftigt, als Drehbuchautor Fuß zu fassen. Und auch meine Mutter hatte alle Hände voll zu tun, sich im ehemaligen „Feindesland" zu bewegen und die Sprache zu erlernen. Gottlob musste sie sich nicht auch noch um ihren Sohn kümmern – mag sie gedacht haben. Sie hatten halt beide ihre Sorgen. Ich spürte keinerlei Wut auf sie. Nur Liebe und Verständnis – ab und zu leichten, kaum wahrnehmbaren Ärger.

Empathische Berufskollegen mögen darin die Wurzel einer Autoaggression erkennen, die später zur Autoimmunkrankheit MS geführt hat. Mag sein. Dagegen spricht jedoch, dass es vielen anderen in dieser Hinsicht noch viel schlechter ergangen war und sie nicht an MS erkrankten. Aber vielleicht bin ich sensibler als viele andere? Doch wenn die These der Kollegen stimmt, müssen weitere Faktoren hinzugekommen sein, die mich krank werden ließen. Auch in meiner späteren Lehranalyse war von einer „geringfügigen Traumatisierung", nicht jedoch von einer psychosomatischen Disposition die Rede. Damals aber erkannte ich wohl mein damaliges „Drama" und ging es an.

Noch später, schon als Therapeut, wusste ich die Erlebnisse meiner Klienten, dort, wo nötig, mit den ausgebliebenen Gefühlen zu versehen. Jeder von ihnen hatte seine Dramen erlebt. Mir war es keinen Deut besser ergangen. Um der Normalität willen hatte eben jeder auf einige seiner Gefühle verzichtet. Und?! Meines Wissens ist keiner von ihnen an MS erkrankt.

Schon bald fand ich, der Wechsel der Kulturen tue mir gut. Später sollte ich sagen: Er hat meinen Horizont enorm erweitert. Das trifft sicher zu, doch weder meine Eltern noch ich erkannten damals den damit verbundenen seelischen Aufwand. Aber war denn der Aufwand wirklich *so* groß? Sind nicht alle Kinder ungeheuer anpassungsfähig? Leisten *diese* Art von Anpassung nicht Millionen andere Migrantenkinder auch? So schoben wir alle jeden Gedanken an mögliche „Kollateralschäden" beiseite. Zudem gehört es zum israelischen Nationalcharakter, Belastungen nicht überzugewichten. Man denke nur an meinen stotternden Cousin: Schwäche zu zeigen und Selbstmitleid zu haben, gehören in Israel keineswegs zum guten Ton.

Und dennoch: Das relativierende Schielen nach den anderen Immigrantenkindern verkannte das Wesentliche meines ureigenen Empfindens. Jede Gefühlswelt ist hochindividuell: Was kümmern da die Erlebnisse der anderen? Vielleicht also hat gerade dies zu meiner MS mit beigetragen? Aber kaum hatte ich das so gedacht, stellte ich das individualisierende „Gedusel" infrage. Kinder denken doch immer für ihre Eltern mit. Und: Was die einen Kinder ertragen, halten andere eben nicht aus. Na und? Und wie gut es „die anderen" wirklich haben, mögen diese selbst herausfinden. Eine Stimme in mir hatte ihre Zweifel daran, dass alle es „nur gut" ertragen hatten: Manche werden aggressiv, andere gehen ein und wiederum andere bekommen MS. So gingen die Stimmen in mir hin und her. Einen eindeutigen Grund für meine MS fand ich aber nicht. Also suchte ich weiter nach deren biografischen Wurzeln.

Der damalige Aufenthalt in Berlin war ursprünglich nur für ein halbes Jahr geplant. Das wusste ich. Niemand ahnte, dass daraus sechs Jahre werden sollten. Darum schmerzte mich die „kurze Abwesenheit" von Israel überhaupt nicht. Anders der folgende Umzug von Berlin nach Zürich. Da weinte ich bitterlich. Ich war mittlerweile alt genug, um zu spüren, welchen Verlust das bedeutete. Der Abschied von Berlin fiel mir sehr schwer. Inzwischen hatte ich dort einen Freundeskreis und übte gerade meine ersten Küsse mit der Freundin. Dann kam der Bruch. Ich musste weg aus Berlin. Der Schmerz war riesig. Ich war inzwischen 13 Jahre alt.

Auch mein Vater war 13 Jahre alt gewesen, als seine Eltern aus Berlin fliehen mussten. Ob die Tatsache, dass er eine Schwester hatte, hilfreich war, wage ich in diesem Fall zu bezweifeln. Ich hatte keine Geschwister. Jedenfalls hatte mein Vater diesen Wechsel, zu dem ich jetzt genauso gezwungen war, auch geschafft. Wenn er es konnte, kann ich es auch, dachte ich. Wir schafften es beide. Dass er einen hohen Preis für seine Entwurzelung zahlte, weiß eine andere Stimme in mir. Um meinen Preis weiß ich mittlerweile auch.

Und meine Mutter? Auch sie wurde, als wir immer länger in Berlin blieben, ihrer Heimat entwurzelt. Sie tauchte in eine für sie ursprünglich bedrohliche Kultur ein. Die meisten Israelis sahen damals in „den Deutschen" ihre Feinde. Irgendwie sehr verständlich. Auch ich wusste darum, setzte mich aber klag- und kommentarlos darüber hinweg. Auch meine Mutter fügte sich, meinem Vater zuliebe, in Berlin ein. Ob das Liebe war oder ein unausgesprochener Deal, kann ich nicht beurteilen. Jedenfalls bezahlte sie einen hohen Preis. In Berlin bekam sie Nierensteine. Dann kam die Berufskrise für meinen Vater. Ein Schock für ihn. Erneut wollte er weg. Als er nach Ostberlin umziehen wollte, wehrte sich meine Mutter, weinte bitterlich und sagte: „Nur über meine Leiche!" Sie wollte „nur weg aus Deutschland" und rasch zurück nach Israel. Wir siedelten – ein Kompromiss – nach Zürich um. Mein Vater hatte nämlich damals in Israel keine Arbeit gefunden.

Die Züricher Zeit

Wieder ein Neuanfang. Einfach war es für niemanden. Ich ging aufs Gymnasium. Kurz zuvor war mein Vater an Diabetes erkrankt. Jetzt wurde er auch noch depressiv. In Zürich, so meine Eltern, waren wir nur auf dem Sprung. Meine Eltern entfremdeten sich. Leise. Lautlos. Beide gingen in ihrer Ehe still ein. Nach sieben Jahren bekam meine Mutter Krebs und verstarb. Sie war damals 50 Jahre alt. An ihrem Totenbett hörte mein Vater, ein Kettenraucher, von heute auf morgen mit dem Rauchen auf. Ich blieb in Zürich und fing ein neues Leben an. Nicht nur meine Mutter, auch die Mutter meiner Mutter war schon jung an Krebs gestorben. Viele meiner Onkel und Tanten ebenfalls. Bin ich da also erblich belastet? Reagieren wir auf Stress und Leid mit psychosomatischen Erkrankungen? Liegt hier der Grund für meine MS?

Spannungslinien und MS

Schon lange sagte ich mir: „Jede Spannungslinie sucht sich ihre Akteure." Jede Spannungslinie übt auf ihre Akteure, die sie mit Lebensenergie beleben, einen „Sog" aus. Jede dieser Linien weist einen „Dunstkreis" auf, der Denken und Handeln der Beteiligten umhaucht. Oft über Generationen hinweg. In welche Spannungslinien war ich geraten? Hatte das mit meiner MS zu tun?

Wenn ich ein Hochstapler wäre, könnte ich meine Biografie als dramatischen Ablauf spektakulärer Ereignisse darstellen. Ich ziehe es aber vor, in Termini von Spannungslinien zu denken. Ich befand mich im Schnittpunkt einiger Spannungslinien. Das war durchaus spannend! Doch machte mich das auch krank?

Ist es etwa so, dass die Spannungslinien nur dann krank machen, wenn man an jener fiktiven Kreuzung steht, wo sich die Linien überschneiden? Und man zudem – metaphorisch gesagt – den Zugwind rasender Spannungszüge schlecht erträgt? Oder erkrankt man, wenn man die Spannungslinien überdehnt – und dann der Bogen bricht?

Bekannt ist, dass jeder MS-Kranke Spasmen hat. Es liegt auf der Hand, dass sich in den Spasmen die Muskeln verspannen. Ob die Muskelspannungen mit den historischen Spannungslinien zu tun haben, will ich nun untersuchen.

Nehmen wir als weiteres Beispiel die Geschichte meiner Mutter.

Die Geschichte meiner Mutter

Die Familie meiner Mutter kannte das Thema „Mord und Verfolgung" nicht nur aus der Diaspora, sondern auch aus Palästina. Sie wusste nicht nur vom europäischen, sondern auch vom arabischen Antisemitismus. Bei ihnen gab es den Glauben an den jüdischen Gott und später an den israelischen Staat. Das gab ihnen immer wieder Kraft. Ihr Überlebenswille war grenzenlos. Wo ihre Kraft nicht reichte, wurde eifrig verdrängt und verleugnet. Jedenfalls war die Linie „Stärke, Überleben und Kampf" dort stets präsent.

Ich liebte meine Mutter. Ich bewunderte ihr Selbstbewusstsein und ihre mentale Stärke. Sie war auch eine schöne Frau. Während meiner ganzen Kindheit und Jugend war sie mir nah. Sie brachte mir das Beste bei, das sie in ihrem Leben gelernt hatte: wie man überlebt. Mit Kraft und Intelligenz, ohne Selbstmitleid und ohne Nachsicht gegenüber denen, die einem Böses wollen.

Mama hatte das früh lernen müssen. Ihre Familie entrann, wie bereits erwähnt, mehrere Male nur knapp arabischen Attacken. Als sie 14 Jahre alt war, starb nach mehrjährigem Leiden ihre Mutter an Krebs. Damals zweifelte meine Mutter an Gott. Ihr chassidischer Vater weilte die meiste Zeit, in „frommen Angelegenheiten", in New York. Sprich: Er sammelte unter anderem Geld für das fromme Jerusalem. Es muss schlimm für ihre Mutter gewesen sein: todkrank, eine Schar Kinder um sich herum und der Mann weit weg. Viel Liebe von ihrer Mutter konnte sie damals nicht empfangen haben. Aber böse war Sejde[1] überhaupt nicht. Meine Mutter schwärmte immer von ihm. Als ich ihm begegnete, erschien er auch mir als ein sehr gütiger und weiser Mann, kleingewachsen, mit Pelzmütze und Gebetslocken, sehr gottesfürchtig, sehr belesen in Sachen des Judentums – und sehr idealistisch. Mama liebte ihn sehr. Nach dem Tod ihrer eigenen Mutter hörte sie auf, an Gott zu glauben, hielt aber in unserer späteren Wohnung in Tel Aviv ein koscheres Geschirr für

---

[1] Jiddisch für „Großvater".

ihren Vater bereit. Sie und ihr Vater blieben sich sehr nah. Ich sah Sejde nur einmal.

Jahre vor meiner Geburt, während des Holocaust, verachtete meine Mutter jene europäischen Juden, die nicht kämpften, sondern, wie in Israel gesagt wird, sich wie „Lämmer zur Schlachtbank" führen ließen. Ihr Vorbild war Hannah Senesh, die mit dem Fallschirm absprang, um jüdische Menschen aus Konzentrationslagern zu retten – und dabei umkam. Früh schon war Mama in die rechtsgerichtete Unabhängigkeitsgruppe („Lechi") eingetreten. Sie gehörte nach der Staatsgründung zu den ersten Offizierinnen der israelischen Armee. Dass sie als Frau sehr begehrt war, hatte ich – obgleich nur auf Umwegen – mitbekommen. Eines der Fotos zeigt sie bereits in den Vierzigerjahren in einem damals kecken Bikini. Wie gesagt: Ich „liebte" sie und bewunderte ihre Schönheit, Anmut und Stärke.

Kurz nachdem ich auf der Welt war, zogen wir nach Tel Aviv. Mama und ich besuchten regelmäßig ihre Schwestern in Jerusalem. Wir wohnten dann immer bei ihrer ältesten Schwester Lea. Diese hatte nach dem Tod ihrer Mutter die Geschwister aufgezogen. Gegenüber Leas Haus begann auf der anderen Straßenseite Mea Shearim, ein Stedtl, das chassidische Viertel der ohnehin frommen Stadt Jerusalem. Leas Söhne führten mich immer wieder dorthin; gemeinsam besuchten wir Freitagabends die Synagoge. Die frommen Gesänge und das ehrfürchtige Schaukeln der betenden Männer und ihre verzückten Gesichter bleiben mir unvergessen. Ich liebte diese Welt.

Einmal, als Mama und ich wieder zu Lea fuhren, hatte meine Mutter eine kurzärmlige Bluse an. Die frommen Männer begegneten uns mit wutentbrannten Gesichtern und zeigten auf ein Plakat: „Töchter Israels; kleidet euch züchtig." Mama wurde blass – blieb aber mutig und behielt ihre Haltung bei. Ich Knirps war baff.

Eine meiner frühesten Erinnerungen – ich war drei Jahre alt – ist, wie meine Mutter mich beschimpfte, als ich, auf der Fahrt von Tel Aviv nach Jerusalem und der damals für mich sehr langen Reise, in die Hosen machte. Meine „tolle" Mama hatte dafür überhaupt kein Verständnis.

Eine weitere Erinnerung gilt einem Ereignis einige wenige Jahre später. Kinder aus unserer neuen Nachbarschaft hatten es sich zum Sport gemacht, andere Kinder anzugreifen. „Du musst dich wehren!", sagte meine Mutter, als ich ihr davon erzählte. Aber ich hatte Angst. Kurz darauf, als ich erneut attackiert wurde, stellte sie meine Mutter und forderte mich in deren Gegenwart auf, sie zu schlagen. Ich konnte es nicht. Daraufhin zwang sie mich. Ich tat es sehr ungern und nur symbolisch. Seitdem wurde ich von diesen Buben in Ruhe gelassen. Erst viel später begriff ich, dass Mama mich zu einem Verhalten erziehen wollte, das meinem Wesen widersprach. Als ich meine erste nichtjüdische Freundin hatte, nahm meine Mutter sie liebevoll an. Erst später erzählte mir mein Vater, wie traurig meine Mutter über diese Wahl gewesen war.

Später wurde ich links-liberal und pazifistisch. Von Kampf und Stärkedemonstration hatte ich genug. Mir kam nicht in den Sinn, dass mein Verhalten mit meiner Mutter zu tun haben könnte. Politisch wurde ich jedenfalls zu einem Gegner der israelischen „Politik der harten Hand" und der militärischen Stärke. Erst im Verlauf meiner MS lernte ich, dass es überall Verläufe gibt, die nicht in Harmonie enden, dass nicht jede Weichheit Frieden bringt und dass auch Opfer zu Aggressoren werden können. Das gilt für alle Parteien des Konflikts. Ich fing an zu verstehen, dass es Dinge gibt, die es anzuerkennen gilt, zum Beispiel, dass es in Nahost vermutlich so bald keinen Frieden geben wird und dass es wichtig ist, seine Existenz gleichwohl überzeugend zu verteidigen. Ich begann, meine Jerusalemer Familie zu verstehen und ihren Überlebenswillen zu bewundern. Trotzdem aber erkannte ich – bereitwilliger als sie – die Fehler, die Israel begangen hatte, an. Ich setzte mich also zwischen die Fronten und machte es mir dort „bequem" – und bastelte an meinem Spagat.

Dass diese Haltung die Entwicklung meiner MS gefördert haben könnte, ist für mich neu. Meines Wissens durchziehen zahlreiche andere solche Konflikte tragischen Zuschnitts die Menschheitsgeschichte, ohne dass die Betroffenen reihenweise an MS erkranken.

Auch wenn ich damals vieles noch nicht verstand: Noch Jahre nach ihrem Tod liebte ich meine Mutter und lehnte gleichzeitig meinen europäisch-intellektuellen und „schwachen" Vater ab. Während meiner Adoleszenz war er sowieso depressiv – gefundenes Fressen für meine damaligen ödipalen Fantasien.

Als Psychotherapeut sehe ich, wie dieser Verlauf zur Annahme einer „normal-neurotischen Entwicklungsstörung" reichen könnte. Ich erkenne aber darin noch keinen zwangsläufigen Grund für die Entwicklung einer MS. Mehr als genug meiner Patienten hatten, wie gesagt, ähnliche biografische Erfahrungen hinter sich – und erkrankten nicht an MS. Warum also sollte es in meinem Fall so sein? Weil die Lebensentwürfe meiner Eltern so verschieden waren? Weil sich in meinem Fall so verschiedene Spannungslinien kreuzten?

Sollte ich erkrankt sein, weil mir meine geliebte Mutter ein falsches Selbst anerzogen hat? Weil ich meine Gefühle nicht ausleben durfte? Weil ich ein besonders sensibles Geschöpf bin, das garstige Umstände partout nicht erträgt? Oder weil meine Eltern in ihrem Leben so viele Brüche erlebt hatten? Kaum! Zahlreiche Menschen der Generation meiner Eltern, jüdische und nichtjüdische, haben in ihrem Leben einen enormen sozialen Wandel erlebt – und damit mehrere Welten. Da bin ich keine große Ausnahme.

Klar ist gleichwohl, dass meine Mutter mich nicht *wirklich* geliebt hat. Sie wollte es gerne und glaubte daran, aber in meinen Augen tat sie es nicht. Ich habe sie für vieles bewundert, aber ich fühlte mich nie von ihr wirklich geliebt, weder verstand sie mich tief, noch gab sie mir je das Gefühl von Geborgenheit, Sicherheit und Halt.

Liegt also darin der Grund meiner MS? Vielleicht. Bekommen aber alle ungeliebten Kinder MS? Oder eine andere chronische Krankheit? Kaum. Oder doch? Oder liegt der Grund meiner MS darin, dass ich jahrzehntelang sprach- und gefühlsverwirrt war und die mangelnde Liebe meiner Mutter nicht als das wahrnahm, was sie war: als Liebesunfähigkeit. Meine schöne und begabte Mutter war nicht fähig, Liebe zu schenken. Nachvollziehbar ist das zwar, erklärbar auch. Aber es hätte dennoch anders kommen können. Gleichwohl tut das Resultat unendlich weh.

Folgen für die Partnerinnenwahl

Sicher ist, dass diese Verwirrung meine spätere Partnerinnenwahl beeinflusst hat. Die Wahl von Silvana, meiner Frau, zur Zeit, als meine MS ausbrach, stand ebenfalls unter diesem Stern. Auch die schöne und begabte Silvana wurde als Kind nie geliebt. Dass aber Silvana selbst unfähig war zu lieben, konnte ich damals noch nicht erkennen. Ich kannte ja nichts anderes. Außerdem war ich in Silvanas Schönheit und Kompromisslosigkeit verliebt. Ich hatte den Eindruck, diese Frau habe eine klare Linie, die sie nicht verlasse. Sie sei unkorrumpierbar und schön. Erst viel später erkannte ich die Parallele zu meiner Mutter. Langsam spürte ich, wie viel Unnachgiebigkeit bei ihrer von mir so bewunderten Kompromisslosigkeit mit im Spiel war – eine Unnachgiebigkeit, zu deren Opfer ich mit den Jahren geworden war.

Gegen Ende meiner Ehe mit Silvana spürte ich schmerzhaft ihre Härte und ging vor Schmerz innerlich ein. Ich wurde depressiv. Oder besser gesagt: Meine Seele spürte, dass mir etwas Unabdingbares fehlte. Vermutlich schon sehr lange, aber ich spürte es nicht. Meine Seele war da schneller. Mein Ich durfte es damals noch nicht wahrnehmen. Stattdessen bekam mein Körper die MS.

Zurück zu meiner Mutterbeziehung. Da bleibt momentan noch die Frage, ob mein Vater kein Korrektiv gewesen ist. Die Antwort lautet schlicht Nein! Er war es leider nicht. Auch er hatte nie wirkliche Liebe erfahren und konnte keine geben. Nicht aus bösem Willen, sondern weil er selbst bedürftig wie ein Kind war – und darum unfähig, Vater zu sein.

Liegt im Zusammentreffen solcher Unglücksmomente der Grund meiner MS? Ich weiß es nicht. Suchen wir also weiter und betrachten unter diesem Aspekt die Biografie meines Vaters.

Die Geschichte meines Vaters

Mein Vater war, wie bereits erwähnt, ein Berliner Jude. Seine Eltern stammten aus Polen. In Berlin wollten sie ihr Glück machen. Sie bekamen zwei Kinder. Liebe geben konnten sie ihnen aber nicht.

Die Familie geriet in der Folge in den Sog einer Geschichte, für die sie nichts konnte. Diese verminderte zwar nicht zwangsläufig die Liebesfähigkeit meiner Großeltern, steigerte sie aber auch nicht. Nur dank der Klugheit meines Großvaters gelang es ihnen, schon 1934 Nazideutschland zu verlassen. Sie flohen nach Palästina. Seine polnische Familie, 38 Menschen an der Zahl, wurde von den Nazis in Auschwitz ermordet.

Auf ihrer Flucht verloren meine Großeltern ihr Hab und Gut. Die Liebe hatten sie schon vorher verloren. Mein Vater wuchs in Palästina zwar im Haus seiner Eltern auf, aber sozusagen elternlos. Seit der Ankunft in Jerusalem, er war damals 13, durfte er kein Kind mehr sein.

Im damaligen Jerusalem gab es eine Gruppe linker deutscher Juden, dazu einen Kreis von Intellektuellen um Martin Buber. Diesen Gruppen schloss sich mein Vater glühenden Herzens an. Sie wurden seine Ersatzfamilie.

Die Spanienkämpfer kamen damals zurück; einige noch kämpferisch, viele ernüchtert. Auch andere Antifaschisten befanden sich im damaligen Jerusalem; Kommunisten waren ebenfalls dabei, Idealisten; daneben die vielen anderen, die ganz anderes im Kopf hatten; sie alle trafen sich dort mitten im Nahen Osten.

In den Vierzigerjahren kämpfte mein Vater in der jüdischen Brigade, als Teil der 2. britischen Armee, gegen die Nazis. Von Nordafrika aus zogen sie gegen den Faschismus. Seine Einheit war daran beteiligt, Italien vom Süden her aufzurollen. Er hat damals viele Tote gesehen. War mein Vater deswegen ein Held? Schon bevor ich 20 Jahre alt war, erfuhr ich, dass mein Vater damals aus Jerusalem weg musste, weil ihn seine erste Frau verlassen hatte. Eine tragische Liebesgeschichte. Mit ihr verlor er auch den familiären Bezug und ein Stück politisch-intellektueller Heimat, denn all dies hatte ihm diese Familie gegeben. Nun wollte er aus Jerusalem weg und wurde so unfreiwillig zum Helden. Zählen seine Taten deshalb weniger? Nein. Es zeigt nur, wie zusammengesetzt das Leben ist ... Auch wenn im Nachhinein alles so eindeutig aussieht, war der Weg dorthin weder linear noch geplant.

3 Meine MS-Biografie – ein Auszug

Später, in Palästina/Israel, war er wieder an wichtigen Kämpfen beteiligt – auch unfreiwillig –, aber eben doch. Allerdings wollte er nie mit mir darüber sprechen. Was ich weiß, erfuhr ich von anderen. Noch nicht sehr lange wieder in Palästina, fing der Unabhängigkeitskampf an; er gipfelte bekanntlich in der israelischen Staatsgründung. Wieder war mein Vater an der Front, wieder flogen ihm Schüsse um die Ohren. Über Deir Yassin, dem von rechts-nationalistischen Juden zerstörten arabischen Dorf nahe Jerusalem, war er bestens im Bild. Zwölf Stunden nach der Staatsgründung griffen sechs arabische Staaten das junge Israel an. Ohne die tschechischen Waffen hätte Israel kaum überlebt. Die UdSSR hoffte, dass das damals sozialistische Israel sich auf ihre Seite stellen würde. Jedenfalls wurde Israel, kaum geboren, schon in den Ost-West-Konflikt verwickelt.

Bereits damals war mein Vater überzeugt, dass ein Frieden für die überlebenden Juden ohne Übereinkunft mit den Palästinensern in Israel unmöglich sei. Tatsächlich hatten sich im Land zwei Wirklichkeiten gebildet: eine der Juden und die andere der palästinensischen Araber. Beide Wirklichkeitskonstruktionen hatten wenig miteinander zu tun, die zwei Lebenswelten erst recht nicht. Als dann der Zionismus gewann, war mein Vater überzeugt, dass sich bei allem Guten und Notwendigen der Staatsgründung (der Schaffung einer Heimat für die Geschundenen) ein Unglück anbahne: Eine historische Gelegenheit war daran, verpasst zu werden. So wie es begonnen hatte, davon war er überzeugt, sei dort kein Frieden in Sicherheit für die verfolgten Juden möglich. Er wusste um die Fehler, die die Überlebenden in ihrem Überlebenskampf begingen, und prangerte sie an. Seine ketzerischen Gedanken veröffentlichte er in Zeitungen unter einem Pseudonym. Er unterzeichnete seine Artikel mit dem Namen, den sein Sohn später tragen sollte: Yaron.

Mein Vater war ein Idealist, ein Gut-Mensch, wie er im Buche steht. Dass im arabischen Lager die palästinensischen Friedensfreunde keine Mehrheit hatten, übersah er. Dass die Israelis zu Machtgebaren schritten, war ihm ein Gräuel. Jedes Machtkalkül war ihm fremd. Für viele Jahre übernahm ich seine Haltung. Erst nach meiner Erkrankung konnte ich seine Naivität nach und nach aufgeben.

Seit ich politisch zu denken begann, und bis zu seinem Tod, erzählte mir mein Vater von 1948:

> 1948 war, für einen kurzen Augenblick der Geschichte, das historische Fenster weit offen. Wenn ich könnte, würde ich an diesen Punkt zurückkehren. Jahrelang wollte ich über diesen historischen Moment schreiben. Damals hätte alles anders kommen können. Dann aber schloss sich das Fenster wieder – und blieb es bis auf den heutigen Tag. Wann es sich wieder öffnen wird, wissen wir nicht. Vielleicht bald, vielleicht nie wieder.

Um 1948 lernte er meine Mutter kennen. Jeden Tag musste er nämlich besagte Straße gegenüber Mea Shearim runtergehen, an der Lea und die übrige Geschwisterschar meiner Mutter wohnten. An dieser Straße hatten seine Eltern eine kleine Wohnung gemietet. So stolzierte mein Vater immer wieder Opernarien pfeifend auf dieser kleinen Straße. Auch er sah gut aus, war sehr belesen, autodidaktisch sehr gebildet und hatte hochtrabende Pläne von einer Zukunft als Künstler. Wenn auch in eine völlig andere Richtung, war er nicht weniger idealistisch als der mystisch orientierte Vater meiner Mutter. Ob Mutter meinen Vater dieser psychischen Ähnlichkeit wegen liebte, weiß ich nicht. Bald jedenfalls wurden beide ein Paar. Einige Jahre später kam ich zur Welt.

Biografie und Geschichte

Mit den Jahren wuchs in mir die Überzeugung, dass auch Dinge, die bereits geschehen sind, kein Ende haben. Sie wirken nach. Sicher im kollektiven Gedächtnis. Aber auch als Spannungslinien. Insofern sind auch die vergangenen Linien noch lange aktuell. Ebenso ist eine MS, die sich am Einzelnen zeigt, nicht unbedingt Produkt *seiner eigenen* Konfliktneigungen und seiner eigenen persönlichen Biografie.

Wann aber „seine" Spannungslinien und die biografische Lebenslinie sich schneiden, ist von Mensch zu Mensch verschieden. Das Schneiden der Linien hat jedoch nur dann Folgen, wenn es zuvor

3 Meine MS-Biografie – ein Auszug

zu einer Schwächung der *individuellen* Abwehr gekommen ist. Dann öffnet sich die Eingangspforte des personalen Systems – und Biografie und Geschichte berühren sich. Vermutlich war genau das bei mir der Fall.

Zurück zu meiner Familie. Mein Vater blieb sein Leben lang im Exil. Zuerst in Palästina und Israel, dann in Zürich. In seiner Heimat durfte er nie lange bleiben. Erst als ich meine MS bekommen hatte, verstand ich das Drama seines „Lebens im Exil". Was die Entwurzelung für meine Mutter bedeutete, begriff ich auch erst später. Auch ich wurde immer wieder meiner Heimat entfremdet, war ohne Herkunftsfamilien und ohne feste berufliche Identität – mit einer MS.

Ich bin der Überzeugung, dass sich das Kollektive und das Individuelle stets ineinander verhaken. Jede Biografie schlängelt sich um mindestens eine Spannungslinie herum. Auch wenn beide Linien nur in biografischen Extremsituationen manifest zusammenstoßen. Ihr Zusammenstoß wird nicht nur als Unglück erlebt.

Am Kreuzungspunkt von Biografie und Geschichte zu stehen, bedeutete für meinen Vater Glück – Glück, daran beteiligt zu sein, wie sich Geschichte ereignet. Einen solchen Moment erlebt man in seinem Leben nur wenige Male. Das Gleiche gilt für das individuelle Glück. Ich bin überzeugt, dass es weniger Politikverdrossenheit gäbe, wenn Menschen wieder das Gefühl hätten, dabei zu sein, wenn Geschichte sich ereignet. Die Wahl Barack Obamas zeigt dies sehr eindrucksvoll. Nichts jedenfalls lähmt so sehr wie das Gefühl, lediglich am öden Vollzug von Sachzwängen beteiligt zu sein, am ewigen Gleichlauf des Gleichen, ohne Einflussmöglichkeiten dem Schicksal ausgesetzt – so wie es im gegenwärtigen Globalisierungsschub der Fall ist. Niemand scheint für etwas verantwortlich zu sein. Keiner kann etwas dafür, aber alle sind betroffen. Dann „stirbt" man innerlich oder mutiert zu einem „Automaten". Es versiegen alle Hoffnungen, und es zerschellen alle Utopien – oder kommen gar nie auf. Darin liegt das wahre Unglück.

Wird man in einem solchen Fall krank? Bekommt man dann Krebs oder MS – zumindest einige? Terzani oder ich? Vielleicht aber tritt eine Krankheit erst dann ein, wenn man zu viele Enttäuschungen erlebt hat? Private oder kollektive? Oder erkrankt man erst, wenn man sich auch privat „verloren" hat? Bei mir war das damals sicher der Fall. Ich weiß aber, dass das nicht für alle gilt.

Das Thema Schmerz spielte jedenfalls eine tragende Rolle. In seinen letzten Jahren erzählte mir mein Vater, welche Musik er hörte und was er las: unter anderem Dimitri Schostakowitsch und Wassili Grossman. Eindrücklicher kann man den Schmerz der Zerrissenheit nicht ausdrücken.

Viele Fragen bleiben offen

Hat meine MS etwas mit meinen Heimatverlusten und dem Gespalten sein zwischen den Welten zu tun? Liegt es an beiden Familiengeschichten? Beide Geschichten zeugen von Heimatverlusten, Trauer und immer wieder Neubeginn. Drückt sich in meiner Um-ein-Haar-Lähmung etwa eine kollektive Fast-Lähmung aus? Warum aber traf die MS gerade mich? Vielleicht ist diese Erkrankung wirklich nur zufällig bedingt? Vielleicht gibt es ein Zusammentreffen vieler Faktoren, die zur MS führen? Weitere Fragen sind:

- Gibt es eine multigenerationelle Perspektive, in der die Krankheiten angelegt sind, die aber nur bei besonders disponierten Individuen ausbrechen?
- Ist das Ganze rein individuell zu sehen – oder doch mehrgenerationell beziehungsweise kollektiv?
- Liegt meine Erkrankung an meinem mangelnden Gefühl, an meiner Biografie oder an der ablaufenden Geschichte beteiligt zu sein?
- Bin ich erkrankt wegen – siehe später – meiner Position „zwischen den Stühlen"?
- Oder wegen der Einsamkeit, die ich mir auferlegte, um den Gefühlen von öffentlichem Hass und kriegerischer Gewalt aus dem Weg zu gehen?

- Oder wegen der Enttäuschungen, die ich ganz „privat" erlitt? Barg mein Leben mehr Überforderungen, Spannungen, uneingestandene Enttäuschungen, als ich ertragen konnte?
- Oder ist die MS Folge der Illusionen, die ich mir immer wieder machte, bevor ich auf die Nase fiel, enttäuscht zurückblieb und erst dann wieder erwachte, als ich nicht mehr auf die Beine kam?

Ich muss diese Fragen noch offen lassen. „Objektiv" beantworten kann sie niemand. Jedenfalls weiß ich, dass sowohl mein Vater als auch ich in den Sog verschiedener Spannungslinien geraten sind. Aber für welchen Zivilisationskranken gilt das nicht? Niemand, der an der Moderne teilhat, bleibt von Spannungslinien verschont.

Psyche und Politik – Bruch und Spagat

Meine Spannungslinien führten bei mir, metaphorisch gesprochen, zu einem Bruch. „Bruch" und „Spagat" durchziehen mein Leben.

Mein Abitur machte ich in Zürich an einem naturwissenschaftlichen Gymnasium. Danach ging ich aber nicht an die ETH (Eidgenössische Technische Hochschule Zürich), sondern studierte an der Uni phil. I: Pädagogik, Soziologie und Psychologie. Daneben interessierte ich mich brennend für Geschichte und Ökonomie. Als junger Psychoanalytiker war ich gleichzeitig Assistent bei den Soziologen. Es gefiel mir immer wieder, den Spagat zu machen. Seit meiner Erfahrung mit den zwei Herkunftsfamilien war ich darin sehr geübt, Unvereinbares spielend zu überbrücken. Später pendelte ich zwischen den zwei Zürcher psychoanalytischen Schulen hin und her – und noch später zwischen den therapeutischen Richtungen. Den Spagat wurde ich nie mehr los. Hängen also Bruch und Spagat mit der MS zusammen? Wenn das herauskommen sollte, werde ich eine Arbeit darüber schreiben.

Ich könnte die Betonung aber auch auf den Brückenbaueraspekt der Spagatposition legen. Vielleicht lehrte mich mein Schicksal, souverän zwischen den Stühlen zu sitzen. Damit einher geht aber eine Verbindung der Verschiedenheiten.[2] Das gefiele mir sehr. Doch das würde meiner MS eine andere Bedeutung verleihen. Die MS als Hilfe beim Brückenbau. Auch dieser These werde ich nachgehen. Vielleicht ist dieses Buch der Anfang.

Gern kultivierte ich die früh erworbene Art, gelassen zu bleiben, rational und verständnisvoll – und wandelte meine Gefühle mit traumwandlerischer Sicherheit in sinnvolle professionelle Interventionen um. In meiner Arbeit als Psychotherapeut und als Kursleiter brachte mir das nur Vorteile. Meine Kompetenz im Beruf schöpfte sicher auch aus diesen Quellen.

Schon bei meiner Jerusalemer Familie wollte ich – obwohl sie ganz anders dachten als ich – nichts lieber als dazuzugehören. Doch nur unter der Voraussetzung, meine Überzeugungen nicht preisgeben zu müssen. Ich wollte stets anders sein – und doch dazugehören. Aber ich stellte fest: Das Kundtun meiner Gedanken wurde fast überall als Loyalitätsbruch (miss-)verstanden. Verlangt wurde fast überall das Teilen der geltenden Doktrin. Ich aber ging davon aus, dass Liebe und Verbundenheit, die ich immer wieder empfand – und auch äußerte –, reichten, um dazuzugehören, und die ausbleibende Einheit mehr als wettmachen könnten. Doch da täuschte ich mich. Von mir wurde anderes verlangt: unbedingte Loyalität. Nur: Parteisoldat zu sein, war noch nie meine Sache; Kriegssoldat zu sein, erst recht nie. Also blieb ich oft allein.

Als Jugendlicher war ich überzeugt, dass wir unorthodoxe Linke uns nach gewonnener Revolution sofort in die Opposition begeben müssten. In den feiernden Rängen sah ich mich nie. Damals zitierte ich auch gerne Groucho Marx, der in etwa sagte: „Einem Club, der jemanden wie mich aufnehmen würde, will ich nie beitreten." Auch ich blieb lieber allein – und widmete mich still der Vervollkommnung meines Spagats.

Als junger Therapeut war ich kurze Zeit als Gefängnispsychologe tätig. Dort hatte ich auch mit Mördern zu tun. In meiner Funktion

---

[2] Diese These verdanke ich Fredy Gross, einem Berliner Jugendfreund.

saß ich also damals stundenlang jemandem gegenüber, der einen anderen Menschen umgebracht hatte. Anfänglich war mir mulmig zumute. Klar zeigte ich ihm bald, therapeutisch gefiltert, meine Gefühle, das heißt, ich blieb trotz des mulmigen Gefühls immer verständnisvoll und war bei allem bemüht, ihm zu helfen, Einsicht in sein Handeln zu entwickeln, Empathie aufzubringen – und dabei zu reifen. Allein: Wo blieb meine Angst, wo meine Wut, wo meine Aggression? Sie waren nirgends. Mir war stets klar, warum: Ich selbst war nie zum Opfer von Attacken geworden, weder von Antisemiten noch von Arabern. Steht nun mein „edler" Umgang mit den anderen am Beginn meiner MS? War ich seit jeher gewohnt, meine Wut und meine Aggressionen zu übergehen? Stimmt also die These, dass MS auf einer Aggressionshemmung beruht?

In einer Familienaufstellung wurden kürzlich meine „blutgetränkte" Familiengeschichte und meine MS Gesprächsgegenstand. Ein generationenalter Zusammenhang von Kriegen, mörderischen Bedrohungen und meiner MS wurde offenkundig. Ich nahm das ohne Erschütterung entgegen. An meiner MS änderte sich nichts.

Als Doktorand wollte ich die Psychoanalyse mit der Soziologie verbinden. Mein erster Doktorvater verstarb leider zu früh; in Zürich fand ich – trotz intensiver Bemühungen – keinen anderen, der bereit gewesen wäre, das Territorium seiner Disziplin zu verlassen. Ich versuchte damals nicht nur, Psychoanalyse *und* Soziologie, sondern auch Religion *und* Wissenschaft zu verbinden. In Bremen ging das. Dort gab ich meine Dissertation ab. Ich war überglücklich.

Als Psychotherapeut hielt ich, wie gesagt, Abstand zu beiden Züricher psychoanalytischen Instituten. Mir schwebte vor, dass sie früher oder später zusammenfinden würden. Ich fand die Spaltung sachlich unbegründet und irrational. Doch beide Seiten standen sich unversöhnlich gegenüber. Meine Wunschvorstellung wurde im besten Fall belächelt, im schlechteren wurde ich mitleidvoll bis genervt behandelt.

Später ging es mir darum, die verschiedenen psychologischen Richtungen und Schulen zu vereinen. Klar gab es auch hierfür, zumindest in meinen Augen, gute, vernünftige Gründe. Doch damit war ich erneut einer unter wenigen. Ich wurde als „Integrationist" und „naiver Kompilant" beschimpft. Die Differenz der kleinen und kleinsten Unterschiede scherte mich tatsächlich keinen Deut. Andere aber schon. Ich konnte mich damals zum Beispiel nie über die Unterschiede zwischen Kernberg und Kohut ereifern. Erst recht nicht angesichts des politischen Zieles, um das es letztlich ging. Doch Blumentöpfe erntete ich keine. Ich war einer der wenigen, die keine Abgrenzungsprobleme kannten. Ist meine mangelnde Militanz auf eine Aggressionshemmung zurückzuführen? Liegt diese meiner MS zugrunde? Ich war schon damals überzeugt, dass dies nicht so ist.

Als ich an MS erkrankte, wechselte ich erneut meinen Standort. Bis dahin war mir dieses Krankheitsthema abstrakt, nun wurde es sinnlich erfahrbar und konkret. Ich fragte mich: Wer wird wann und warum krank? Wie physisch, wann psychisch, wie seelisch? Und was hat dies alles mit der Geschichte, mit Kultur und Gesellschaft zu tun? Wieder lagen diese Themen im Raum und wechselten von individueller Biografie zu kollektiver Geschichte hin und her: Grenzen, Abschied, Neubeginn.

Während ich am Schreiben bin, tobt der Krieg im Gazastreifen. Mir bricht es fast das Herz. Wenn es so weitergeht, rückt der Frieden in noch weitere Ferne. Erneut hat sich eine meiner Spannungslinien aufgetan. Die Wunde klafft. Erneut verstehe ich beide Seiten. Unnötig zu sagen, dass sich auch meine MS wieder meldet. Die Spannungslinie bleibt offen – und geht ein weiteres Mal durch mich hindurch.

Meine Spagatakrobatik setzte ich also trotz meinen MS-Beeinträchtigungen fort.

4

Wege hinaus

Die im Folgenden vorgestellten Ansätze sind nicht das Entscheidende, denn sie zeigen meine Vorlieben und sind daher für andere vermutlich weniger relevant. Von Bedeutung hingegen ist, dass ich ständig am Suchen war und bin, mich als MS-ler nie aufgegeben habe und keinen Tipp ausließ. Alles erreichte zuerst meinen Verstand, dann ließ ich es „im Munde zergehen", bis es auch in meinem Herz ankam. Nun erst entschied ich: machen oder nicht machen? Ich hörte nie auf, die Augen offen zu halten und nach Auswegen zu suchen. Vermutlich liegt darin die wichtigste Botschaft dieses Kapitels: Gebe nie auf.

Ich hörte nie auf, beides zu machen: zu versuchen, mich mit dem vermeintlich Unabänderlichen abzufinden, und doch nichts unversucht zu lassen. In dieser Zeit erinnerte ich mich immer wieder an Kafkas Erzählung *Der Geier*, die ich erstmals im Gymnasium gelesen hatte. Was mir geblieben war, entsprach zwar nicht dem realen Wortlaut der Erzählung, wohl aber der Stimmung in der ich mich nun befand: Ein Mann ist angekettet und kann nicht flüchten. Über ihm kreist ein Geier. Immer wieder stürzt der Geier hinab und dringt tief hinein in die Kehle des Mannes. Das geht eine Weile so weiter. Da kommt ein anderer Mann vorbei. Dieser sagt zu dem Geplagten: „Warum wehren Sie sich nicht, ein Schuss, und der Geier ist erledigt." „Ja, ist das so?", fragt unser Mann. „Wollen Sie das nicht gleich für mich besorgen?"

Ab und zu kreuzten „Königswege" meinen Weg. Diese Begegnungen – davon bin ich im Nachhinein überzeugt – waren für meine Gesundung entscheidend und sollen in Kapitel 6 Thema sein.

Im täglichen Leben allerdings spielten die vermeintlichen Nebensächlichkeiten eine große Rolle, zufällige Begegnungen, beiläufige Hinweise wie „Kennst du eigentlich den oder das?", „Die musst du unbedingt kennen lernen", „Das würde ich unbedingt lesen", ... Die vielen Tipps von verschiedenen Schulen, Richtungen und Methoden machten einen Teil des Alltags aus. Klar, es waren auch viele Flops darunter. In diesem Kapitel stelle ich jene Methoden vor, die mir am meisten gebracht haben. Zu erwähnen ist noch, dass ich anfangs immer überzeugt davon war, auf eine vortreffliche Sache gestoßen zu sein. Mit der Zeit aber wurde ich realistischer und begnügte mich pragmatisch damit, das herauszupicken, was mir nützlich schien.

Dazwischen aber lagen viele schlaflose Nächte, in denen ich nicht aufhören konnte zu denken, abzuwägen, zu sortieren. Es war ein ruheloses, ständiges inneres Rumoren, das Durchleben der verschiedensten Gefühle: Hoffnung, Wut, Verzweiflung, Enttäuschung, Hoffnung, ... tagelang, nächtelang, jahrelang. Immer wieder kam mir dabei eine andere Erzählung Kafkas, *Ein Landarzt*, in den Sinn. Wir damaligen Schüler hatten sie in meiner Gymnasialzeit in einem Kurs über Kafka gelesen. Damals war ich jung, sportlich, in der Blüte meiner Jahre und hatte noch das ganze Leben vor mir. Folgender Satz aus diesem Kurs ging mir nun immer wieder durch den Kopf: „Wunde verheißt Heilung!"

Heute verstehe ich, warum mich dieser Satz damals magisch anzog. Ich war „verwundet", und diese Worte verhießen mir einen „Ort der Macht". Ich bin überzeugt, jeder hat einen solchen Ort, an dem er ganz bei sich und voller Kraft ist. Jeder hat auch irgendwo eine Wunde, wo er versehrt wurde und mit der er aus der Ordnung gefallen ist – aus jener Ordnung, die ihn nährte und die ihm zugleich dermaßen schadete. Von dort, dem Ort der Macht, führt der Weg zurück ins Leben.

MS und die kollektiven Glaubenssysteme

Niemand weiß, woher die MS genau kommt. Angesichts dieses Unwissens wird das Glaubenssystem rund um die MS wichtig. MS ist heute eine Metapher in der öffentlichen Meinung. Ihr Bild in der Öffentlichkeit beeinflusst die Art, wie ein Betroffener mit seiner Krankheit umgeht – und wie er aus ihr herausfindet. Der kollektive Umgang mit der MS hat eben nicht nur mit der Krankheit selbst zu tun, sondern auch mit ihrem Bild. Vieles spricht dafür, dass der kollektive Glauben auf den Umgang mit der Krankheit und auf die Genesung einen großen Einfluss hat. Wenn nämlich ein MS-Kranker den Sätzen des kollektiven Glaubenssystems anhängt, gelangt er zu folgendem Denken: „MS ist unheilbar", „MS führt zwangsläufig zum Leben im Rollstuhl", „MS ist eine Krankheit, die zum Tode führt", etc.

Hieraus entsteht eine sich selbst erfüllende Prophezeiung. Sich diesem kollektiven Glauben individuell entgegenzustellen, ist nicht einfach. Auch deshalb bleiben – abgesehen von der eigentlichen Krankheitsdynamik – die meisten Betroffenen krank. Jeder, der aus der Krankheit heraus will, muss sich vom kollektiven Glaubenssystem abkoppeln; er muss sein individuelles Denk- und Fühlmuster ändern. Glaubenssätze, die dem kollektiven Muster entgegenstehen, lauten beispielsweise:

- Die MS ist heilbar!
- Alles wird wieder gut, auch wenn es lang dauert.
- Ich unternehme alles, was mir möglich ist, um herauszukommen.
- Wenn es mir gelingt, ist es toll, wenn nicht, nehme ich auch das an.

Manchen erscheint das als positives Wunschdenken. Doch es ist nichts weiter als eine sich selbst erfüllende Prophezeiung, wie eben, nur umgekehrt – und mit dem Unterschied, dass diese neuen Glaubenssätze einen eher gesunden lassen.

Ich greife voraus, wenn ich an dieser Stelle schon erwähne, dass man beim Heraustreten aus der Krankheitsdynamik die Wortwahl unbedingt beachten sollte: Diese neuen Glaubenssätze wirken – ebenso wie der am Anfang erwähnten – auch nach innen. Sie stellen in beiden Fällen Botschaften an die Zellen dar. Auf der quantenphysikalischen Ebene der Schwingungen betrachtet, „empfangen" die Zellen die Schwingungen, die in den Worten enthalten sind. Nicht nur in der Psychoimmunologie bilden Körper, Geist und Psyche eine Einheit. Ich verwendete deshalb Sätze folgender Art (die Zellen „hören" immer mit):

- Meine Myelinschicht heilt.
- Ich bewege mich stabil und geschmeidig.
- Ich spreche leicht und flüssig.
- Ich bin bald wieder voller Energie.
- Es ist *noch*(!) nicht gut, aber es wird gut werden.

Sich dies selbst zu sagen, hört sich vielleicht für manche wie Hokuspokus und esoterisches Wunschdenken an. Ist es aber nicht.

Klassische Zugänge

Jede der im Folgenden beschriebenen „klassischen" Methoden hat etwas Besonderes, wovon ich lernen konnte und profitierte. Diejenigen Methoden, die mich am nachhaltigsten prägten, bezeichne ich als „Königswege". Von ihnen wird in Kapitel 6 die Rede sein.

Schulmedizin

Die Schulmedizin ist auch bei mir nicht passé. Nur hat sie mittlerweile ihre Unschuld verloren. Denn ihre modernen Modelle helfen bei der Heilung der Zivilisationskrankheiten ebenso wenig, wie sie es bei den anderen chronischen Erkrankungen tun. Trotzdem fasse ich ihre wichtigsten Ergebnisse zur MS zusammen:

Die MS gilt als die häufigste organische Krankheit des Nervensystems. Sie tritt meist zwischen 20 und 40 Jahren auf. Frauen erkranken doppelt so häufig an der schubartigen Verlaufsform wie Männer, aber gleich häufig an der chronisch progredienten Form. Die geografische Verteilung ist breit gestreut. Doch gilt die MS als typische Erkrankung der gemäßigten Klimazonen, allerdings gibt es auch hier Ausnahmen. Ob damit eine klimatologische Aussage oder eine über die geografische Verteilung der Industriekultur getroffen werden kann, vermag ich nicht zu beurteilen. Wie vieles andere, das mich interessiert, ist auch dies noch unerforscht. Beispielsweise kennt niemand eine plausible Antwort darauf, warum die MS in den Slums der Entwicklungsländer fast nicht vorkommt. Auch dazu gäbe es tausend Hypothesen.

Die Schulmedizin ist in der Lage, statistisch relevante Aussagen über große Populationen hinweg zu machen; diese sagen aber nichts über den Einzelfall aus. Dies allerdings war ein Umstand, der mir sofort Hoffnung machte: Ich wollte die Ausnahme von der Regel sein.

Die MS-Therapie der Schulmedizin besteht hauptsächlich darin, nur die Symptome anzugehen. Die Symptome sind „Feinde", die es auszurotten gilt. Der Kranke, der Träger der Symptome, ist aber kein „Feind", wird aber von der Schulmedizin trotzdem kaum beachtet. Die Symptome werden jedes für sich angegangen. Solange die Schulmedizin die Symptome parzelliert und in getrennte Aspekte aufspaltet, verliert sie den Patienten.

In der Schulmedizin gibt es keine überzeugende Erklärung für die Ursache der MS – weder eine biografische noch eine genetische und auch keine biologische. Zudem gilt keine der Ursachen für alle MS-ler, die ich kenne. Jede(r) weist einen anderen „Grund" auf, warum er/sie erkrankt ist. Viele Erkrankte weisen zwar krank machende Faktoren auf, diese eignen sich aber nicht als „finale Gründe": Denn bei anderen lösen dieselben „Gründe" keine MS aus. Warum aber gerade einige betroffen sind und andere nicht, ist und bleibt in der Schulmedizin ein Rätsel. Die Genese der MS kann also auf x gleichzeitig wirkende Faktoren zurückgeführt werden. Dass diese aber wirken können, basiert auf der Immunschwäche des Patienten. Doch auch hier gilt: Wie es im Einzelfall dazu kommt, bleibt unbeantwortet. Deshalb kann durch die Schulmedizin vorläufig keine logisch-kausale Behandlung erfolgen. Die Medizinerzunft ist gegenüber der MS momentan noch ziemlich ratlos. Nur so viel scheint gesichert: Es gibt eine genetische Prädisposition. Meines Wissens wird diese allerdings mit nur 1% veranschlagt.

Die Symptome der MS können ganz wahllos miteinander auftreten; allerdings in für MS typischen Kombinationen. Sie machen die Diagnose wahrscheinlich:

- Gefühlsstörungen in den Händen und spastische Paraparese in den Beinen,
- spastisch-ataktischer Gang mit Missempfindungen und Blasenstörungen,
- inkomplettes Querschnittssyndrom mit Nystagmus und skandierendem Sprechen,
- rezidivierende, flüchtige Lähmungen wechselnder Augenmuskelnerven.

Diese Symptome schwanken mit der Temperatur: Wärme führt meist zu einer Verschlechterung, Abkühlung zu einer Besserung der Symptome. Im Fall der MS ist nicht nur die Grobmotorik betroffen, sondern eigentlich die ganze Muskulatur. Die Schulmedizin spricht von Ataxie: Die Koordination der Bewegungen ist gestört. Insofern sind die Ausdrucksformen jenseits der Sprache beeinträchtigt. Das Gehen fällt schwer, aber auch das Streicheln, Schlecken und Stoßen. Darum ist nicht nur die allgemeine Beweglichkeit beeinträchtigt, sondern auch die Intimität; die Sexualität als hohe Form taktiler Kommunikation ist ebenfalls erschwert.

Als MS-ler ist man chronisch erschöpft. Den Grund kennt niemand. Zudem ist das betroffen, was man im Kontakt zu anderen Menschen braucht: Sprache und Körper. Tanzen geht gar nicht. Da wir MS-ler oft wie trunken torkeln und unverständliches Zeug lallen,

4 Wege hinaus

hält man uns manchmal sogar für schwachsinnig. Nur Eingeweihte wissen, dass dem nicht so ist. All das mitzuteilen und zu erklären, braucht viel Kraft. Doch gerade daran mangelt es.

Über den Verlauf ist bekannt, dass die größten Ausfälle meist zu Beginn der MS auftreten und die späteren Schäden teilweise deren Spätfolgen sind. Bekannt ist auch, dass heute längerfristig nur jeder zweite MS-ler im Rollstuhl landet. Die Lebenserwartung aber ist kaum verkürzt.

Die Schulmedizin begegnet der MS mit zwei Therapien: im Normal-MS-Zustand mit Interferon und in den akuten Schubphasen mit Cortison, dem „Mittel der Wahl". Die Interferone wirken auf das Immunsystem, allerdings nur, wenn der Verlauf schubförmig ist. Jede schubförmige MS geht über kurz oder lang in eine chronische über. Gegen die chronifizierte MS hat die Schulmedizin bislang noch keine Mittel. Auch kann sie die MS nicht heilen. Doch es wird intensiv geforscht. Einerseits ist es nur eine Frage der Zeit, bis ein geeignetes Medikament gefunden wird, andererseits aber ist die momentane Forschung nicht besonders interessiert an Fragen, aus denen kein verkäufliches Medikament resultiert. Wie in der Pharmabranche üblich, ist das Erkenntnisinteresse profitgeleitet. Spannende Fragen gäbe es bei der MS aber viele. Nur sind alle Befunde widersprüchlich und paradox. So führt jede zivilisatorische Entwicklung wie etwa die zunehmende Hygiene zu einem Anstieg der Immunschwächungen. Genauso paradox erweist sich der Wandel der Ernährungsgewohnheiten. Auch hier herrscht vor allem Ratlosigkeit.

Ob die gegenwärtigen Fragestellungen zu guten Antworten führen, ist zu bezweifeln. Ich bin so gut wie sicher, dass vor allem die wenig hilfreichen Fragestellungen überwiegen. Leider liegen meines Wissens noch keine gesundheitsökonomischen Forschungsresultate vor. Die folgende Zusammenstellung gilt auch MS-unabhängig.

- Die bisherige Medizin orientiert sich nur an der Krankheit und der Pathogenese.
- Dort wird nicht der Mensch in seiner Umwelt, sondern das Symptom behandelt. Entsprechend gestaltet sich die Beziehung zwischen Arzt und Patient.

- Die moderne Medizin greift meist ein, bevor die Selbstheilungskräfte des Kranken wirken. Nicht dass diese Kräfte *immer* wirken. Nur könnten die MS-ler lernen, auch damit umzugehen, dass sie nur Menschen und damit kränk-bar sind. Der Illusion totaler Machbarkeit wären dann Grenzen gesetzt.
- Die moderne Medizin basiert auf der Illusion von ewiger Jugend und Gesundheit als Leidensfreiheit und Unverwundbarkeit. Sie geht davon aus, dass alles wieder gut und man geheilt sei, wenn die Organe „schweigen" und keine Symptome „rufen". Das mag rein medizinisch richtig sein. Jeder Betroffene ist froh, wenn das bei ihm nur so wäre. Meiner Erfahrung nach kehrt aber die Gefährdung früher oder später zurück, wenn die Lebensumstände, die zur Erkrankung führten, unangetastet bleiben. Werden die umfassenden Umstände außer Acht gelassen, besteht die Gefahr, dass diese Medizin die Alltagsroutinen, die der Erkrankung vorangingen, sogar noch stützen.
- Gestützt wird dadurch auch die Hybris eines Menschenbildes, das dem Maschinenmodell folgt und die Reparierung aller Ausfälle und Defekte in Aussicht stellt. Medizin wird als Reparationsanstalt verstanden.

Nichtsdestotrotz: Ich respektiere jeden, der sich für die Angebote der Schulmedizin entscheidet. Die Erfolge der Schulmedizin in der Akutmedizin sind tatsächlich unbestritten. Die geäußerte Kritik betrifft nur den Bereich „chronische Krankheiten". Dummerweise gehört die MS dazu. Man kann sich deshalb aus guten und ehrenwerten Gründen auch anders entscheiden. Viele andere MS-ler, ich auch, tun das. Doch auch die traditionelle Medizin hat sich mittlerweile verändert. So zeichnen sich in der Neuroimmunologie und Genetik Entwicklungen ab, die aufhorchen lassen. Selbst die Genetik wird nicht als unabhängig von Kultur und Umwelt betrachtet. Hier ein Beispiel dieser neuen medizinischen Sicht:

> Bei der Bildung von Krankheiten spielen Umwelt und Genetik zusammen, und zwar über die Telomere. Die Telomere sind Teile der Zellen. Sie wirken

wie „Schutzkappen", die die DNA-Stränge vor zerstörerischen Einflüssen bewahren. Die Aktivität der Telomere hängt nun sowohl von der Genetik als auch von Umwelteinflüssen ab. Umwelt und Genetik können auf die Telomere Einfluss nehmen und damit bestimmte Gene an- oder abschalten. Die genetische Basis selber ist zwar Millionen Jahre alt, doch können selbst die Zellen „lernen". Sie unterliegen Einflüssen wie Essgewohnheiten, Verhaltensweisen, Giften, Stress, Klima. Diese Faktoren wirken auf die Zellen ein und werden, vor allem wenn sie dies permanent oder generationenlang tun, gespeichert. Insofern haben Zellen ein Gedächtnis. Zellen haben die Eigenschaft, dass bestimmte Teile des Erbgutes aktiviert oder unterdrückt werden.

Therapien, die sich daraus für die MS ergeben, werden sicher bald folgen. Vielleicht ist deshalb die Kritik, die ich gerade äußerte, bald überholt. Ich hätte gar nichts dagegen. Im Gegenteil.

Homöopathie[1]

Die Homöopathie ist heute der Hauptkontrahent der Schulmedizin. Der Homöopathie geht es um ein ganzheitliches Verständnis: Körper, Geist und Psyche gehören zusammen. Die Grundsätze der Homöopathie lauten:

- Nicht gegen die Krankheit und die Symptome angehen, sondern den Kranken behandeln.
- Ähnliches mit Ähnlichem behandeln: Symptome sind Oberflächenphänomene. Wenn ein Mensch ein Symptom hat, hat er kein Symptom, das ihn krank macht, sondern er ist krank und hat darum ein Symptom. Der homöopathische Therapeut verschreibt ein „Gegengift", das von der gleichen Natur ist wie die Krankheit.
- Verdünnen und potenzieren: Die Devise lautet, so lange zu verdünnen, bis keine Ursprungssubstanz mehr übrig bleibt. Was

---

[1] G. Vithoulkas (1993).

dann bleibt, ist reine Information. Etwas in großer Potenzierung zu geben, heißt, nur die Information, und kein materielles Substrat, weiterzugeben. Diese Information verabreichte mir übrigens auch Fluri mittels der Biophotonen. Die Homöopathie besagt, dass nicht das Mittel, sondern die Menge davon ausschlaggebend für die Heilung ist. Somit wirken homöopathische Mittel je nach Dosierung auf der Schwingungsebene (im sogenannten feinstofflichen Bereich), auf einer Ebene also, auf der die oben erwähnten Regulationen ablaufen und beeinflusst werden können. Die Grundidee der Potenzierung ist, Materie umzuwandeln in Energie. In der Potenzierung ist keine Materie mehr vorhanden, aber die volle Wirkung kommt durch die Information zustande. Heute kann man diese Zusammenhänge auch mit der Quanten- und Relativitätstheorie verstehen.

In der Relativitätstheorie generell geht es um die Umwandlung von Materie in Energie, und umgekehrt, und um den Einfluss dieser Energien auf Körper und Psyche. Dieser Aspekt wird aber erst erforscht. Homöopathie verdünnt, bis nur noch die reine Information erhalten bleibt: „leeres" Wasser. Sheldrake[2] zeigt, dass alles ein Gedächtnis hat, auch unbelebte Materie, in der alle Erfahrungen gespeichert sind. Das gilt ebenfalls für benachbarte und mehrgenerationelle Erfahrungen, aber auch für die an anderen Orten der Welt. Kurz: Die fast nicht mehr vorhandene Materie enthält Informationen und Gedächtnisinhalte.

- Die Krankheitslehre der Homöopathie: Alle Krankheiten sind ein Konglomerat von Geist, Körper und Psyche. In der Homöopathie geht es um chronische Leiden, um Leiden, die die ganze Person umfassen. Der Schulmedizin geht es um aktuelles, um unmittelbar Kurierbares, um das sofortige „Reparieren" der körperlichen Beschwerden. Krankheiten sind aus Sicht der Homöopathie immer ein psychisch-körperlich-seelisches Geschehen, das sich über die Generationen hinweg verschiebt. Die Herangehensweise hängt von der Kultur ab. Die „Ursache", also die Art und Weise,

---

[2] R. Sheldrake (2005).

wie sich das Geschehen im Laufe der Zeit materialisiert, wird von der Kultur mitgeprägt. Die Frage nach der Ursache ist insofern obsolet. Es gibt keine lokalisierbare, benennbare Ursache.

- Die transgenerationelle Perspektive der Krankheiten: Krankheiten werden von einer Generation auf die nächste und von dort wieder auf die nächste Generation weitergereicht. So lange, bis sie irgendwo ausbrechen. Ausbrechen heißt: Symptome werden auf individueller Ebene sichtbar. Die Ursache liegt aber oft ganz woanders (Spannungstransfer).

Das alles ist so logisch – aber warum arbeiten nicht alle Ärzte danach? Möglicherweise braucht es eben lange, bis sich etwas Einfaches durchsetzt. Die Widerstände sind heute wohl noch zu groß.

Psychoanalytische Psychosomatik[3]

Die Grundidee der psychoanalytischen Psychosomatik lautet: Frühe Belastungen oder Traumatisierungen hinterlassen „Narben", und zwar nicht nur in Form psychischer Störungen, sondern auch in Form somatischer Erkrankungen. Ob und weshalb eine seelische Belastung zu einem psychischen oder somatischen Leiden führt, ist bislang ungeklärt. Welche körperlichen Beschwerden auftreten (Diabetes, Schlaganfälle, Ulkus, Asthma oder Herzerkrankungen usw.), hängt von der Verarbeitungsweise der psychischen Belastung ab. Vieles spricht dafür, dass dies in bestimmten Fällen auch für die MS gilt.

Sowohl die psychischen als auch die somatischen Erkrankungen können erst zu späteren Zeitpunkten auftreten. Oft erfolgt der Ausbruch einer Krankheit erst nach Jahrzehnten. Der Moment des Ausbruchs ist aber nicht zufällig. Oft ähnelt die äußere aktuelle Situation der Situation der früheren Traumatisierung. Oder aber die aktuelle Situation setzt einen Selbstheilungsprozess in Gang – dies vor allem dann, wenn der Betreffende der Wiederkehr der seelischen Not

---

[3] R. Dahlke (1992, 2007); H. Faltz (2005).

überdrüssig ist. In bestimmten Fällen liegt der Ursprung der MS in seelischen Belastungen. Welche Fälle das sind, ist bislang noch offen. Das alles ist der psychoanalytischen Psychosomatik wohlbekannt. In den letzten Jahren hat aber ein Paradigmenwechsel stattgefunden. Heute ist klar, dass Ursachen und Folgen der Erkrankungen multifaktoriell bedingt sind: bio-psycho-sozial. Deshalb werden in der psychoanalytischen Psychosomatik keine „Krankheiten" behandelt, sondern Menschen in ihren Lebensabläufen, innerhalb der Geschichte ihrer Gesellschaft und aufgrund des Sinns, den die Betreffenden ihrer Erkrankung, ihrer Biografie und Geschichte geben. Im Folgenden gebe ich nur einige kurze Einblicke in diesen Ansatz. In unserem Zusammenhang ist die bekannteste Sicht jene der MS als Autoaggressionserkrankung.

Die MS als Aggressionshemmungskrankheit

In der alten Psychoanalyse und der psychoanalytischen Psychosomatik gilt: Die MS ist eine Aggressionshemmungskrankheit: Die Wut, die anderen gilt, richten MS-ler immer wieder gegen sich selbst. Bei der Therapie gilt es, diese Wut zu empfinden und dorthin zu richten, wo sie hingehört. Klar werden nicht alle MS-krank, weil sie ihren Ärger runterschlucken. Es ist seltsam, aber wahr: Dass manche daran erkranken, ist eine Laune der Natur. Das ist zwar keine intellektuelle Erklärung; aber nichtsdestotrotz wahr. Ursula Schwendimann rückt den verwandten Aspekt „Ohnmacht" in den Vordergrund:

- ohnmächtig, sich zu behaupten,
- ohnmächtig, sich zu wehren,
- ohnmächtig, sich durchzusetzen.

Übersetzung der Symptome

Die psychoanalytische Psychotherapie und Psychosomatik „übersetzen die Sprache der MS-Symptome" in unsere Alltagssprache:

- Die Myelinschicht – folglich liegen die Nerven blank. Übersetzt: Etwas regt dich ungemein auf. Was ist es?
- Du bist erschöpft. Übersetzt: Du bist lange Zeit über deine Grenzen gegangen. Was hat dich dermaßen erschöpft? Was hat dich überfordert? Und warum hast du es zugelassen?
- Der ganze Körper ist immer wieder entzündet. Übersetzt: Du kannst dein Feuer nicht mehr kanalisiert ausleben … deine Energie, Kreativität, Lust liegen brach oder schwelen vor sich hin. Was geschah? Warum lässt du dein Feuer verkümmern? Wen oder was willst du dadurch schützen, dass du dein Feuer fast ausgehen lässt?
- Viele MS-ler haben eine irreversible Sehnerventzündung. Übersetzt: Du wirst aufgefordert, deine Tastsinne vermehrt wahrzunehmen beziehungsweise öfter nach innen zu blicken.
- Die Handmuskulatur ist gelähmt. Übersetzt: Was kannst du nicht be-greifen?
- Die Beine sind gelähmt. Übersetzt: Was ging nicht mehr (nicht körperlich, sondern beziehungsmäßig …)?

Und noch ein Wort zur Behandlungstechnik: Es ist wichtig, dabei behilflich zu sein, die Aufmerksamkeit der Erkrankten von ihren Symptomen weg und auf ihre Lebenswelt hin zu richten.

Die anthroposophische Sicht

Bei MS-Patienten dominiert meist der (bewusste) Intellekt gegenüber dem (unbewussten) Seelenleben. Die Ratio dominiert ihr Gefühl. Sie isolieren. Entsprechend treffen Erschütterungen der Emotionalität die späteren MS-Betroffenen. Sie sind ihnen hilflos ausgesetzt. Schockerlebnisse aus der frühen Kindheit, aber auch aktuelle Erschütterungen sind dann oft Auslöser eines Entzündungsschubs. Nicht jeder, der eine Erschütterung erlebt, erkrankt manifest an MS: Oft bleibt die MS latent. Ob jemand erkrankt oder nicht, hängt davon ab, ob der Betroffene aus sich selbst heraus ausreichend

Abwehren entfalten kann. Erkrankt er manifest, hat die Anthroposophie eine Reihe von Therapien für Leib, Seele und Geist anzubieten: Diät, therapeutische Gespräche und alles, was Aufbau und Ernährung des Nervensystems unterstützen kann.

MS provoziert nicht nur Störungen, sondern auch eine innere Entwicklung

Die Betroffenen entwickeln sich mit ihrer MS. Das Auftreten der Symptome führt dazu, dass sie zu einer größeren Bewusstwerdung ihrer Empfindungen gelangen und einen Reifeschub durchmachen. Viele Betroffene verstehen, nachdem der erste Schock vorüber ist, das Auftreten der Symptome als Anregung zu einer stärkeren Wahrnehmung ihrer selbst. Sie bewerten ihre Erkrankung neu und erleben sie als Chance zur Veränderung. Oft kehren sie sich dann von den äußeren Dingen ab und bewegen sich weg von den intellektuellen Bewertungen. Sie wenden sich ihren inneren Gegebenheiten zu. All dies begünstigt nicht nur ihre individuelle Entwicklung, sondern verbessert auch ihr körperliches Befinden.

Mir dämmerte, dass es gar nicht unbedingt nötig ist, die MS nur als körperliche Krankheit zu betrachten – und sie heilen zu wollen. Vielleicht ist es gerade so wichtig, schon den Lernprozess, den die MS auslöst, als Erfolg zu betrachten. Vielleicht liegt in der Aufforderung, seine Haltung zu ändern, das, was uns Betroffenen die MS sagen will. Genau dieses Ziel wird in diesem Buch über weite Strecken verfolgt.

Physiotherapie und Krafttraining

Seit meiner Diagnose mache ich ein- bis zweimal wöchentlich Physiotherapie und Krafttraining, jeweils eine Stunde. Hinzu kommt die Hippotherapie. Auch sie mache ich seit Jahren einmal in der Woche. Im Laufe der Zeit haben die Physio- und Hippotherapeutinnen und

Hippotherapeuten mehrfach gewechselt. Die Hippotherapie hat zum Ziel, den Rumpf zu stärken und die Koordinationsfähigkeit zu erhöhen. Das ist bei mir auch eingetreten. Meine Hippotherapeutin ist übrigens auch Physiotherapeutin. Mit allen übrigen Therapien hat die Physiotherapie auf den ersten Blick nichts zu tun: Es geht zunächst „nur" um die Erhaltung der Kraft und Koordination. Will man jedoch gesunden, geht es um ein bisschen mehr. Jeder Fortschritt setzt zwar im Kopf an, er darf aber nicht nur mental bleiben, sondern muss materialisiert werden. Das heißt konkret: Die Heilung muss auch auf der Ebene der Sehnen und Muskeln erfolgen. Darum geht es im Aufbau- und Krafttraining. Im Nachhinein denke ich: Diese kontinuierliche Arbeit gehört zum Besten, was ich angesichts meiner MS tun konnte.

Ein Beispiel soll das veranschaulichen: Meine momentane Physiotherapeutin kümmert sich auch um das Krafttraining. Alle paar Monate werden die Geräte im Kraftraum neu eingestellt: entsprechend meiner aktuellen Verfassung (über Wochen), dem Stand meiner MS und dem meiner jeweiligen Ausfälle. Als meine Geräte wieder neu eingestellt werden mussten, empfahl mir meine Physiotherapeutin zum Teil neue Geräte, zum Teil aber nur eine andere Nutzung. Sie hatte beobachtet, dass ich in letzter Zeit die Muskeln falsch trainierte. Da meine Muskeln rechtsseitig abgebaut haben, haben andere Muskelgruppen kompensatorisch die Funktion der ausgefallenen Muskeln übernommen. Mit meiner bisherigen Art zu trainieren, verstärkte ich diese Kompensationen. Der eigentliche Zweck, das Training der geschwächten Muskelgruppen, sei so gänzlich entfallen. Darum sollte ich meine Trainingsmethode umstellen. Das tat ich. Und ich bin sehr froh darum.

Die Grundidee lautet also: Bedingt durch die Unterforderung eines Muskels übernimmt ein anderer Muskel die ausgefallene Arbeit. Der intakte Muskel hilft mir zu kompensieren. Dieser Helfer kann sich dabei aber überfordern. Dann verhärtet er sich und baut eine Spannung auf. Viele Spasmen werden genau unter diesem Aspekt behandelt: Die Spasmushärte tritt wegen der Überforderung des Helfers auf. Derweil baut womöglich gerade deswegen der geschwächte Muskel noch weiter ab. In der Physiotherapie werden nun zum einen durch Dehnübungen die Spannungen der überforderten Helfer abgebaut, zum anderen durch Aufbautraining die geschwächten Muskeln erhalten, gestärkt oder sogar wieder aufgebaut.

Mit der Ursache der Muskelschwäche hat die Physiotherapie nichts zu tun, wohl aber mit den eingetretenen Schäden. Sie werden minimiert oder teils sogar rückgängig gemacht. Physiotherapie kann zudem die Motivation zu gesunden fördern. Dieses Training ist für die Umsetzung der Heilung auf die reale körperliche Ebene unabdingbar. Ich kann die Bedeutung dieser Arbeit beim Umgang mit der MS nicht genug hervorheben; sie ist riesig!

Die chinesische Medizin

Hier geht es darum, die aus dem Lot geratenen Energien wieder ins Gleichgewicht zu bringen. Jede Erkrankung ist auf ein Ungleichgewicht zurückzuführen. Also geht es auch im Fall der MS darum, die pathogenen Energien neu zu kanalisieren. Bei der MS werden sie vor allem in der Yang-Niere (Nebenniere) konserviert und sollen von dort – so der Ansatz – wieder abfließen. Nach der chinesischen Medizin ist die Niere auch der Ort, an dem sich Beziehungsmäßiges niederschlägt. Weil sich diese Energie staut, fehlt generell das Chi, die Lebensenergie, insbesondere im Gehirn und im Rückenmark. Die Folge der kranken Niere ist dann das, was wir Westler MS nennen. Auch die fehlende Abwehrenergie hängt mit der kranken Niere zusammen, ebenso die MS-spezifische Blasenschwäche, Müdigkeit sowie Erektionsprobleme. Eine schnelle Lösung verspricht diese Art Medizin nicht; sie erlaubt eine Umstellung des ganzen Lebens, das zur Krankheit führte.

Im Zentrum der chinesischen Medizin steht das Chi. Von etwas ist zu viel vorhanden, von anderem zu wenig; es gilt, wieder eine Harmonie herzustellen. Mit Esoterik hat das nichts zu tun, dafür mit jahrhundertealtem Erfahrungswissen. Die westliche Medizin ist demgegenüber jung und arrogant. Wenn sie etwas nicht weiß, meint sie, es gäbe keine Lösung. Aber das stimmt nicht. Es muss „einfach" eine Umstellung der Lebensführung erfolgen.

Chinesische Mediziner erzählten mir Folgendes: Im alten China wurden die Ärzte nicht für die Heilung einer Krankheit belohnt. Bezahlt wurden sie im Gegenteil dafür, dass ihr Patient nicht erkrankte. Bei uns hat erst in den letzten Jahren ein entsprechender Perspektivenwechsel stattgefunden. Langsam gewinnt die Prophylaxe gegenüber der Heilung von Krankheiten an Bedeutung. Nach und nach stellt sich die Salutogenese neben die Pathogenese. Wenn zum Beispiel 90% einer Population an einer Krankheit leiden, fragt man nicht mehr nur nach den Ursachen der Erkrankung dieser 90%. Interessanter sind vielmehr die 10%, die unter den gleichen Bedingungen eben nicht erkrankten. Die spannende Frage lautet: Wie machen sie das? Was machen sie anders als die kranken 90%? Die Resilienzforschung geht den Antworten nach, die sich daraus ergeben. Dieses Buch reiht sich in die Resilienzforschungsliteratur. Im Folgenden werden einige Menschen vorgestellt, die zu den gesunden 10% gehören.

Cavegns Ratschläge

Eigentlich ist das Bild sehr komisch: Da hinkt ein Behinderter durch den Keller und gibt artikulierte Laute von sich: „Als Lucy aus dem Haus ging, trällerte sie die schmalzigsten und grässlichsten Schlager, die sie kannte." Schauspieler trainieren anhand solcher Sätze ihre Sprachfertigkeit. Also hinkte ich durch den Keller und deklamierte: „Als Lucy aus dem Haus ging, trällerte sie die schmalzigsten und grässlichsten Schlager, die sie kannte."

Ich trainierte sie täglich, um meine Artikulation zu verbessern. Artikulationsschwierigkeiten kennen viele MS-ler. Den Stimmschwund selbst aber nicht. Dieser war einer meiner frühesten Symptome.

Er hing mit meiner zunehmenden Kraftlosigkeit zusammen. Er brachte aber auch zum Ausdruck, dass ich damals von vielem genug hatte und mein damaliges Leben nicht mehr mochte. Doch ich wusste noch nicht, wie ich aus diesem Leben herauskommen sollte. Ich wollte keineswegs meine Berufstätigkeit noch mehr gefährden und meine Identität infrage stellen. Ich hatte noch nichts anderes. Also machte ich diese Stimm- und Atembildung. Meine Lehrerin hieß Lisbeth Cavegn. Bei ihr hinkte ich also durch den Keller und wetzte meine Sprache.

Ich lernte aber noch vieles andere. Beispielsweise lernte ich, immer wieder an einen Ort zurückzukehren, an dem ich mich richtig wohlfühlte – die Safety-Place-Übung. Cavegn meinte dazu: „Das dürfte Ihnen helfen, denn jede Entspannung ist Gold wert; jede Minute, in der es Ihnen gut geht, ist ein Riesengewinn." Auch waren wir beide überzeugt, dass die Sonja-Wierk-Übungen, die sie bestens kannte, allein nicht ausreichten; jede mentale Arbeit und jeder Fortschritt muss muskulär begleitet werden. Wir fuhren also zweigleisig. Was sie mir sonst alles sagte, fasse ich hier zusammen:

- Achtung: Die Zellen haben Ohren – sie hören immer mit.
- Sagen Sie nicht „Ich habe MS", sondern sagen Sie immer „Ich habe *noch* MS": Alles ist vorläufig – Sie wollen ja nicht bei der MS bleiben, also fangen Sie jetzt schon an, das Zukünftige in Worte zu fassen. Die Worte, die Sie verwenden, bestimmen Ihre Zukunft.
- Alles lässt sich von verschiedenen Seiten betrachten. Die eine Realität gibt es nicht. Also wählen Sie die aus, die Ihnen gut tut.
- Bereits eine kurze Weile Entspannung, Zuversicht, Glück tut gut. Also verschaffen wir Ihnen das.

Außerdem stellte sie den Kontakt zur Vorarlbergerin und damit zu Claus her (Kapitel 1). Sie wusste aber nicht damit umzugehen, dass die MS auch zum Selbstmord auf Raten werden kann (Kapitel 2) und dass deshalb meine Gesundung auch mit meinem Willen weiterzuleben zu tun hatte. Als sie mit ihrem Latein am Ende war, empfahl sie mir Günter (Kapitel 6).

Der naturheilkundliche Ansatz

Im Sommer 2008 hatte ich einen Schub. Ich hatte Angst, dass die Schäden bleiben, und war gleichzeitig froh darüber, weil mir das sagte, dass ich keine chronisch-progrediente MS mehr hatte. Ich berichtete davon meinen Ärzten. Die Schulmediziner boten mir, wie nicht anders zu erwarten, eine Cortisonkur an und maßen meine Kraft und Reaktionszeiten. Sie waren deutlich schlechter als in der letzten Zeit. Die Untersuchungen bestätigten lediglich, dass ich einen Schub hatte. In mich hineinsehen konnten die Ärzte ja nicht.

Dann suchte ich meine naturheilkundliche Körper- und Stimmtherapeutin Ursula Schwendimann auf. Ich gehe regelmäßig zu ihr, obwohl unklar ist, ob meine Krankenkasse die Kosten übernimmt. Das ist mir aber egal, weil ich überzeugt bin, dass mir die Arbeit mit ihr gut tut. Ursula Schwendimann wendet viele Methoden an, darunter auch die Middendorf-Atemtherapie und die Cranio-Sacral-Therapie. In jungen Jahren war sie einige Monate in einem Kibbuz gewesen. So konnten wir uns gut über Israel unterhalten. Schon dadurch gewann sie mich. Überhaupt sprechen wir zwischendurch viel.

Als ich ihr im Herbst 2008 erzählt hatte, was bei mir los ist, wandte sie sich meinem Körper zu. Sie spürte die Spannung in meinen Beinen, die Schwäche rechts, die Härte links – und das auf verschiedenen Feldern: bei Muskeln, Knochen und Sehnen. Ich fragte sie, was sie gerade mache. „Die gekappten Verbindungen wiederherstellen", war ihre Antwort. Dann nahm sie meinen Kopf in ihre Hände und ließ sorgsam meine Hirnflüssigkeit hin und her schwappen. Bald hörte ich, wie die Wogen in meinem Hirn sanft plätscherten. Meine Augen waren geschlossen. Sie sprach nicht. Wenn sie mir ihre Handlungen und Erkenntnisse in Worte gefasst hätte, hätte ich es nicht verstanden. Während sie an meinem Kopf arbeitete, fing mein Bein plötzlich wieder zu pulsieren an. Sie berichtete mir, wie sie meine Hirnschalen erlebte, wie sie einander berührten, wie sie sich vertikal und wie horizontal bewegten. Dann tauchte ich ab, so als träumte ich: Mein Schädel kam mir wie Island vor, die Insel, die ich recht gut kannte. Meine Therapeutin wog weiter langsam meinen Kopf hin und her. Hinter meinen geschlossenen Augen sah ich, wie sich Kontinente verschoben, ihre tektonischen Platten sanft aneinanderstießen und dabei unter der Oberfläche Feuer spien; hinauf auf das Gletschereis. Als ich wieder aufgetaucht war, sagte ich noch nichts, während sie feststellte: „Ja, Sie haben einen Schub!" Ich wusste, dass sie Recht hatte. Dann machte sie sich daran, mein rechtes Bein über meinem Rumpf mit der Wirbelsäule und dem Gehirn zu verbinden. „Das Bein hatte sich leicht von ihnen gelöst." Sie versuchte es wieder anzubringen. Ich bin überzeugt, dass es ihr und mir gelang.

Unsere Arbeit sei schwer zu beschreiben, sagte sie mir mehrmals, als ich sie nach Erklärungen fragte: „Sie vollzieht sich in der Stille." Ich bin seit einigen Jahren bei ihr und bin überzeugt, dass mir diese stille Arbeit sehr hilft. „Lassen sich die möglichen Folgen eines Schubes dadurch minimieren?", fragte ich. „Harald Faltz ist davon überzeugt", war ihre Antwort. Faltz ist ein bekannter MS-Spezialist unter den Naturheilern. Ich besuchte ihn einige Male. Schwendimann hatte die Verbindung hergestellt. Auch Faltz ist ein Integrationist. Er ist unter anderem Neurologe, Psychologe und Kinesiologe. Als ich ihn besuchte, ließ er sich zuerst viel erzählen. Dann befragte er das Unbewusste meines Körpers. Er fragte meinen Körper, ob er wirklich gesunden wolle oder ob sich das nur mein bewusstes Ich vorgenommen habe. Mein Körper wollte. „Ich behandle nicht die MS, sondern den Körper", sagte er dann. In der Folge befragte er weiter meinen Körper und erfuhr von ihm, was besser werden soll: Gang, Müdigkeit und Stimme. Dann fragte er – wiederum meinen Körper, welche Gefühle noch nicht zugänglich seien und blockieren und welche Methode er nun anwenden solle … Er wandte dann – offenbar wollte das mein Körper – chinesische Medizin und die Cranio-Sacral-Therapie an. Als Hausaufgabe gab er mir einen Glaubenssatz mit, den ich täglich mehrmals wiederholen sollte,

„damit er Teil Ihres Unbewussten wird". Der Satz lautet: „Ich erlaube mir aus ganzem Herzen, wieder gesund zu werden."

Ich solle nicht sagen „Ich *will* gesund werden", sondern „es mir erlauben". Die Erfüllung liegt ja eh nicht in meiner Hand. Er empfahl mir, mit der Physiotherapie so weiterzumachen wie bisher, ebenso mit der Cranio-Sacral-Therapie bei Ursula Schwendimann – was ich auch tat.

Als ich Faltz zum ersten Mal traf, hatte ich bereits die Worte von Clemens Kuby im Ohr: „Jeder Mensch wählt sich jene Therapie aus, an die er glaubt; nur da kann er andocken; nur das kann ihm auch weiterhelfen." Woanders hörte ich: „Glauben ist da wichtiger als Wissen." Der Suchende sucht nicht etwa die „objektiv beste" Methode; er sucht das, woran er gut andocken kann. Dass es so ist, weiß ich zu 150%. Faltz hat ein ganzheitliches Krankheits- und Gesundheitsverständnis und vermeidet so die Enge des Blickes auf eine spezielle Symptomatik. Körper, Geist und Seele werden als Einheit begriffen. Die MS als konsistentes Gebilde gibt es für ihn eh nicht. Das, was es gibt, ist hochindividuell. Es ist über weite Strecken von Betroffenem zu Betroffenem verschieden. Eine Belastung, die den einen umhaut, kann ein anderer spielend bewältigen. Was soll da eine medizinische Diagnose? Es geht nur darum, auf die Selbstheilungskräfte eines jeden zu zählen und das, was die Selbstheilung schwächt, so gut es geht, auszuräumen. Darin bestehe seine Aufgabe. „Die Behandlung der Menschen, die an der Multiplen Sklerose leiden, erfordert ein multifaktorielles Vorgehen. Die Sichtweise, die Erkrankung als eine Chance für den eigenen Entwicklungsprozess zu sehen, ist eine Voraussetzung auf Seiten der Patienten …"

Die Ungleichzeitigkeit meiner Unbewusstseine

Während der ganzen Zeit arbeitete ich weiterhin mit Schwendimann. „Wenn ich Ihren Körper behandle, fühlt er sich völlig normal an", sagte sie. „Aber warum habe ich noch immer manche der alten Symptome, warum hinke ich rechts und bin dort ohne Kraft?"

„Offenbar hat Ihr Kopf in der Zeit Ihrer Krankheit Funktionsweisen gelernt, an denen er immer noch festhält. Das hält ihn zurück, und darum wohl kann er noch nicht wieder ganz gesunden. Vermutlich hat Ihr Körper noch nicht kapiert, was Ihre Seele längst weiß ... Der Körper hat eben ein anderes Gedächtnis und hinkt in diesem Fall hinterher." Als ich nach dieser Sitzung nach Hause ging, war mir klar, warum ich noch hinkte.

Als ich sie ein anderes Mal auf diese Diskrepanz ansprach, antwortete sie: „Sie müssen Ihrem Körper immer wieder die Erlaubnis geben zu gesunden. Aus tiefem Herzen. Mit ganzer Seele. Er muss es wissen, auch unbewusst, und es Ihnen glauben. Darum ist der Glaubenssatz von Harald Faltz so wichtig."

Ein weiteres Beispiel aus unserer Arbeit: Irgendwann konnte ich nicht mehr gut atmen, ich bekam Atemnot. Sogar in ruhiger Lage wurde ich kurzatmig, auch auf dem Rücken liegend hielt ich es kaum aus. Ich bekam Angst und ging zu meinem Hausarzt. Der untersuchte mich kurz, murmelte etwas von Verdacht auf „Apnoe" und schickte mich, um es genauer abzuklären, zu einem Spezialisten. „Und was wird er machen, wenn sich der Verdacht bestätigt?", fragte ich. Wir gingen die gängigen Therapiemöglichkeiten – von Tabletten bis zur Atemmaske – durch. Das nächste Mal, als ich bei Schwendimann war, erzählte ich das Vorgefallene und auch meine Selbstdiagnose. Sie untersuchte meine Atmung und machte Übungen mit mir. Ich verlor schnell meinen Atem, und mein Puls schnellte in die Höhe. Dann stand ihr Verdacht fest: „Sie haben sich seit Jahren nicht mehr richtig bewegt. Früher waren Sie Sportler, jetzt verlassen Sie kaum mehr das Haus. Sie haben sich von Ihrer MS ans Sofa binden lassen und sich geschont. Übermäßig." Seit ich wieder für mehr Bewegung sorge, ist meine Atemnot verschwunden. Überhaupt steht Schwendimann auf „Bewegung". Eines ihrer Lieblingsbücher ist *Bewegung* von Jörg Blech[4]. Seinen Thesen folge mittlerweile auch ich – aus Überzeugung und mit viel Gewinn. Mein Training erhält nun sei-

---
[4] J. Blech (2007).

nen wissenschaftlichen Sinn. Auf dieser Schiene schließt sich meine Physiotherapie mit der Naturheilkunde kurz. Blechs Thesen lauten:

- Es ist eine überkommene Vorstellung, dass bei chronischen Erkrankungen körperliche Schonung hilft. Die Meinung, dass Bewegungsarmut, körperliche Ruhe und Auftanken nachhaltig gut tue, ist aus heutiger Sicht eine Mär. Weit verbreitet, aber falsch. Vielmehr ist das Gegenteil richtig. Bewegung hält uns nicht nur gesund, sie macht auch gesund.
- Diejenigen, die am meisten von der Mär profitieren, sind die Pharmamultis. Sie verdienen an der Bewegung weniger als an den teuren Medikamenten.
- Befragte man den Körper, wäre das Resultat eindeutig, denn genetisch sind wir Bewegungswesen und nicht für eine sitzende Existenzform geschaffen. Bewegung und nicht die Pillen machen uns wieder gesund. Genetisch sind wir noch Steinzeitmenschen und fürs Fischen und Jagen disponiert. Gesundheitlich eben auch.
- Für viele Krankheiten gilt: Der Nervenaufbau funktioniert am besten, wenn genug neue Zellen für die Leitung der Impulse sorgen. Bewegung lässt neue Zellen schneller wachsen – und das bis ins hohe Alter. Bewegung macht Anti-Aging-Programme überflüssig.
- Nur durch Bewegung kann das Gehirn seine alten Funktionen wieder einüben und neue dazulernen. Der Körper geht dabei oft dem Geist voran. Mit unserem Gehirn lernen wir eben schneller.
- Wenn man das befolgt, dann sind auch manche Medikamente bestenfalls Hilfsmittel; schlimmstenfalls machen sie uns kränker als nötig. Im Normalfall aber sind sie einfach überflüssig.

Darum rät mir Schwendimann mit Nachdruck: „Sie müssen sich täglich mindestens 15–30 Min. bewegen. Das ist unerlässlich." Sie empfahl mir „meditatives Gehen". Ich verbinde diese Meditation mit der kontemplativen Belastung jener Muskeln, die ich seit Jahren beim Gehen schonte, woraufhin sie degenerierten. Das habe, versicherten mir meine Physiotherapeutinnen, zu meinem hinkenden

Gang geführt. Dass ich mir mit der Gehübung Gutes tat, merkte ich gehand des furchtbaren Muskelkaters, der dieser Kontemplation jeweils folgte. Die Muskeln gebärdeten sich so, als wolle ich Unmögliches von ihnen. Ich weiß aber, dass das nicht stimmt. Auch daran erkannte ich, dass Blech und Schwendimann Recht haben.

Warum aber ist Bewegung so gut? Bewegung hilft, Krankheiten zu vermeiden. Warum aber hilft das auch den MS-lern? Es hilft vor allem dann, wenn die Bewegung nicht nur als Krafttraining verstanden wird, sondern der erwünschte Ablauf auch mental repräsentiert wird. Oder anders gesagt: Das unbewusste Körpersystem lernt, wenn das Bewegungsprogramm verinnerlicht wird. Am meisten hilft Bewegung den MS-lern also dann, wenn der „gute" Ablauf visualisiert wird. Womit wir erneut bei Sonjas Rat sind.

Schade nur, dass Blech in seinem Buch die MS kein einziges Mal erwähnt. Er bleibt bei der äußerlichen Bewegung. Um aber die MS zu verstehen, bedarf es auch der inneren und psychologischen Dimension. Trotzdem: Blech beschreibt viele der Symptome, die denen der MS gleichen und wie mit ihnen umzugehen sei. MS-ler können dabei viel lernen.

Rhythmustherapie

Eigentlich aber geht es nicht um Bewegung allein. Es geht auch nicht um Atemschulung. Obwohl ich seit Jahren bei Schwendimann *auch* Atemtherapie mache, merkte ich erst nach Jahren, worum es in ihrer Therapie eigentlich geht: nämlich darum, seinen tiefen inneren Rhythmus zu finden – in den Knochen, in den Gehirn- und Körperflüssigkeiten, in allem, was sich in einem regt. In jedem rumort und pulsiert etwas, das sprachlich gar nicht zu fassen ist. Diese Rhythmen befinden sich jenseits der Worte, auf einer Ebene, wo es noch keine Sprache gibt. In einer phylogenetischen Schicht, welche die Menschheit längst verlassen hat, gibt es eine Erfahrung, die jedes Individuum in seiner biografischen Entwicklung wiederholt. Diese uralten Rhythmen stammen noch aus einer Zeit, in der die ersten Säugetiere das Meer verließen. Unser Stammhirn zeugt noch davon. Diese Erfahrung wiederholt sich in jeder Ontogenese, wenn sich das Baby noch in der Fruchtblase befindet, umgeben vom leichten Schwappen der Körperflüssigkeiten der Mutter. Hier gelten keine „höheren" Wünsche als die nach Schutz, Sicherheit und Wohlbehagen. Ich zweifle, ob ich als Kind genug davon bekam. Wenn wir so fühlen, befinden wir uns in einer Welt, in der es noch keine Sprache gibt.

Die Welt dieser rudimentären Wünsche ist das Reich, in der die Rhythmustherapie von Schwendimann stattfindet. Dort wird wenig gesprochen; wo es aber keine Worte gibt, da muss man nicht einfach schweigen. Eine Therapie, die dort ansetzt, hilft dem Patienten, sich spüren zu lernen, seine Gefühle zu ordnen und sie dann in Sprache umzusetzen. Sie versucht ihm zu helfen, in seinem Körper seinen *eigenen* Rhythmus zu finden. Wenn man ihn verloren hat, wird man nämlich krank. Das gilt für alle Krankheiten, auch für die MS. Hinter den meisten Zivilisationskrankheiten steht der Verlust des Rhythmus. Unsere Kultur verlangt oft vom Einzelnen nichts anderes, als dass er ihr seinen Rhythmus opfert. Hinter vielen organischen Krankheiten steht diese Forderung. Bei psychischen Erkrankungen ohnehin. Ist erst ein solcher Rhythmusverlust eingetreten, entsteht Angst oder Krankheit. Eine von ihnen ist die MS. Wo keine Worte hingelangen, behilft man sich mit Bildern und Metaphern – und lernt, mit sich selbst bildhaft und liebevoll zu kommunizieren. Jeder lernt so, seine eigenen Bilder zu finden und seine Befindlichkeiten zu orten, sie mit sprachlichen Ausdrücken zu versehen und damit zu verankern. Insofern sind hier die Visualisierungen zentral.

Genau das machen wir jedes Mal, wenn ich bei Schwendimann bin. Ob das eine eigentliche MS-Therapie ist, weiß ich nicht. Insofern es aber darum geht, sich auf einer tiefen Ebene des körperlichen Unbewussten zu finden, findet dort sicher Heilung statt.

Biophotonentherapie und Radionik

Die MS ist klassisch-medizinisch erst in äußerst seltenen Fällen heilbar. Es mehren sich aber die Anzeichen, dass es bald einen grundlegenden Durchbruch geben könnte. Die Schulmedizin sucht, wie gesagt, seit Langem und mit Eifer nach einem die MS heilenden Medikament. Ihre Metatheorie basiert auf der klassischen Physik. Aber auch andere Durchbrüche liegen in der Luft. Einer davon betrifft die Biophotonentherapie und die Radionik. Beide gehen von einer anderen Metatheorie aus: von jener der Quantenphysik. Wie die chinesische Medizin strebt auch die Biophotonentherapie einen energetischen Ausgleich an, um damit Disharmonien im Körper auszugleichen. Biophotonentherapie und Radionik haben Parallelen zur Homöopathie. Die Mittel, die bei der Photonentherapie verabreicht werden, sind von Anfang an derart hoch potenziert, dass sie nur noch reine Energie enthalten: Informationen an die erkrankten Körperteile. Im Fall der MS sind die Informationen an das Zentralnervensystem gerichtet.

Der Naturheilpraktiker Josef Fluri behandelt mich seit Jahren mit dieser Methode – einer spannenden, mir anfänglich neuartigen Mischung von Homöopathie, Quantenphysik und „Sheldrake", gewürzt mit seiner eigenen Zutat: einer kräftigen Prise Hellsichtigkeit. Diese aber hängt weniger mit der Methode zusammen als mit seiner Person. Trotz einiger Bedenken bin ich bis auf den heutigen Tag bei ihm geblieben und bereue den damaligen Wechsel zu ihm nicht im Geringsten. Als ich bei ihm begann, hörte ich definitiv mit der Interferonbehandlung auf. Fluris Ansatz überzeugte mich viel mehr. Das teure Interferon hatte meine Krankenkasse immer anstandslos bezahlt, für die viel kostengünstigere Behandlung von Furi zahlt sie hingegen nichts.

Meister Fluris spirituelle Quanten

Schon der Weg zu Meister Fluri ist eine Pracht. Vom Zürichsee, an dem ich wohne, ins Appenzell; nicht auf der Autobahn, sondern durchs romantische Toggenburg. Fast immer das längliche Massiv des Alpsteins neben sich. Rechts thront der Säntis. Auf gewundenen Sträßchen, an Wiesen vorbei, entlang lieblicher Wälder und sanfter Hügel, durch alte Dörfer und entlang verfallener Häuser führt der

Weg ins Appenzellerland. Eine Bilderbuch-Schweiz. Nur genaueres Wissen kann die Sinne Lügen strafen. Nicht wenige wissen, dass der Schein trügt.

Und trotzdem, in Herisau, dem Hauptort von Appenzell Ausserrhoden, befinden sich viele Heiler, Naturärzte und alternative Mediziner. Dort – abseits der akademischen Hightech-Medizin – dürfen sie noch praktizieren. Dort finden sie ihre Klientel: berglerische Voralpenbewohner sowie experimentierfreudige Städter. Dorthin gehen auch Klinikdirektoren und Chefärzte, die – so mein Naturheiler schelmisch – ihren eigenen Methoden nicht mehr trauen und ihre eigenen Leiden kompetent behandeln lassen wollen. Dort, im hinterwäldlerisch-konservativen Appenzell, experimentiert Fluri mit einer seltsamen Verbindung von Quantenphysik und Spiritualität.

Eine Freundin führte mich vor Jahren hin. Ohne Beziehungen hätte Meister Fluri mich nicht aufgenommen. Er ist völlig ausgebucht. Ob seine Methode Zukunft hat, wird sich später erweisen. Ein PR-Mensch ist er jedenfalls nicht, wohl aber überzeugt von seinem Ansatz. Freizeit gönnt er sich in seinem Eifer fast keine. Und mir hat er bislang nicht nur nicht geschadet, sondern im Gegenteil: Auch ohne Interferon und Cortison lebe ich als MS-ler seit Jahren ganz gut. Mal besser und mal schlechter. Die Tendenz zeigt aber insgesamt deutlich nach oben.

Ob die Biophotonenmethode auch anderen hilft? Keine Ahnung. Josef Fluri versichert es mir glaubhaft. Überall dort, wo die Nervenbahnen betroffen sind, könne die Biophotonentherapie sie kurieren. Seine Erfahrung ist: „Solange jemand lebt, ist keiner seiner Nerven tot. Man kann jeden Nerv wieder holen." Mir jedenfalls gefällt seine Überzeugung – und der Verlauf meiner Behandlung gibt ihm auch in meinem Fall Recht. Dass ich diese Überzeugung teile, scheint eine Voraussetzung jeder Behandlung zu sein; das gilt auch für Placebokuren. Später erfuhr ich, dass Günters Radionik ähnlich vorgeht (hierzu später mehr).

Wenn ich Fluri jeweils meine Photonen betreffend nach etwas Konkretem frage, schaut er mich verschmitzt an und sagt, er sehe das halt einfach so. Andere müssten das jahrelang lernen, er aber habe diese besondere Sicht. Ich fragte mich oft, ob er ein Hellseher, ein Genie oder ein Scharlatan ist. Die Antwort fiel bislang jedes Mal eindeutig aus. Ich will an dieser Stelle seine Methode nicht propagieren. Das werden die Erfinder zu gegebener Zeit wohl selbst tun. Wenn ihnen danach ist. So wie es mir allerdings scheint, will Meister Fluri seine Kräfte nicht damit vergeuden, sich mit der Schulmedizin auseinanderzusetzen. Er erachtet sie als nicht gewillt, Neuerungen abseits ihrer eigenen Wege zu verfolgen. Er kennt zahlreiche Beispiele, die seine Meinung unterstreichen. Also investiert er seine Kräfte nur zugunsten seiner Patienten. Ich werde im Folgenden lediglich einige Stichworte geben, damit sich jede(r) in etwa vorstellen kann, wovon hier die Rede ist.

- Ausgangspunkt von Josef Fluri war die Homöopathie: Am Ende einer langen Reihe von Verdünnungen bleibt vom Ausgangsmittel keine Substanz, sondern nur noch die reine Information zurück: bloße Energie. Diese wird dann dem Patienten mittels Photonen „verabreicht". Die Photonen spielen hierbei die Rolle der Energieträger.
- Bei vielen Krankheiten (Lähmungen, Infarkten, MS etc.) erreichen aktuelle Informationen die Nerven nicht mehr. Mit der Biophotonentherapie werden die Nerven wieder aktiviert. Auch im Falle der MS geht es darum, das Nervensystem so weit zu bringen, dass es wieder die betroffenen Nerven leiten lässt. Solange die Nerven nicht leiten, können sie auch die Muskeln und Gelenke nicht steuern. Diese verkümmern dann. Mit den Biophotonen werden die Nerven wieder mobilisiert. Dadurch kommt es sehr oft zur Heilung.
- Der eigentlichen Nervenleitreaktivierung folgt die Behebung der Folgeschäden: Durch eine jahrlange MS haben sich manche Muskeln kompensatorisch überaktiviert, während andere verkümmerten. Das wird wieder in Ordnung gebracht. Erneut ist der Patient auch in seiner Physiotherapie sehr gefordert.
- Jedes Organ strahlt mit einer anderen Frequenz und sendet dabei Energie aus. Auch jede Zelle hat eine bestimmte Frequenz, mit

der sie sendet. Fritz-Albert Popp hat die Frequenzen von gesunden und kranken Zellen sowie Organen erforscht. Sein Ergebnis: Im Falle von Krankheiten strahlen die Zellen Energie in einer anderen Frequenz aus, als sie es normalerweise tun. So ist die Kommunikation in und zwischen den Zellen „gestört". Die Biophotonen tragen die Energie dorthin, wo der Körper sie braucht. Naturheiler wissen genau, welche Photonen mit welchen Energiequanten sie wo platzieren müssen, damit das befallene Organ angeregt wird. Popp untersuchte so auch den Einfluss von Medikamenten. Heute arbeitet er, unter anderem, für Nestlé an der Entwicklung neuer Nahrungsmittel.

- Durch die Biophotonenbehandlung wird nicht immer geheilt; es werden lediglich Zellen angeregt. Der Rest geschieht durch die Selbstheilungskräfte der Person.

Voraussetzung ist, dass dieser Mensch weiterleben *will*, damit er die Anregung aufnimmt, die er von außen bekommt. Dann soll sein Körper die unterbrochene Funktion selbst weiterführen. Der Lebenswille ist also zentral. Meinen Naturheiler interessiert das aber leider kaum. Seelisch-psychologisches ist nicht sein Metier. Er sei, sagt er, nur ein Forscher.

- Nach jeder Behandlung pulsieren meine Beine, als seien sie von Kräften durchströmt, die sie längst verlassen hatten und nun wiedergekehrt sind. Eine unendliche Müdigkeit überfällt mich dann stets. Das führe ich darauf zurück, dass mein Körper jeweils viel Kraft benötigt, um sich zu regenerieren. Ansonsten aber ist die Methode schmerzfrei und hat nicht die geringsten Nebenwirkungen.

Eines Tages klagte ich Fluri: „Jetzt bin ich schon ein paar Jahre bei Ihnen und ich bin noch immer krank." Darauf antwortete er: „Immerhin geht es Ihnen ziemlich gut, wer weiß, wo Sie stünden, wenn Sie die Behandlung nicht machen würden. Im Übrigen dauert jede Heilung der MS ebenso lang wie der Zeitraum, während dem sie sich entwickelt hat. Also: Geduld! Bei dieser Art von Behandlung müssen Sie Vertrauen haben."

Einmal erzählte ich Günter (in Kapitel 6 wird von ihm ausführlich die Rede sein) von Fluri. „Fluri geht von der Homöopathie aus und verwendet bei der Biophotonentherapie nur höchste Potenzen, verabreicht also reine Information." Günter antwortete: „Die Radionik läuft auch so. Ich gebe dort deine relevanten Daten ein und dann sagt mir der Radionikcomputer, welche Frequenzen deinen Organen fehlen." „Das macht Fluri auch so, dann legt er die Photonen auf, damit sie mir die fehlenden Schwingungen verabreichen. Bei beiden Methoden geht es um Frequenzen, Schwingungen und Informationen. Beide arbeiten mit dem morphogenetischen Feld: mit der Übermittlung von Informationen über Distanz." Günter entgegnete: „Wie bei Sheldrakes Affen, die, ohne sich zu kennen, auf Distanz voneinander lernen ... Beide Methoden setzen viel Vertrauen in sie voraus." Ich verstand Günters Bemerkung über die Affen nicht als Affront gegen Fluri und bin noch heute bei ihm in Behandlung.

Was die Biophotonentherapie überhaupt ist, habe ich bereits erläutert: Man kann sie zum einen von der Homöopathie, zum anderen von der Quantenphysik her betrachten. Ersteres ist mittlerweile geklärt. Aus Sicht der Quantenphysik sind Photonen die „Lichtteilchen". Sie sind die „Bausteine" der elektromagnetischen Strahlung. Auch hier geht es um Informationsübertragung, diesmal via die Schwingung von Elementarteilchen.

Heute gelten in der traditionellen Medizin chemische Substanzen und Hormone als Mittel der Informationsverbreitung. Die traditionelle Medizin arbeitet also mit Materie. In der Photonentherapie hingegen wird nicht Materie, sondern Geistiges übermittelt: Informationen. Die Zellen kommunizieren eben nicht nur mittels Materie, sondern auch mittels Energieübertragung. Die entsprechende Therapie wirkt wie folgt: Jeder Körperteil, der befallen ist, lässt sich mit einer bestimmten Frequenz „ansprechen" und damit wieder zu seiner ursprünglichen Funktion bringen.

Bei der MS ist es das Nervensystem, das ein „Reset" erfährt. Es erhält auf diese Weise Informationen, welche die Selbstheilungskraft des Organismus anregen. Auch im Falle der Biophotonentherapie – das wiederholt Meister Fluri jedes Mal – hängt die Heilung letztlich von der Psyche des Erkrankten ab. Doch diese ist, wie gesagt, nicht sein Arbeitsgebiet. Was er macht, hat nur mit Physik zu tun. Ihm zufolge sind Lichtwellen einer bestimmten Länge in der Lage, bestimmte Organe „anzusprechen". So geht Meister Fluri auch bei mir vor, indem er mir alle paar Wochen die richtig sendenden Biophotonen verabreicht.

Radionik

Mit der gleichen Logik funktioniert die Radionik. Auch die Radionikgeräte messen die Schwingungen der fehlgesteuerten Organe und bringen sie dann wieder ins Gleichgewicht. Die Radionikgeräte arbeiten aber auch mit geschriebenen Wörtern. Die Energiefelder werden generell durch Mentales (geschriebenes, gedachtes und gesprochenes Wort) beeinflusst. Denn auch diese haben Schwingungen und beeinflussen das krank schwingende Feld. Insofern ist die Wahl der Worte bei jeder MS-Therapie entscheidend. Jedes Wort weist eben eine andere Schwingung auf. Sich selbst zu sagen, „Es geht mir gut", hat eine völlig andere Schwingung, als sich selbst zu sagen, „Es geht mir schlecht."

Für die MS ist also Folgendes besonders wichtig: Regulationsstörungen im Denken und in der Psyche setzen sich in physiologische, organische, zelluläre und molekulare Feldregulationen fort. Auf jeder dieser Ebenen verfügt der Körper über die Fähigkeit, Störungen auszugleichen. Geschieht dies aber nicht, greift die Störung auf den nächsttieferen Bereich über. So kann beispielsweise ein Konfliktverhalten letztlich auch zu muskulären Verspannungen führen. Wir sehen hier wieder den Zusammenhang mit der gedanklichen Beeinflussung des energetischen Feldes. Dabei spielen hier ebenfalls die Photonen eine zentrale Rolle. Jedenfalls ist es so möglich, über die energetischen Felder Materie mit Informationen zu versorgen – und die Materie dadurch zu verändern.

Für die therapeutische Umsetzung dieser Erkenntnisse ist ein weiteres Phänomen von Bedeutung. Wir produzieren nicht nur einzelne Photonen, sondern auch Zwillingsphotonen, von denen der eine unter Umständen bei uns bleibt, der interagierende „Zwilling" hingegen abgegeben und zum Beispiel auf einem Foto gespeichert werden kann. Da diese „Zwillinge" ständig miteinander in Kontakt sind, kann über den einen Zwilling der andere beeinflusst werden. So funktioniert die Radionik. Ein solches Radionikgerät verwendete auch Günter. Nun braucht es ein weiteres Element, um die Biophotonentherapie und die Radionik zu verstehen. Fluri empfahl mir die entsprechende Lektüre sehr: Rupert Sheldrakes Modell der morphogenetischen Felder.

Sheldrakes Modell der morphogenetischen Felder

Mit Rupert Sheldrake bekommt das Ganze einen zusätzlichen Dreh: Auch Sheldrake verknüpft das Denken der modernen Physik mit der Spiritualität. Dass er für Spirituelles offen ist, lässt ihn für manche suspekt erscheinen. Und dennoch: Er weist meines Erachtens der Verbindung von Materie und Geist einen spannenden Weg. Genau auf dieser Linie erwarte ich einen Fortschritt im Umgang mit der MS. Auch als Psychotherapeut stieß ich schon auf diese Linie. Jeder Systemtherapeut kennt die Sätze „Das Ganze ist mehr als die Summe seiner Teile" und „Alles hängt mit allem zusammen". Von dort aus ist es nur ein Katzensprung zu Sheldrakes spirituellem Denken. Auch das strukturelle Denken, das von den menschlichen Erfahrungen absieht, ist mir nicht unvertraut. Ein schales Gefühl meldet sich aber immer wieder bei mir.

Sheldrake, als Biologe akademisch geschult, hat ein Modell entwickelt, in dem beide Denkweisen enthalten sind. So wird zum Beispiel klar, warum ein Körper, der sich weit weg befindet, einen anderen, der nahe ist, beeinflussen kann. Fernwirkung ist der uns vertraute Begriff dafür. Wenn beide Körper „Zwillinge" sind, ist uns das Prinzip auch schon von der Radionik her vertraut. In der Sheldrake'schen Terminologie ist es ein „morphogenetisches (gestaltbildendes) Feld", das auch auf Entfernung die beiden Körper verbindet.

Sheldrakes Denken ist zunächst nur relativitätstheoretisch. Dort lautet es: Zwei Körper befinden sich, in räumlicher und zeitlicher Distanz zueinander, im Raum. Gemeinsam bilden sie ein Raumzeitfeld. In diesem existieren sie dann. In Newtons klassischer Mechanik waren die beiden Körper noch isoliert; in der Relativitätstheorie hingegen sind beide Teile eines ihnen gemeinsamen Feldes. Dieses ist unsichtbar und wirkt im Hintergrund. Es existiert, sobald es errichtet ist, autonom: das elektromagnetische Feld. Um dies zu verstehen, führe man sich ein Auto auf einer Wiese vor Augen. Ist die Wiese nass, hinterlassen die Reifen des fahrenden Autos eine Spur. Diese vergeht nach einer gewissen Zeit wieder. Ist die Wiese wieder trocken, sieht man nichts mehr vom Reifenabdruck. Und doch ist das Auto dort gefahren. So ist es auch mit den morphogenetischen Feldern. Ihre Information bleibt erhalten, auch wenn sie niemand mehr sieht. Sogar „Gedächtnisspuren" bleiben selbst dann noch erhalten, wenn ihr materielles Substrat kaum noch vorhanden ist. Bezüge zum Modell der Homöopathie sind nicht zufällig. Die Informationen, um die es hier geht, sind jedenfalls in beiden Fällen nicht mehr materiell und darum auch mit den herkömmlichen Verfahren nicht messbar. Dennoch sind sie präsent.

Auch die morphogenetischen Felder selbst lassen sich physikalisch nicht nachweisen. Sie sind unsichtbar und wirken im Verborgenen. Ihre feinstoffliche Natur lässt nur diejenigen, die sie anerkennen und mit ihnen arbeiten, an sie glauben. Jedem rein materialistischen Denken bleiben sie aber fremd. Darum ist das Sheldrake'sche Denken den reinen Materialisten suspekt. Auch Sheldrake greift auf ein Bild zurück, um die morphogenetischen Felder zu erklären. Die Relativitätstheorie besagt: Nicht der Mond kreist um die Erde; vielmehr umgibt die Erde ein Raumzeitfeld, in dem unser Mond auf einer Bahn gehalten wird. Der Mond kann sich in diesem Feld nicht anders bewegen, als seiner Bahn zu folgen. Genauso verhält es sich in diesem Beispiel mit dem morphogenetischen Feld: Dieses ist weder eine Eigenschaft der Erde noch eine des Mondes. Aber einmal gegeben, übt dieses Feld auf beide seinen Einfluss aus. Die „historischen Spannungslinien", von denen in diesem Buch mehrfach die Rede ist, wirken ähnlich wie diese Felder: Sie wirken unabhängig vom Bewusstsein derer, die sich entlang ihrer befinden.

Das morphogenetische Feld ähnelt dem elektromagnetischen Feld der Relativitätstheorie. Aber das Konzept des morphogenetischen Feldes geht weiter als das physikalische Modell. Sheldrake verlängert es hinein in die Welt der Menschen. Zum Beispiel gibt er einigen Begriffen der Psychologie eine neue Bedeutung. So ist es keine *bewusste* Eigenschaft der Erde, dass sie den Mond „anzieht". Ebenso wenig ist der Mond *motiviert*, sich an die Erde zu heften. Lassen wir jede Anthropomorphie[5] beiseite, dann gilt: Das Feld wirkt unabhängig von den beiden Körpern. Das Feld schafft eine unsichtbare Struktur, die sich auf das Verhalten der Umgebung auswirkt. Heute und auch in der Zukunft.

Auch der Begriff *Gedächtnis* erhält damit eine neue Bedeutung. Gedächtnis ist nicht an die Existenz eines Menschen gebunden. Das morphogenetische Feld enthält aber Informationen, die in der Vergangenheit gesammelt wurden und in die Zukunft reichen. Diese Informationen werden weitergereicht, sofern die Empfänger der Information eine ähnliche Form haben wie der Sender. Deshalb der Ausdruck „morphogenetisch" (gestaltbildend). Bei den Informationen, die im Gedächtnis enthalten sind, handelt es sich in diesem Beispiel um historische Erfahrungen der Ethnie oder einer Familie, die unabhängig von den Erinnerungen der einzelnen Menschen wirken. So jedenfalls sind die subjektunabhängigen und gleichwohl historischen Muster zu verstehen. Diese morphogenetischen Felder wirken, wenn sie „Menschen" betreffen, *wie* ihr „kollektives Unterbewusstes". Ein Feld färbt Menschen quasi hinter ihrem Rücken. Insofern sind die Felder – vom Einzelnen her gesehen – durch die Einzelnen unbeeinflussbar. Schlachtfelder, Konzentrationslager etc.

---

[5] Gilt nur für „Menschenartige", ist nur auf die Menschen beziehbar.

4 Wege hinaus

sind auch solche Felder. Die jahrhundertealte Gewalterfahrung meiner Familien ist auch so eines.

Für uns MS-ler ist es meines Erachtens wichtig, uns *auch* solcher Denkfiguren zu bedienen, dann wird klarer, dass Ereignisse stattfinden können, die uns existenziell betreffen, ohne dass das Eintreffen dieser Ereignisse aus den Eigenschaften oder den Erfahrungen der betroffenen Menschen heraus begründet werden kann. Dann ist womöglich das Feld, das etwas bewirkt, vielleicht eine MS. Auch sie kann aus einem historischen Spannungsfeld resultieren. Dann wäre die MS primär weder aus der gegenwärtigen Psyche dieser Menschen noch aus ihren Genen noch aus dem aktuellen Verhalten des Erkrankten ableitbar. Dann könnte sie primär mit vergangenen Zeiten der Biografie zusammenhängen oder mit generationenalten Erfahrungen der Familien, aus denen der Erkrankte stammt, oder mit der Geschichte seiner Ethnie.

Weiter mit Sheldrakes Konzept: *Jedes* Element, sagt er, egal ob Mensch, Pflanze, Tier oder Dinge, ist von einem morphogenetischen Feld umgeben. Dieses Feld hat nicht nur ein Gedächtnis, es steht auch mit allen anderen formgleichen Feldern in Kontakt – unabhängig von der Distanz. Weltweit, und durch die Zeiten hindurch. Die morphogenetischen Felder sind so wie elektromagnetische Felder. Sie können Materie durch Schwingungen verändern. Dabei spielen Photonen eine entscheidende Rolle. In anderen Therapien sind es, wie gesagt, Gedanken und Worte, die mit ihren Schwingungen die Materie beeinflussen. Es gibt also allen Grund zur Hoffnung, dass bald eine MS-Therapie gefunden wird, die verändern kann. Ob sie dann wirklich heilt, wird nach wie vor auch vom Unbewussten, von Körper, Seele und Geist des Erkrankten abhängen.

5

Warum hinauskommen so schwerfällt

Gegenstand dieses Buches ist der Ausstieg aus der MS, der den meisten MS-lern bekanntlich schwerfällt – und dies aus verschiedenen Gründen. Insofern ist die Überwindung der im Folgenden aufgeführten Hindernisse entscheidend. Genauso wichtig ist es, der Frage nachzugehen, wie ein Ausstieg tatsächlich gelingt. In späteren Kapiteln des Buches werden weitere Hinderungsgründe besprochen.

Krankheitsgewinne

Jede Krankheit hat auch ihre „Vorteile" – unabhängig davon, wie schlimm sie für den Betroffenen und seine Umgebung auch sein mag. Wenn ich solche „Krankheitsgewinne" nicht selbst hätte überwinden müssen, hätte ich Skrupel, darüber zu schreiben. Zu schnell wird den Behinderten ein Motiv untergeschoben, weshalb sie vermeintlich nicht gesunden wollen. Dies aber ist in der Regel nicht der Fall: Die meisten MS-ler *wollen* gesunden. Allen Behinderungen ist aber eigen, dass sie den Behinderten selbst auch Vorteile bieten. In den allerwenigsten Fällen ist es jedoch so, dass die Behinderten dieser Vorteile wegen ihre Behinderung suchten. Doch der Vorwurf der Vorteilserschleichung wird immer wieder geäußert. Das erschwert es, solche wirklichen, aber unbewussten Hindernisse bei der Gesundung zu thematisieren.

In den „Krankheitsgewinnen" liegen also einige der unbewussten Haupthindernisse für die Gesundung. Auch die MS hat solche Quasivorteile. Ich selbst musste im Verlauf meiner MS sortieren, was mir *wirklich* zusteht und ob und wo ein allenfalls unberechtigter Vorteil lockt:

- Aufgrund des Krankengelds, das von der Versicherung bezahlt wird, muss man sich nicht auf dem Arbeitsmarkt „herumschlagen".
- Die Parkkarte ermöglicht ab und zu problemloseres Parken.

Dies sind finanzielle Vorteile, die sich den MS-lern bieten. Es gibt aber auch immaterielle Gewinne, von denen ich erfahren habe:

- Manche wollen aus irgendwelchen Gründen keinen Sex haben. Durch seine/ihre MS können sie das „legitimieren".

Der Körper hört also mit, wenn man aus der Krankheit Profit ziehen will, und tut einem dann den „Gefallen" mitzuspielen.

Der größte „Vorteil", den man aus seiner Krankheit ziehen kann, liegt aber in der Opferrolle: Behinderte können vieles nicht mehr. Mich kränkte es, dass ich vieles nicht mehr konnte, und doch musste ich mich der inneren Stimme stellen, die mir vorwarf: „Du bist doch eigentlich froh, dass du dies und das nicht mehr musst." In meinem Fall ging es dabei zum Beispiel ums Autowaschen, Wohnung putzen etc. Wieder musste ich also sortieren und mir klar werden, was ich wirklich nicht mehr konnte und wo mir lediglich die Opferrolle gelegen kam oder gar gefiel. Als Opfer nämlich bekommt man Hilfe angeboten, muss Ungeliebtes nicht machen, erhält Streicheleinheiten, Mitleid und Mitgefühl und ab und zu sogar die Tapferkeitsmedaille. Wenn man gesunden will, muss man aber die Kraft aufbringen, auf die unberechtigten „Vorteile" zu verzichten und nur jene einzufordern, die einem wirklich zustehen.

Doch aufgepasst: Was ich soeben erläutert habe, gilt, wie gesagt, nur für jene Kranken, die der „Vorteile" wegen auf ihre Gesundung verzichten. Es gibt aber sehr viele MS-Kranke, die gesunden wollen, ohne sich durch die vermeintlichen „Vorteile" ablenken zu lassen. Ihnen gelingt die Gesundung aus völlig anderen Gründen (noch) nicht. Ihnen kann Kapitel 6 weiterhelfen, den anderen vielleicht aber schon der folgende Abschnitt.

Wenn der Körper der Seele nachhinkt

Um eine weitere Schwierigkeit klarzumachen, der auch ich auf dem Weg zur Heilung begegnete, lassen Sie mich ein Beispiel aus meiner Therapeutenpraxis anführen. Eine meiner Patientinnen hat Jugenddiabetes. Sie ist seit einigen Jahren mit einer „neurotischen Entwicklung" in Therapie. Seit Langem ist sie nur bedingt arbeitsfähig und bezieht deswegen eine Rente der Invalidenversicherung (IV). Vor Kurzem wollte die IV, dass ihr Vertrauensarzt feststellt, wie es inzwischen um ihren IV-Anspruch bestellt ist. Dabei stellte sich heraus, dass diese Frau seelisch fast gesund, ihr Diabetes allerdings immer noch schwach vorhanden ist. Sollte er sie also weiterhin krank schreiben oder nicht? Wie ist das Ganze zu verstehen? Und was hat das mit uns MS-lern zu tun?

An diesem Beispiel wird ersichtlich: Die körperliche und die seelische Gesundung sind nicht identisch. Deswegen unterscheide ich in diesem Buch zwischen Gesundung (körperlich) und Heilung (seelisch). Ich behaupte von mir, dass ich, obwohl seelisch ziemlich gesund, körperlich noch immer einige der MS-Symptome habe. So wie die Patientin, seelisch fast gesundet, noch immer an ihrem Diabetes leidet.

Generell gilt, dass der Körper eine andere Zeitrechnung hat als die Seele. Das körperliche Unbewusste ist gegenüber dem psychischen Unbewussten oft verspätet. Meist hinkt der Körper der Psyche hinterher. Und diese ist bereits viel langsamer als der ultraschnelle Verstand. Aus dieser Asynchronizität erwachsen Probleme, mit denen sich der Kranke abfinden muss: Er kann mittlerweile psychisch gesund sein, ohne dass sein Körper das gemerkt haben muss.

Vielleicht hat sich seine Krankheit sogar schon chronifiziert und der Körper damit eine Eigendynamik entwickelt. In diesem Fall laufen Körper und Psyche noch asynchroner, weil dann der Körper eine Eigendynamik entwickelt, die noch unabhängiger von der Psyche verläuft.

Später in diesem Buch zeige ich, dass ab und zu die MS Folge eines seelischen Konflikts ist. Verschwindet deshalb die MS, wenn der zugrunde liegende seelische Konflikt behoben ist? Nein! Hier ist davon auszugehen, dass ein Mensch auch dann seine MS beibehalten kann, wenn die psychische Konstellation längst überwunden ist, die damals zur Erkrankung geführt hatte. Das ist zwar ein trauriger Fakt, doch man kann sehr wohl lernen, mit solchen unveränderbaren Faktoren zu leben.

Nur das Unbewusste des Körpers zählt

Die nächste Schwierigkeit, der man auf dem Weg zur Heilung begegnet, liegt beim „Unbewussten". Dass ich ein Unbewusstes habe, war mir als psychoanalytisch geschulter Psychotherapeut längst schon klar. Dachte ich. Wie meine Seele aber konkret den Körper anstellte, um einen seelischen Konflikt zu lösen, wusste ich nicht. Auch nicht, dass die MS nicht zwingend auf einen unbewussten seelischen Konflikt zurückzuführen ist. Die MS hat wahrlich x verschiedene Gründe, um sich zu manifestieren. Die seelischen Ursachen allein zu ergründen, reicht nicht. Das aber wusste ich nicht von Anfang an, sondern musste dies, was meine Person betrifft, erst herausfinden. Und dies brauchte Zeit. Viel Zeit. Dass das Kennenlernen seines Unbewussten viel Zeit braucht, steht hier aber nicht im Zentrum. Es geht jetzt darum, dass viele es gewohnt sind, das Unbewusste, wenn überhaupt, nur als psychisches Phänomen zu verstehen. Weil ich zu Beginn meiner MS-Zeit auch so dachte, setzte ich an, mein psychisches Unbewusstes noch tiefer und im Hinblick auf meine MS zu ergründen. So verstrich viel Zeit. Langsam aber erfasste auch ich, was andere längst wussten: Es gibt nicht nur ein psychisches Unbewusstes, sondern auch ein Unbewusstes des Körpers. Dass die meisten unserer körperlichen Funktionen unbewusst ablaufen, ist heute ein Allgemeinplatz. Jetzt aber dämmerte mir, dass es bei der Heilung auch darauf ankommt, dass nicht nur der Wille, sondern auch der autonome Körper gesunden will. Doch der Körper lässt sich weder direkt beeinflussen, noch ist er so korrumpierbar wie das Ego, das sich kaufen lässt. Das Ego ist der geborene Diplomat: Es vermittelt laufend zwischen dem Willen seines Herrn und den Konventionen der Gesellschaft. Der Körper aber lässt sich auf derlei Deals nicht ein.

Was also tun? Wie mit seinem körperlichen Unbewussten in Kontakt treten? Das geht nur durch Übungen, Physiotherapie, Feldenkrais usw. Auf diese Weise lernt man es kennen. Vielleicht will es sich sogar ändern. Vielleicht. Das aber weiß man im Voraus nicht. Mit dem körperlichen Unbewussten in Kontakt zu treten, setzt Bescheidenheit voraus. Dem Körper gegenüber nützt es nichts, anmaßend zu sein. Oder fordernd. Den Körper kann man bestenfalls bitten und hoffen, dass er es erhört. Und unversehens sind wir bei der spirituellen Haltung. Diese Art des Umgangs ist jedenfalls weder linear noch direkt. Man kann den Zugang zu ihm nur erspüren, nicht begreifen. Ihn von außen erwirken zu wollen, ist zum Scheitern verurteilt. Daran allerdings scheitern meines Erachtens die meisten, die nur mit dem Kopf gesunden wollen.

Heilung ist nicht nur ein mentaler Akt

Aus dem oben Gesagten ergibt sich: Die Heilung ist nicht nur ein mentaler Akt. Viele, die gesunden wollen, machen das mit dem Kopf und mit dem Bewusstsein. Dass das nicht geht, hat sich bei vielen MS-lern schon lange herumgesprochen. Auf der anderen Seite aber ist die Heilung doch eine Frage der Disziplin und des Willens. Wie ist dieser Widerspruch zu verstehen?

Einerseits ist die Heilung tatsächlich ein Prozess, der weder zu planen noch zu steuern ist. Andererseits muss eine allenfalls eingetretene Veränderung unbedingt körperlich begleitet werden. Denn die Heilung ist nicht nur ein mentaler Akt. Darum muss sich der MS-ler, der sich auf dem Weg zur Heilung befindet, disziplinieren und seinen Körper aktiv schulen: seine Koordinationsfähigkeit erhalten, seine Muskeln trainieren und Aufbauarbeit betreiben. Mein Weg zur Heilung bestand über weite Strecken aus nichts anderem. Diese Disziplin kann man sich bewusst vornehmen. Ohne Disziplin, Eifer und Willen hätte ich meine Bequemlichkeit nicht überwinden können. Jeder, der gesunden will, muss dies also diszipliniert betreiben, obwohl keine Garantie besteht, dass er sich tatsächlich auf dem Wege zur Heilung befindet. Dieser Grundsatz gilt für vieles im Leben: Nur zu oft muss man etwas auf die bloße Möglichkeit hin tun, dass man damit eher zum Ziel kommen könnte. Oft wird einem ohne Garantie für irgendeinen Erfolg das Maximum abverlangt. Auch hier ist es so.

An diesem Punkt machen viele MS-ler schlapp. Sie wollen sich nur ihrer tatsächlichen unendlichen Müdigkeit überlassen, alle Viere von sich strecken und sich der Illusion hingeben, dass ein „Sich schonen" die Kräfte am besten erhalte. Nur mit großer Mühe konnte ich dieser Versuchung widerstehen – darin lag meine größte Herausforderung. Und bin fast sicher, dass es anderen MS-lern genauso ergeht. Nur mein Wille half mir an diesem Punkt, mich immer wieder aufzurappeln. Wie ich zu diesem Willen kam, weiß ich selbst nicht genau. Am Willen aber – da bin ich mir sicher – liegt es.

6

Königswege

Angenommen, 90% einer Population leiden an einer Krankheit. Schlimm genug! Das heißt aber: 10% bleiben gesund. Genau diese 10% interessieren mich: jene, die unter den gleichen Bedingungen eben nicht erkrankten. Die spannende Frage lautet: Wie machen sie das? Was machen sie anders als die 90%? Die Resilienzforschung geht den Fragen nach, die sich daraus ergeben. Insofern reiht sich dieses Buch in die Resilienzforschungsliteratur.

Im vorliegenden Kapitel werden einige Menschen vorgestellt, die zu den besagten 10% gehören. Auch einige ehemals MS-kranke Menschen wurden wieder gesund. Hier werden fünf gesundete Menschen paradigmatisch vorgestellt und die Fragen gestellt: Was machten sie? Wie wurden sie resilient? Und was können wir davon lernen? Einschränkend sei gesagt, dass von diesen fünf nur zwei MS hatten (Sonja und Günter). Die übrigen sind von anderen Krankheiten geheilt.

- Vor allem Sonjas Weg ist paradigmatisch, anregend und lehrreich. Sonja stand am Beginn meines Weges heraus aus der MS. Ihr Weg steht aber auch für den Weg von einigen anderen MS-lern, die ich zwar nicht namentlich erwähne, die es aber ebenfalls geschafft haben, ihre MS hinter sich zu lassen.

Die Wege jener Geheilten, die eine andere Krankheit als MS hatten, sind für MS-ler ebenfalls in so hohem Maße lehrreich, dass ich sie in diesem Kapitel ausführlich darstelle.

- Clemens Kuby war Paraplegiker und wurde völlig geheilt. Er gilt heute als einer der größten Experten für Wunderheilungen und für die Selbstheilung.
- Milton Erickson ist hervorragend geeignet, uns das Leben von jemandem vor Augen zu führen, der, obwohl er an Kinderlähmung erkrankte, vollständig resilient wurde.
- Tiziano Terzani wurde einer meiner größten Lehrmeister. Er hatte Krebs – und starb daran, allerdings viele Jahre später, als ihm seine Ärzte gegeben hatten. Ich erwähne ihn hier, weil sich an seinem Leben zeigt, dass Genesung und Heilung zweierlei sind. Terzani genas zwar körperlich nicht, und doch wurde er geheilt. Er starb erfüllt, reif, weise und glücklich.

Was alle Geheilten kennzeichnet, ist, dass sie die Hoffnung nicht aufgaben und sich auf ihren Weg machten. Jeder suchte anders. Vermutlich liegt genau darin die Botschaft dieses Kapitels. Lerne von anderen, aber suche *deinen* Weg.

Sonjas Traum: Wenn ihr es wollt, ist es kein Märchen

Kein Mensch hat mich in meinem Umgang mit meiner MS mehr geprägt als Sonja Wierk. Sie tat dies mit dem Motto, das ihr Buch[1] durchzieht und das mich wie ein Blitz traf. Es erreichte mich gerade zur rechten Zeit. Es lautet: MS ist heilbar! Dieser Satz katapultierte mich hoch hinauf. Zuvor dachte ich: Die MS ist mein Schicksal: unwiderruflich, unentrinnbar, furchtbar. Mir kann es nur immer schlechter gehen. Jedes Jahr ein wenig mehr. Sonjas Satz aber weckte mich wieder auf, gab mir wieder Hoffnung, Kraft und Zuversicht. Vorher nahm ich die MS-Diagnose fast als Todesurteil hin. Dann dieser Satz – und ihr ganzes Buch. Ich verschlang es. Nachdem ich es gelesen hatte, fing die Reise mit meiner MS erst richtig an. Dank

---

[1] B. Zaruba/S. Wierk (2002).

6 Königswege

ihres Buches hatte ich „Blut geleckt", das heißt, ich wollte wieder gesunden. Nach der Lektüre hielt ich es erstmals für möglich.

Heute, einige Jahre später, schreibe ich selbst über Sonja Wierks Sowi-Methode – hier im Kapitel „Königswege". Sie führte mich tatsächlich zurück in die Welt. Ihr Buch stand am Beginn meiner Reise. Ich bereue keinen Moment, den ich mit Sowi zugebracht habe. Die MS habe ich immer noch. Doch im Rollstuhl bin ich noch lange nicht. Als Sonja den Satz „MS ist heilbar" schrieb, war sie ungefähr 60 Jahre alt. Als sie anfing, Kurse zu geben, war sie also schon ziemlich betagt. Jahre später, in „unserem" Kurs, machte sie uns Mut und setzte bei uns allen enorm viel Kraft frei. Ich muss noch erwähnen, dass Sonja früher auch MS hatte, und zwar eine sehr aggressive Form. Jahrzehntelang, bis 1985, lag sie nur im Bett, fast völlig gelähmt. Sie konnte nicht einmal ihren kleinen Finger bewegen, weder schlucken noch richtig sprechen; nur stumm beobachten und still für sich denken. Denken konnte sie stets. Und jetzt hüpfte diese kleine zierliche Frau im Kurs, den *sie* uns gab, quirlig umher. Ich fragte mich: Wie um Gottes Willen hat sie das bloß geschafft!?

Sonja war die erste Frau, die ich kennenlernte, die den MS-Prozess hat umkehren können. Ich weiß nicht, was sie in die MS geführt hat. Aber etwas ließ sie wieder gesund werden – und machte, dass sie dies nicht für sich behalten, sondern an uns andere MS-ler weitergeben wollte. Wir, einige auf Stühlen, viele im Rollstuhl sitzend, hingen im Kurs an ihren Lippen. Es schien, als sei die Reise zu Ende. Dabei hatte sie gerade erst begonnen.

Viele MS-ler befinden sich ständig auf der Suche und sind chronisch ratlos. So ging es mir selbst lange mit meiner MS. Sonja war nicht mehr chronisch ratlos. Sie war gesundet, und sie wusste, was sie wollte, zum Beispiel nicht mit den Wölfen heulen. Sie wollte in der MS-Behandlung etwas Neues. Nicht etwa weil sie eine Revolutionärin ist, sondern weil sie aus ihrer eigenen Erfahrung davon überzeugt war, was *wirklich* stimmt: Sie wusste: MS ist heilbar! Sie war der lebendige Beweis dafür. Wir alle trauten ihr.

Sonja ließ ihr Buch schreiben – von Barbara Zaruba. Sonja wollte keine Zeit verlieren. Sie wollte ihre Erfahrungen auch in Kursen an

MS-ler und andere Bewegungsbehinderte weitergeben. Ich besuchte in Süddeutschland zwei ihrer je einwöchigen Kurse. Sie hatte damals schon in ganz Deutschland Dutzende Kurse gegeben. Diejenigen, die ich besuchte, waren fast die letzten. Sonja verausgabte sich auch bei uns – sie war erschöpft. Als sie aufhörte, kursierte das Gerücht, sie habe einen Schlaganfall erlitten. Ihr Lebenswerk war fast erfüllt. Bei unserem zweiten Kurs war Sonja schon an die 80 Jahre alt. Den vorgesehenen dritten Kurs gab es leider nicht mehr.

Wie bei Sonja alles begann

Bevor ich auf die Thesen des Buches von Sonja Wierk eingehe, möchte ich kurz ihr erstes Kapitel zusammenfassen:

Nach 25 Jahren MS hatte Sonja sich aufgegeben. Die letzten Jahre mit der Krankheit waren nur noch eine ungeheure Anstrengung für sie, ein großer Aufwand und ein – im Vergleich dazu – winziger Ertrag. Dann aber kam die Wende: Sonja entdeckte, dass sie ihre Gedanken auch für ihre Heilung einsetzen konnte. Sie merkte, dass sie kraft ihrer Gedanken Kontakt zu ihrem geschundenen Körper aufnehmen konnte. Mit intensiven Gedanken, die sie an den Körper richtete, gelangte sie an ihre verschiedenen Körperteile (Kehle, Beine, Füße). Mit intensiven Gedanken und mit liebevoller Zuwendung gewann sie ihren Körper zurück. Schritt für Schritt.

Sonjas Einstellung hat sich damals geändert: Sie hörte auf, viel von ihrem armen Körper zu wollen, von ihm etwas zu erwarten, ihn zu fordern und zu überfordern; stattdessen nahm sie ihn liebevoll an, nahm das entgegen, was ihr Körper ihr gab. Interessanterweise führte genau dieses „Den-Körper-nicht-Fordern" dazu, dass er sich nach und nach erholen konnte: mit Geduld und liebevoller Zuwendung. Sie war nun bereit, ihren Körper so anzunehmen, wie er gerade war. So „schritt" sie voran – mit der Überzeugung, dass es eines Tages schon gut werden würde.

Die Wende kam also mit einer neuen Einstellung. Sie befahl ihrem Körper nichts mehr und verzweifelte auch nicht mehr an ihm. Stattdessen fing sie an, auf ihn zu hören. Jahrzehntelang hatte er sich ihr verweigert, und sie haderte mit ihm. So betrachtete sie ihn als ihren Feind, den sie verzweifelt bekämpfte. Jetzt freundete sie sich mit ihm an. Sie gewann ihn, indem sie sich ihm zuwandte. Sie spürte ihren Körperteilen nach, nahm sie an und streichelte sie liebevoll.

Sonja hörte irgendwann auch mit der Einnahme jener Medikamente auf, die nur Nebenwirkungen hatten und die sie seelisch veränderten. Dann kehrte Ruhe ein, Gelassenheit. Später sollte sie von einer spirituellen Wende sprechen.

Ausgangspunkt war die Feldenkrais-Methode. Sonja modifizierte sie und passte sie den Bedingungen der MS-Kranken an. Sie ahnte, dass sie dabei war, eine sehr gute, neue Methode zu entwickeln: die Sowi-Therapie. Schon früh wollte sie andere Betroffene daran teilhaben lassen. Mit ihrem Buch und den vielen Kursen machte sie das auch.

Sonjas Buch – das Programm der Sowi-Therapie

MS ist heilbar! Das steht im Gegensatz zu dem, was die allermeisten MS-ler glauben. Bereits die Diagnose MS wird von den Erkrankten meist als „Todesurteil in Raten" empfunden. Genau diese Haltung aber verstärkt die MS. Sonja weiß, wie man anders mit seiner MS umgehen kann. Was sie behauptet, hat sie selbst erlebt. Sie ging jahrelang den Weg des langsamen MS-Todes – doch dann wurde sie wieder gesund. Später sollte ich hören, dass derjenige, der gesundet ist, Recht hat. Denn er hat das gemacht, was ihm geholfen hat. Vielleicht besteht darin, und nicht in der geschickten Wahl der besten aller Methoden, die Kunst der Heilung.

Sonja war uns ein Vorbild. „Wenn ihr der Überzeugung seid", sagte Sonja, „dass eure Krankheit unheilbar ist, eure Situation unveränderlich und eure Zukunft mehr als ungewiss, dann sind es diese Gedanken und Bilder, die eure Realität schaffen. Wenn ihr an sie glaubt, werden sie auch eure Zukunft prägen." Worte und Bilder schaffen Realitäten. Das sind sich selbst erfüllende Prophezeiungen (*self-fulfilling prophecies*). Glücklicherweise gilt das in beide Richtungen. So wie man in die MS hineinrutscht, kann man auch wieder herauskommen. Vor Ausbruch der MS geriet man aufgrund einer bestimmten Denkweise, durch Worte und Bilder in falsche Verknüpfungen. Diejenigen, die krank bleiben, können diese Worte und Bilder nicht wechseln. Ihr Denken bleibt unverändert. Bei ihnen schreitet deshalb die Krankheit voran. Diejenigen aber, die ihr Denken, ihre Sprache, ihr Verhalten und ihre Haltung ändern können, gelingt es, ihren Krankheitsprozess umzukehren. Und damit auch ihr Schicksal.

„Es lohnt sich also, eine andere Haltung zu gewinnen, wenn ihr gesunden wollt. Die Sowi-Methode ist ein gutes Vehikel dafür", meinte Sonja. Aber wie ändert man seine Haltung? Das wichtigste ist der Faktor Zeit, angereichert unter anderem mit Anregungen, Ideen und guten Beispielen. Wenn der Wechsel aber so einfach wäre, würden alle Sowi machen und alle einstigen MS-ler wie junge Götter umherhüpfen. Das aber ist leider nicht der Fall.

Also wieder Schritt für Schritt: Wer den Weg der Sowi-Therapie geht, muss durch unzählige Paradoxien hindurch. Einen Umgang mit den Paradoxien zu finden, gehört zur neuen Einstellung.

„Die Gesundung gelingt nur, wenn ihr sie wirklich *wollt*. Genau darin liegt der schwierigste Schritt. Dafür braucht es nicht nur den bewussten Kopf; der bewusste Wille genügt nicht. Es braucht auch das körperliche Unbewusste. Dieses muss ebenfalls gesunden wollen. Wenn man die Heilung nur vom Kopf aus will, wird sie misslingen. Nur wenn alle drei wollen – Kopf, Körper und Unbewusstes –, gelingt die Heilung. Es ist nicht einfach, das mentale und das körperliche Unbewusste zusammenzubringen. Also geht es darum, sein Unbewusstes kennenzulernen und herauszufinden, was es überhaupt will."

So sprach Sonja zu uns. Gelingt dann die Heilung? Ja. Aber nur den wenigsten auf Anhieb. Also üben wir. Manche ein Leben lang. Sonja brauchte weniger lang; sie benötigte „nur" 25 Jahre. Zum Dank schenkte sie uns, als es vollbracht war, die Sowi-Methode.

Die meisten Kursteilnehmer wussten schon lange über die Bedeutung des „Unbewussten des Körpers". Wir wussten, dass an der MS nur Kleinhirn und Rückenmark beteiligt sind. Beide schaffen Automatismen, die biografisch alt sind und zeitlebens unbewusst ablaufen – „gesteuert" durch unbewusste Denkmuster. Trotzdem war uns allen klar, dass wir dieses Körper-Unbewusstsein nicht willentlich beeinflussen können. Unser normales Bewusstsein des Großhirns ist gegenüber den Automatismen machtlos. Das hatten wir alle zur Genüge erfahren. Unsere Aufgabe als MS-ler besteht deshalb darin, neue Automatismen einzuüben. Wenn man solche einführen will, bleibt einem nichts anderes übrig, als sie tausendmal zu üben und zu wiederholen. Also probte ich munter weiter. Sonja hatte es leider unterlassen, uns zu sagen, wie lange das Üben neuer Muster bei Erwachsenen dauert. Ich weiß: Es dauert sehr, sehr lange. Aber es geht! Für den Anfang aber war es wahrlich wichtiger, uns Mut zu machen. Und das schaffte sie.

Die Paradoxie des Wunsches

Wir diskutierten im Kurs intensiv die zentrale Bedeutung des Heilungswunsches. Ihn zu haben, ist nur das eine, man muss sich auch wieder von ihm trennen können. Dasselbe gilt für den Wunsch, gesund zu werden. Sich dies zu sehr zu wünschen, verstärkt paradoxerweise Spasmus und Lähmung.

Wir lernten damals bei Sonja leider nur den ersten Teil des Gesundungsprozesses: den Wunsch zu haben. Schon das war schwer genug. Ehrlicherweise muss ich zugeben, dass ich den Rest damals auch noch nicht verstanden hätte. Also weiter: Bei der Sowi-MS-Therapie geht es um eine Verbindung von Körperarbeit, psychischer Arbeit, Neurologie und Entwicklungspsychologie. In der Wissenschaft ist dies heute zusammengefasst in der „Neuropsychoimmunologie".

An den Hochschulen wird mancherorts die Neuropsychoimmunologie als Teil der Neurowissenschaft anerkannt. Davon aber hat die Sowi-Methode noch nicht profitiert. Immer wieder klagte Sonja – wenn auch nur unter vier Augen – darüber, dass ihrer Arbeit die wissenschaftliche Anerkennung verweigert werde. Weder von den MS-Gesellschaften noch von der Pharmaindustrie werde sie unterstützt. Sie äußerte den Verdacht, dass Sowi eben „zu billig" und damit wirtschaftlich wohl zu wenig profitabel sei. Ich kenne den letzten Grund der Missachtung der Sowi-Therapie nicht, denke aber, die Pharmaindustrie sollte auch jenseits der Profitmaximierung an der Heilung interessiert sein. Und die MS-Gesellschaften dürften nichts unversucht lassen, was die Heilung der MS-Kranken vorantreiben könnte. Sie sollten die Sowi-Methode unterstützen, sie zumindest evaluieren und dann Sonja einladen. Warum passierte das nicht? Sonja wusste es nicht.

Die Grundidee der Sowi-Methode

Die Grundidee der Sowi-Methode ist einleuchtend und einfach: MS ist bekanntlich gekennzeichnet durch den Ausfall von Nervenbahnen. Also geht es darum, die ausgefallenen Nervenbahnen zu ersetzen. Die Sowi-Methode geht bei der Heilung davon aus, dass keine Bewegung unwiederbringlich verloren ist: „Ihr müsst dazu nur den erwünschten Bewegungsablauf geistig vorwegnehmen und dieses Bild dann in die Realität umsetzen. So entsteht eine neue Bahn. Klar?" Was auf diese Weise heilt, sind Imagination und Visualisierung. So einfach ist das.

„Kinder", fuhr Sonja fort, „erlernen alles auf diese Art. Wir Behinderten müssen auch so vorgehen: Kinder lernen zuerst im Kopf, wir nun auch. Im Kopf üben Kinder etwas zuerst tausendmal ein, bis sie es konkret umsetzen – tausendmal üben, fallen, verbessern, wieder üben. Kinder machen das spielerisch, nebenbei, mit ungeheurer Energie und Ausdauer. Aber sie machen es unbewusst. Wir Erwachsene können das nicht mehr unbewusst tun. Wir müssen die verloren gegangenen Bewegungsabläufe und Koordinationen bewusst planen und einüben, bis sie sitzen.

Sex und Erotik laufen übrigens nach dem gleichen Muster ab: Sex beginnt bekanntlich oft im Kopf, nämlich dann, wenn die Erotik am Anfang steht. Erotik ist mental. Dann folgt der gute körperliche Sex. Steht hingegen das Körperlich-Sexuelle von Anfang an im Vordergrund, bleibt das Mentale unwichtig. Die Werbung bevorzugt aus diesem Grund die Erotik. Auch MS-ler gehen lieber den mentalen Weg.

6 Königswege

Auch Sportler brauchen das Mentale, bevor sie körperlich-muskulär loslegen. Jeder Abfahrtsskimeister übt sein Kurvenverhalten auf einer Rennstrecke erst in Gedanken ein. Auch jede Gewichtsverlagerung in Kurven wird zuerst mental eingeübt. Autorennfahrer machen es ebenfalls so." Jetzt leuchtete mir die Sowi-Methode noch mehr ein, und ich kehrte enthusiastisch nach Hause.

Doch dann bekam ich neuere Ergebnisse der Hirnforschung in die Hand, denen zufolge man Zehntausende Übungseinheiten benötigt, um etwas Neues zu erlernen. Ich schluckte leer und sagte mir: Die Sowi-Methode braucht eben sehr lang, also fange ich am besten sofort an. Sonja wies uns schließlich immer wieder darauf hin: „Je später ihr zu üben beginnt, umso länger braucht ihr, bis ihr gesundet."

Also nochmals: Zunächst stellen wir uns das Ganze mental vor, bildhaft. Dann treten wir in dieses Bild ein. So wird das Mentale physisch, muskulär und real. Die Abfolge ist immer dieselbe: Das, was man anstrebt, wird zuerst mental anvisiert, dann imaginiert und schließlich realisiert.

Üben erfordert Energie. Schon die mentale Arbeit ist anstrengend. Die Energie, mit der wir das neue Bild errichten, folgt dabei unserer Aufmerksamkeit. Umgekehrt ist es wichtig, keine Energie in etwas zu stecken, das weder erwünscht noch möglich ist. Einen Hundertmeter-Weltrekord aufstellen zu wollen, wäre also kein schlaues Ziel.

Diesen Energiegrundsatz kannte ich bereits von der Psychotherapie her. Dort heißt es, man soll hungrige Raubtiere nicht füttern, denn dann wollen sie immer mehr. Und unversehens ist man derjenige, der ihnen nachrennt. Sonja und ich wussten dies. Wir beide waren schon damals keine Freunde der modernen Neurowissenschaft. Mir war klar, dass es besser ist, den Kontakt mit der Seele aufzunehmen als mit dem Computer. Also vergaß ich schnell die Einwände. Trotzdem machte ich mit der Sowi-Methode zunächst nur mir halber Kraft weiter. Der Grund dafür ist immer noch greifbar. Er hat mit meinem Ärger und meiner Enttäuschung zu tun: Der Sowi-Weg ist so einfach und doch so ungeheuer steinig und hart. Ich kenne außer Sonja nur wenige, die es geschafft haben. Es ist wahrlich viel einfacher, Medikamente zu schlucken, als sich den Schwierigkeiten und Paradoxien dieses Weges zu unterwerfen – und den alles entscheidenden Schritt zu machen, der zur Gesundung führt.

Warum erwähne ich all dies? Weil Sowi so viel Wahres enthält. Und weil diese Methode mir sehr hilft – menschlich und auch in meiner Beweglichkeit. Ein entscheidender Punkt liegt in der Zuversicht, dass alles gut geht, und im Wandel der Einstellung zum Leben. Diese Haltung stärkt mich enorm.

Sowi ist also deshalb schwierig, weil sie eine Umstellung in der bisherigen Einstellung erfordert. Und in der Lebensführung. Sie setzt voraus, dass man lernt, sich gerne zu haben, so gerne, dass man sich die Zeit nimmt, seinen Körper nicht als Sklave oder Feind wahrzunehmen, sondern als Freund. Diese Freundschaft muss man dann so wie jede andere gute Beziehung, die einem wichtig ist, ein Leben lang pflegen. Sowi ist – auch wenn die MS bleiben sollte – ein Lebensweg, den zu gehen sich lohnt.

Eins hatte ich nämlich mittlerweile verstanden: Die Einstellungsänderung allein ist schon Gold wert – unabhängig davon, ob die Heilung gelingt oder nicht. Besondere Menschen, wie Sonja, werden von der Muse geküsst und werden auch noch geheilt.

Diese neue Haltung lässt sich auf vieles anwenden, was uns MSlern begegnet. Hier einige Beispiele:

- Viele tun sich schwer loszulassen. Ist für sie beispielsweise ein Problem momentan nicht lösbar, beißen sie sich daran fest, statt es loszulassen. Loslassen lernen gehört auch zur Lebensschule der Sowi.
- Häufig bricht die Erkrankung aus, wenn man in seinem Leben in eine Sackgasse gerät und weder weiter weiß noch einen Weg zurückfindet. Dann „hilft" die MS, seine Lage neu zu ordnen. Ich brauchte lange, um zu verstehen und zu erkennen, was bei mir neu geordnet werden musste. Wenig war es nicht.
- Sonja zufolge liegt der Auslöser dieser Krankheit im psychischen Bereich. Man bekommt MS, wenn man sich verloren hat, wenn man nicht dort, wo es nötig war, Nein sagte, sich nicht genügend

abgrenzte und nicht zu sich stand. Ich selbst konnte zwar Nein sagen, aber ich sah eine Lösung oft zu idealistisch und blendete die Nachteile aus. So machte ich es natürlich anfänglich auch mit Sowi. Lernen, diese Methode realistisch zu sehen, gehörte zu meinem Sowi-Weg.

Ein anderer Kern der Sowi-Therapie: die Sowi-Übungen. Hier nur ein Beispiel:

- Komplexes Telefonieren
    - Den Telefonhörer abheben, sprechen. Das ist „normalschwer". Wir machen es jetzt komplexer:
    - Es läutet. Angle auf dem Weg zum Telefon drei Bücher aus dem Regal, öffne mit dem Ellbogen die angelehnte Zimmertür, nimm den Hörer ab, drücke mit dem einen Fuß die Zimmertür wieder zu – und rede jetzt.

Sonja kennt Tausende solcher Übungen. Sie hat alle gemacht. Mit eiserner Disziplin. Sie war ausdauernd und fleißig. Selbst beim Sitzen im Zahnarztstuhl übte sie – und erst recht liegend im Bett. Sonja war von ihrem Vorhaben erfüllt, es gab nur noch das für sie, überall, Tag und Nacht, sie war davon beseelt.

Diese Härte gab sie an uns weiter. Einmal saßen Sonja und ich nach einem Kurs zusammen und diskutierten. Eine Kursteilnehmerin, die an uns vorüber ging und uns nicht sah, strauchelte und fiel hin; ich wollte ihr zu Hilfe eilen, da sagte Sonja: „Lass sie ruhig; sie muss lernen, sich selbst zu helfen."

Das war nicht böse gemeint – im Gegenteil. Mit Hilfe gelingt das Zentrale der Sowi-Methode nicht: Die Entscheidung zu gesunden, muss von innen kommen. Sonst aber war Sonja empathisch und weich: „Jeden Fortschritt, den ihr macht, müsst ihr anerkennen und dem Körper dafür danken, dass er es geschafft hat; den Körper zu loben, ist sehr wichtig."

Ich mache auch heute immer wieder meine Sowi-Übungen. Immer wieder – mal mehr, mal weniger, ganz darauf verzichten werde ich wohl nie mehr. Warum blieb ich auf halbem Weg stehen? Ich machte nicht das, was Sonja propagierte; ich unternahm nicht alles, wie sie es tat. Warum war das so? Lag es an meiner Neurose? Oder am gesellschaftlichen Umfeld? Oder brauchte ich einfach die Zeit, um so weit zu kommen?

Warum gingen so wenige Sonjas Weg bis zum Ende?

Doch die Kurse bei Sonja standen, wie gesagt, erst am Anfang meiner MS-Reisen. Vieles, das ich erst viel später begriff, war bei Sonja schon angelegt. Allein: Ich war noch nicht dafür bereit. Mit seiner MS gut umzugehen, braucht wirklich viele Jahre.

Miltons Kanu

Milton Erickson[2] ist heute vor allem von der Hypnotherapie her bekannt. Er war aber auch einer der wohl größten Psychotherapeuten des letzten Jahrhunderts. Schon als Kind war Milton mehrfach behindert. Mit 17 bekam er Kinderlähmung und konnte zeitweise weder sprechen noch gehen. Er gab aber die Hoffnung nie auf. So lernte er mit 17 alles neu. Eines Tages wollte er, auf seinem Schaukelstuhl sitzend, etwas betrachten, das außerhalb seines Sichtfeldes lag. Plötzlich fing der Stuhl zu schaukeln an, und er konnte das Erwünschte sehen. Es waren, wie er mutmaßte, allein seine Gedanken, die den Stuhl bewegt hatten. So entdeckte er die Macht der Gedanken. Später halfen ihm seine Erinnerungen weiter: Er machte sich ein Bild davon, wie er etwas vor seiner Lähmung gemacht hatte, und holte so das Verlorengegangene wieder her. Wenn er es nicht mehr wusste, schaute er es seiner kleinen Schwester ab. Noch immer teilweise gelähmt, unternahm er alleine eine wochenlange Flusstour mit dem Kanu. Er schaffte es. Nach der Tour konnte er wieder gehen.

---

[2] D. Short/C. Weinspach (2007).

6 Königswege

Was ihn stark machte, war, dass er die Hoffnung nie aufgab. Er fand sich nie mit dem vermeintlich unabwendbaren Schicksal ab. Er tat sehr viel für seine Gesundung. Ohne „die gütige Mitarbeit" der Selbstheilungskräfte wäre es ihm vielleicht nicht gelungen. Heute weiß ich, dass wir auf die Selbstheilungskräfte bewusst eh keinen Einfluss haben. Sein Unbewusstes wollte gesunden.

Noch etwas hatte Milton Erickson gelernt – etwas, das später sein Kennzeichen wurde: Schwächen in Stärken umzuwandeln. Als Therapeut gab er seine Erfahrungen an seine Patienten weiter: mit enormem Erfolg. Er zielte nicht darauf, seine Patienten zu ändern und ihnen ihre Schwächen bewusst zu machen. Er analysierte auch nicht ihre Eigenarten. Er nahm sie zwar sehr wohl wahr, aber er nahm den Patienten nicht allein „als Symptomträger" wahr, sondern den Patienten als Ganzes – so, wie er gerade war. Augenzwinkernd und liebevoll. Er ließ seinen Patienten ihre Eigenarten und baute diese so in die Behandlungsstrategie ein, dass sie diese für sich nutzbar machen konnten. Dabei griff er auf seine eigenen Erfahrungen zurück; er hatte früh gelernt, seine schlummernden Fähigkeiten zu aktivieren und darauf zu vertrauen, dass er sie jederzeit abrufen konnte. Nun verband er sein Vertrauen darauf, dass es gut kommt, mit genial kreativen Lösungen. So wurde er, lange bevor es diesen Ausdruck in der Sprache der Therapie gab, ein Meister der Resilienz. Resilient sind jene, die so widerstandsfähig sind, dass sie trotz Schwierigkeiten und Hindernissen ihr Leben gut meistern. Eine der klassischen Milton'schen Resilienzübungen besteht darin, seine schlimmsten Ereignisse in positive Erfahrungen umzuwandeln.

- Als Beispiel: Deine MS ist für dich etwas Furchtbares. Beschreibe ausführlich die für dich schlimmsten Folgen ... Und nun wechsle die Optik und betrachte jede der schlimmen Folgen und sage, was jede von ihnen dir Gutes gebracht haben könnte ... Zum Beispiel: Welche Folge ließ dich etwas entwickeln, das du heute sehr liebst? Was erlaubte dir etwas, das dir ohne deine MS nie in den Sinn gekommen wäre? Welche also sind die ungeplanten, positiven Nebenwirkungen deiner MS – Folgen, die dein Leben bereicherten?

Wenn du solche Umwandlungsübungen machst, kann es dir helfen, nicht nur deine MS, sondern auch andere etwaige traumatische Ereignisse kraftspendend und identitätsbildend in dein Lebensskript einzubauen.

Bekannt wurde Erickson als Hypno- und Trancetherapeut. Er hatte erkannt, dass er die Patienten besser und nachhaltiger erreichen konnte, wenn er sie unterhalb ihres Alltagsbewusstseins abholte. Er tat dabei nie etwas, das der Werthaltung der Patienten widersprochen hätte. Wichtig ist er mir aber nicht wegen der Trancetherapie, sondern wegen seiner therapeutischen Strategien.[3] Seinen Patienten begegnete er mit größter Achtung. Er verstand es, vor allem an deren Eigenheiten anzudocken und gerade diese für den Fortschritt der Patienten nutzbar zu machen. Darin bestand seine Genialität.

Jahrzehnte später hatte Erickson einen Rückfall. Von da an praktizierte und lehrte er im Rollstuhl weiter. Trotz Schmerzen und Einschränkungen wusste er auch diese Behinderungen zugunsten seiner Klienten zu nutzen. Er war vertrauens- und glaubwürdig, weil er selbst im Umgang mit Schwierigkeiten erfahren war. Er machte seinen Patienten deshalb auch keine Angst, sondern gab ihnen Hoffnung. Gerade wegen seiner Behinderung konnte er ihnen das Wichtige glaubhaft vermitteln.

Ich selbst bin kein Ericksonianer. Jede Anhängerschaft ist mir, wie bereits gesagt, fremd – doch auch damit bin ich bei Erickson gut aufgehoben. Er verstand dies bestens. Ich lernte als Psychotherapeut von vielen Meistern: Erickson war einer meiner wichtigsten. Zur MS äußerte er sich meines Wissens nicht. Ich versuche, einige seiner Gedanken auf unser Thema zu übertragen:

---

[3] Sie stehen im Zentrum von D. Shorts Buch.

6 Königswege

- Verliere die Hoffnung nicht – gib dich nie auf!
- Jede Problemlösung beginnt mit dem Gedanken, dass ein Wandel möglich ist.
- Auch eine lange Reise beginnt mit dem ersten Schritt. Hast du erst diesen ersten Schritt getan und weißt ihn auch zu schätzen, befindest du dich bereits auf deinem Weg.
- Freue dich auch an kleinen Fortschritten.
- Versuche allem auch die guten Aspekte abzugewinnen.
- Ein versehentlicher Fortschritt ist allemal besser als die beste Selbstsabotage.
- Demjenigen, der gut unterwegs ist, schiebt sich sein Weg unter seine Füße.
- Sei so biegsam wie ein Grashalm im Wind; wer zu hart ist, bricht.
- Wenn man sich zu etwas zwingt (oder sogar zu etwas gezwungen wird), ist ein großer Widerstand die Folge.
- Wenn dir ein Problem zu groß erscheint, zerlege es. Du musst nicht gleich mit dem Hauptproblem anfangen: Nimm dir auch Zeit für einen kleinen Schritt. Das große Problem von Anfang an in den Blick zu nehmen, lähmt dich nur – dann machst du nicht einmal das, was dir möglich ist. Wenn du dich eifrig mit den kleinen Schritten befasst, kann das vermeintliche Hauptproblem für dich an Bedeutung verlieren.
- Mache dir deine Fehler und Schwächen zunutze.[4] Wandle sie in Stärken um. Du musst deine Schwächen nicht lieben, aber achten, denn sie gehören nun mal zu dir.
- Wenn dir etwas an dir (oder an anderen) nicht passt, betrachte es von einer anderen Seite. Finde heraus, was „das Gute am Schlechtesten" ist und was es dir bringt.
- Versuche nicht ein anderer zu sein, als der du bist. Nimm dich an, so, wie du bist.
- Man kann nicht jede Krankheit heilen; aber man kann immer etwas tun, das einem gut tut – und einen weiterbringt. Dass ein

---

[4] Dies ist als Miltons Utilisierungsprinzip bekannt.

starker Mensch unbedingt körperlich unversehrt sein müsse, glauben nur einige. Auch ein kranker Mensch kann viel bewegen.

Ericksons Vorschläge sind pragmatisch – und in ihrer Einfachheit genial. Gerade intellektuelle Mitteleuropäer halten sich gern an komplexere Lösungen, die den winzigen Nachteil haben, schwer durchführbar zu sein. Auch viele MS-ler lieben komplexe, perfekte und absolute Lösungen. Keiner der Vorschläge, die Erickson machte, gilt universell für alle Menschen. Alle seine Empfehlungen sind verbesserbar und bedürfen der Anpassung an den jeweiligen Patienten. Jeder der Betroffenen weiß immer selbst am besten – und davon ging Erickson stets aus –, welcher Schritt wann am besten zu machen ist. Jeder seiner Vorschläge war hochindividuell, maßgeschneidert – und damit überzeugend und gleichwohl bescheiden formuliert. Jeder Vorschlag war genau an diesen einen Menschen mit genau diesen Eigenschaften in genau seiner Lebenssituation gerichtet. Pauschal betrachtet wirken manche Vorschläge vielleicht plump oder manche gar zynisch. Mit Liebe und Achtung ausgesprochen sind sie aber wie Balsam auf den Wunden – und helfen weiter. Erickson ging es eben nicht um das Erteilen guter Tipps, sondern darum, die Patienten dabei zu unterstützen, eine ihnen helfende Haltung zu gewinnen. Die Frage, ob auch noch eine vollständige Heilung von den Krankheitssymptomen erfolgen sollte, verlor angesichts der unterwegs gewonnenen Haltung an Bedeutung.

Günters Feuerwerk

Ab und zu sagen Leute einem die Wahrheit – auch schon vor Günter. Viel von dieser Wahrheit hatte mir gegenüber Madeleine geäußert, und auch Claus war nicht faul. Aber ich konnte es damals noch nicht annehmen. Das Fenster war schon früher weit offen, aber ich schaute nicht raus. Entweder waren meine damaligen Abwehren noch zu stark und ich noch zu sehr am Kämpfen, oder es fehlten die passenden Worte. Jedenfalls war ich damals noch nicht so weit. Ich war noch nicht darauf eingestellt, die Botschaften zu empfangen. Bei Günter war es anders. Er ist Therapeut und Heiler, Homöopath und Familienaufsteller. Als ich von ihm erfuhr, war ich äußerst erfreut und sehr neugierig, insbesondere darauf, wie er es geschafft hatte, seine MS in den Griff zu bekommen. Ich wollte das auch schaffen.

Es war im Jahr 2005. Ich war damals knapp über 50. Die Diagnose hatte ich schon seit acht Jahren. Endlich war es so weit, dass ich durch das offene Fenster schauen konnte. Ich brannte darauf zu lernen, wie Günter es geschafft hatte. Ich wollte gesunden – lieber heute als morgen. Auch Günter, ein paar Jahre jünger als ich, wusste seit acht Jahren von seiner MS. Es gab viele Parallelen zu ihm, beispielsweise die acht Jahre MS, sein Tempo, seine Ungeduld und die mangelnde Bescheidenheit. Beide erkrankten wir zu einer Zeit, als wir in einer unguten Beziehung steckten und noch nicht hinaus konnten. Das sei, sagte er, ziemlich typisch für die MS-ler. In manchem war ich weiter als er, in anderem aber gar nicht. Doch diese Ebene des Vergleichs war schnell verlassen. Damals jedenfalls merkte ich wieder: Ich brauchte für die Gesundung länger, als mir lieb war. Das war eine Lektion, die mir meine MS erteilte. Sie sagte mir: „Habe Geduld!" und „Nimm dir endlich Zeit".

War meine MS etwa mein Glück? War die Begegnung mit Günter ein bloßer Zufall? Über all das konnten wir reden. Bei Günter fing ein neues Lernen an. Jedes Mal, wenn ich bei ihm war, waren die Fenster seiner Praxis abgedunkelt; nur die Radionikapparate blitzten und piepsten. Kaum hatte ich es mir auf seiner Couch bequem gemacht, kam eine seiner zwei Katzen, miaute, legte sich neben mich, zeigte dabei ihre Krallen und wollte gestreichelt werden. Sofort fühlte ich mich wie daheim. Die Session fing an. Sicher half mir bei unserer Arbeit die Tatsache, dass Günter selbst MS hatte. Deswegen war er mir ja von Cavegn empfohlen worden. Was er äußerte, wusste er aus eigener Erfahrung. Als ich ihn traf, ging er fast wieder normal: federnd und stabil. Man sah ihm seine MS nicht an. Mir mittlerweile schon. Was er geschafft hatte, machte mir enorm Eindruck. Ich spürte: Von ihm kann ich viel lernen. Jedenfalls trafen wir uns dann regelmäßig. Als ich dafür bereit war, war er da: zur rechten Zeit, am rechten Ort. Wir arbeiteten zwei Jahre lang zusammen. Als ich mit meiner Praxis aus Zürich wegzog, aber für die Klienten, die nicht weg konnten, einen Therapieraum suchte, bot er mir für zwei Tage in der Woche seinen Züricher Praxisraum an. An diesen Tagen sei er selbst nicht dort. Ich nahm sehr gerne an. Sessions hatten wir ab diesem Zeitpunkt keine mehr.

Was lernte ich von Günter? Es waren seine zahlreichen Erkenntnisse und die daraus folgenden Methoden, mit der MS umzugehen, die mich bewegten. Wir arbeiteten eine nach der anderen durch:

- Zu Beginn gab mir Günter viele homöopathische Kügelchen, direkt auf mich zugeschnitten, die mir weiterhelfen sollten. Ich glaubte ihm fest, dass dies bald der Fall sein würde.
- „Die MS", klärte er mich auf, „bricht meist dann aus, wenn man geschwächt ist." Unsere MS war in beiden Fällen während der Zeit des langen Zerfalls unserer jeweiligen Beziehungen ausgebrochen. Dies sei bei vielen MS-Betroffenen der Fall.
- Mich interessierte aber weniger die Vergangenheit; mich interessierte, wie es zur Heilung kommen kann. „Am Anfang steht immer die Überzeugung, dass MS heilbar ist." Günter wusste aus eigener Erfahrung, wie das geht. Ich glaubte, was mich betrifft, fest dran.
- Voraussetzung für die weitere Heilung sei dann der Wille, gesund zu werden. Bei mir war dieser Wille, sagte uns seine Kinesiologie, zu 90% vorhanden. „Wenn der Wille nicht da ist", erklärte er mir, „führt die Krankheit früher oder später zum Tod. Oder man stirbt an etwas anderem." Aus meinem Bekanntenkreis wusste ich, wie Recht er hatte. Während ich dies schreibe, überkommt mich ein Schauder: Ich wollte damals offenbar nur zu 90% gesunden! 90 ist nicht 100. Ich wollte es also nicht felsenfest, nicht kompromisslos, also nicht ganz. Vermutlich war ich deswegen immer noch krank. Vielleicht nahm das Günter damals wahr, aber er suchte in der falschen Richtung. Heute dämmert es mir, wo der Hase im Pfeffer lag. Man muss zu 100% gesunden wollen, sonst klappt es nicht.

„Wenn man erst mal MS hat", so Günter weiter, „wird man sie zeitlebens nie mehr ganz los. „Die MS will etwas sagen; sie überbringt eine Botschaft. Die Seele drückt diese Botschaft in der Körpersprache aus. Die Symptome tragen sie in sich. Diese Botschaft gilt es herauszufinden ... Gehen wir doch mal deinen Botschaften nach." Das taten wir. „Was die MS allen Betroffenen sagen will, ist: Höre auf, dich zu stressen, höre auf Pläne zu haben, die dich überfordern. Dein Körper zeigt an, dass du verhärtet bist. Höre also auf, hart zu sein: hart mit dir, hart mit anderen. Höre auf, stur zu sein. Werde weich und sei flexibel." Ich hörte zu und fand: „Genau so ist es." „Mir ging es ebenso", fuhr Günter fort. „Ich weiß, wovon ich spreche." Er sprach immer wieder auch von sich – ohne mich dabei zu verlieren. Diese Art gefiel mir. Dass mein Unbehagen dennoch von Mal zu Mal wuchs, mag genau damit zu tun gehabt haben: Die Unmenge an Ideen, die fieberhafte Suche nach Neuem stresste mich. Statt bescheidener zu werden, steckte mich seine Unruhe, das ständige Verlangen nach mehr, an.

- „Die Symptome verlassen dich erst, wenn du ihre Botschaft wirklich verstanden hast." Wir taten unser Bestes, die Botschaften meiner Symptome zu verstehen. Schnell aber wurde klar: Ein Verständnis ohne eine radikale Umkehr in meiner Lebenspraxis würde mir nichts nützen. „Man muss mit der MS ein neues Leben anfangen – mutig, beherzt, überzeugt." Den alten Stress zu verlassen, fiel mir bei Günter immer schwerer.
- „Wenn man weitermacht wie bisher, hat man die Botschaft, die einem die Seele sandte, nicht verstanden – und dann bleibt dir die MS erhalten, bis du ihre Botschaft an dich wirklich verstanden hast. Man hat die Botschaft erst dann verstanden, wenn man bereit ist, sein Leben radikal zu ändern." Ich änderte mein Leben mindestens so sehr wie er seines. Machte ich mir da vielleicht nur etwas vor? Ich wurde weicher, die hohen Pläne aber wollte ich irgendwie nicht aufgeben. Kaum fing ich etwas an, gingen meine Pläne wieder mit mir durch. Sofort wich rasant meine Energie. Ich begann, die Zeichen zu lesen. „Mir geht es oft so wie dir",

meinte Günter. „Auch ich will unendlich viel auf einmal. Aber das rächt sich sofort; der Körper lässt sich eben nicht betrügen. Dein Verstand schon. Wir haben unsere MS bekommen, weil wir sonst nicht auf unsere Seele gehört hätten." Was er da sagte, machte Sinn: Nur hatte ich weiterhin meine MS-Symptome und er – äußerlich betrachtet – keine mehr.

- „Jede MS hat mit jenen unaufgelösten Konflikten zu tun, denen jemand in seinem Leben begegnet ist. Diese unaufgelösten Konflikte sind nicht nur in den Botschaften der MS enthalten; sie schlagen sich in Form von ‚Glaubenssätzen' nieder. Diese Glaubenssätze kann man aber außer Kraft setzen. In der Radionik gibt es Programme, die dir dabei helfen." Günter schwor darauf. Ich wollte gesunden und kaufte mir die Programme auch. Meine Glaubenssätze verabschiedeten sich nach und nach; mein Unbehagen jedoch blieb. „Glaubenssätze bestehen aus Worten; sie sind Energiefelder. Sie haben Frequenzen, sie schwingen." Das wusste ich bereits von meiner Biophotonentherapie bei Fluri und aus den Büchern von Daskalos, aber auch aus dem Talmud. Doch meine Erfahrungen waren Günter nicht so wichtig. Ich sagte mir: „Ich bin hier, um von ihm zu lernen. Mehr als ihm meine Erkenntnisse anbieten kann ich nicht. Was er lernen will, ist seine Sache." Ich las zusätzlich Sheldrake und vieles andere mehr.

- „Konflikte sind nicht immer biografisch angelegt. Ihr Ursprung reicht oft lange zurück und ist Generationen alt. Es ist wichtig, dies zu erkennen, sonst suchst du dort, wo nichts zu finden ist." In meinem Fall waren die Konflikte mehrere Generationen alt und zeugten – so seine Computerprogramme – von Krieg und Gewalt. Aus Kenntnis der Geschichte meiner beiden Herkunftsfamilien wusste ich, dass das stimmt. „Erst wenn man das alles therapeutisch wieder erlebt," sagte er, „kann man die Vergangenheit annehmen. Dann verliert sie ihre Macht über einen. Den Versuch ist es wert. Probiere es doch mal mit einer Familienaufstellung …" Günter war unter anderem auch ein begnadeter Familienaufsteller. Ich stellte also unter seiner Anleitung meine

Familie auf, in einem Seminar mit 25 Teilnehmern. Doch er gab mir vor, welche Figuren meine Aufstellung beinhalten sollte. Ich wollte eine andere Aufstellung machen. Vermutlich deswegen ging die Aufstellung schief; sie funktionierte leider überhaupt nicht. „Ich *wusste* eben, welche Figuren in deinem Fall die besten sind", entgegnete Günter, als ich ihn kritisierte. „Mag sein", antwortete ich „aber mit meinem vermeintlichen Missgriff hätte ich gut leben können – wenn es nur meine Wahl gewesen wäre". Wir wurden uns nie darüber einig, weshalb meine Aufstellung nicht funktioniert hatte.

Zwei Jahre lang probierte Günter nacheinander zahlreiche verschiedene Methoden aus – zunächst alle im Selbstversuch, dann vermutlich mit anderen, ganz sicher mit mir. Von jeder Methode war er felsenfest überzeugt, zumindest eine Zeit lang. In ihrer Gesamtheit gaben die Methoden, die er anbot, ein tolles Feuerwerk ab. Seine MS war nach wie vor nicht sichtbar.

Wie also machte er das? Das, was ihm am meisten half, gab er auch an mich weiter: die energetische MS-Therapie, die Radionik. Er war von dieser Methode begeistert, war überzeugt, dass diese ihm am meisten geholfen habe, und bestellte mir sofort die entsprechenden Geräte. Billig waren sie nicht, die Krankenkasse zahlte nichts, Günter organisierte sie mir zu günstigeren Preisen. Sobald ich mehr über die Methode erfuhr, wurde mir warm ums Herz. Seit Jahren ahnte ich, dass ein Fortschritt der Psychotherapie im Zusammenhang mit der Quantenphysik stehen würde. Schon lange suchte ich nach einem Weg jenseits der klassischen Mechanik der Physik, welcher die Psychotherapie theoretisch und methodisch weiterbringen könnte. Und jetzt kam Günter und sprach davon, dass auch die MS auf dem Wege der weiterentwickelten Quantenphysik angegangen werden könnte. Zudem hatte diese Methode die gleiche Wurzel wie Fluris Biophotonenansatz. Ich stimmte dem Versuch mit der Radionik sofort zu, installierte sie – mit seiner Hilfe – und setze sie sofort in Betrieb. Ohne Günter wäre ich nicht so schnell auf diese Methode gekommen.

Günters Feuerwerk sprach ein weiteres Mal für ihn – oder für seine Methoden. Für ihn selbst war sein Feuerwerk offenbar auch heilend. Nichts also gegen jeden dieser Ansätze. Auch mir brachten einige davon viel. Und im Rollstuhl bin ich noch lange nicht. Und werde es vermutlich auch so bald nicht sein. Günter konnte nicht nur alle Methoden anwenden, er konnte sie auch vermitteln: wortgewandt, überzeugt und überzeugend. Ein Schimmer von Umtriebigkeit und Großartigkeit war um ihn herum immer im Raum. Doch mir wurde es mit der Zeit schwindlig und wirr im Kopf. Das Flackern des Feuerwerks machte mich fast blind. Ich konnte die Spreu nicht mehr vom Weizen trennen.

Eines Tages – ich arbeitete bereits zeitweise in seinem Raum, hatte aber keine MS-Sessions mehr bei ihm –, brachte Günter etwas in die Praxis, das er gerade geschenkt bekommen hatte: eine chinesische Kristallfigur. „Sie hat vermutlich magische Kräfte", erklärte er. Tags darauf war es unserer Praxiskollegin plötzlich hundeelend – eine Woche darauf war sie ebenso plötzlich wieder völlig gesund. Niemand kennt den genauen Hintergrund. Am folgenden Tag war auch mir elend, und ich fühlte mich sehr schwach. Meine Freundin Monika musste mich mit dem Auto abholen. An diesem Abend war ich so geschwächt, dass mir die Beine einknickten und ich die Treppe zum Keller hinunterfiel – und mir den Arm brach. Lange Zeit hatte ich einen Gips und war dadurch zusätzlich sehr eingeschränkt. Die ganzen Vorgänge waren äußerst seltsam und der Grund dafür blieb im Dunkeln. Außerdem hörte ich während dieser ganzen Leidenszeit nichts mehr von Günter. Das kam mir schon merkwürdig vor. Ich wusste, dass ich so oder so keine weiteren seiner Methoden ausprobieren wollte. Wir hatten nie mehr eine gemeinsame Session. Dennoch: Die zwei Jahre mit Günter brachten mir zwar keine Heilung, waren aber toll! Auch mit der Radionik pausierte ich für einige Monate. Mir waren all die Methoden zu viel des Guten. Alle schwören auf etwas, doch ich konnte nicht mehr. Erst später kam ich wieder zu mir, konnte alles klarer sehen und das fortsetzen, wovon ich am meisten überzeugt war.

Kubys Wippe

Es war Günter, der mir eines Tages von Clemens Kubys Büchern erzählte. Er war begeistert von ihnen. „Weißt du, wie viel uns Schamanen und Heiler zu sagen haben?", fragte er mich. Mir sagten sie fast nichts. „Wenn du nichts darüber weißt, dann lies Kuby." Nachdem ich beide Bücher gelesen hatte, war auch ich begeistert. Als Kuby bald darauf nach Zürich kam, meldeten Monika und ich uns sofort für ein Seminar an. Günter ebenfalls. Er sagte dann aber wieder ab.

Kuby hat viel Charisma und eine unbändige Energie. Als er – durch und durch ein 68er – genug von den Politikspielchen der etablierten Parteien hatte, wurde er Mitgründer von den bundesdeutschen Grünen. Als sie zu einer Partei wie die anderen wurden, stieg er enttäuscht wieder aus. In dieser Zeit kippte auch seine Ehe. Um eine Schindel zu reparieren, stieg er eines Tages aufs Dach. Es regnete und war glitschig. Er rutschte aus, fiel hinunter. Diagnose: gebrochenes Rückgrat. Unheilbares Trauma. Paraplegiker. Er konnte seine Beine nicht mehr bewegen. Querschnittsgelähmt. Rollstuhl. Ein Jahr später aber konnte er wieder gehen. Fast so, als wäre nichts geschehen. Ein Wunder? Was für eine Selbstheilung! Die nächsten zwei Jahrzehnte seines Lebens (er war 33 Jahre alt, als sich der Unfall ereignete) verbrachte er unter anderem damit herauszufinden, wie solche Selbstheilungen geschehen. Als Dokumentarfilmer reist er um die halbe Welt, von einem Heiler zum anderen, von einem Wunderdoktor zum nächsten – stets auf der Suche nach der Antwort auf die Frage nach den Ingredienzien von Selbstheilungen. Seine Antworten gibt er seitdem weiter.

Ich verschlang seine beiden Bücher, in denen er die Ergebnisse seiner Forschungen zusammenfasst. Ich wollte daraus lernen – in erster Linie für mich als MS-ler. Ich wollte wissen, wie auch ich es anstellen kann, *mich* zu heilen. Aber ich wollte auch etwas über seine „Methode" erfahren, um ein besserer Therapeut zu werden. Ich wollte wissen, wie ich meine Klienten dazu anregen kann, sich selbst zu heilen. Schon länger wusste ich: Ohne den Heilungswillen der Klienten gedeiht meine Arbeit nicht.

Nun aber war ich selbst „ein Fall". Und Kuby hatte das geschafft, was mir vorschwebte: eine vollständige Heilung. Bei ihm war das seltene Wunder der Selbstheilung eingetreten. Alles sprach dafür, dass er ein gelungenes Beispiel einer nachträglichen Resilienz war: mehrfach in eine Krise geraten und am Boden zerstört, kam er wieder auf die Beine. Von ihm wollte ich dieses Wunder lernen. Zudem sprach mich auch seine Mischung von Politik, Spiritualität und Physik sofort an. Seit jeher begeisterte mich diese Mischung, erst recht so, wie Kuby sie darlegte. Auch war ich sehr davon angetan, dass er der Neffe einer meiner Lieblingsphysiker ist: von Werner Heisenberg.

Beim Lesen von Kubys erstem Buch war ich schon von der Beschreibung seines Krankenhausaufenthalts, kurz nach seinem Sturz, ergriffen. Und auch begeistert. Hier einige Auszüge aus den ersten Seiten, wobei ich den Sturz und das nachfolgende Urteil des Chefarztes: „Unheilbar!" auslasse; ebenso die Erwähnung aller Auslassungen meinerseits (S. 19–27):

> Ich vernehme eine Stimme in mir, die sagt: „Bleib ganz ruhig. Nur keine Panik." Wenn mich nicht alles täuscht, spricht da meine Seele. Ich stehe meistens auf Seiten meines Egos, selten auf der Seite meiner Seele. Auch wenn ich mich nicht mit ihr identifiziere, löst sie sich nicht auf. Irgendwo ist sie immer. Immer bleibt ein leichtes dehnbares Band zwischen uns bestehen. Jetzt, wo man mir eröffnet, dass mein Leben verwirkt ist, steht sie direkt und ohne Ablenkung groß und klar vor mir.
> … Ich nehme diese körperlichen Quälpunkte als mentale Herausforderung an. Zugleich lässt sich nicht ignorieren, dass man bei einer Querschnittslähmung seine Toilette nicht mehr steuern kann und man zum Baby wird.
> … Besuch möchte ich keinen. Bei zwei Drittel aller Betroffenen platzt bei dieser Schicksalswende auch noch die Beziehung, ich selber wollte es sogar so. Nichts kann so bleiben, wie es war.
> … Die erste Frage ist: Wer oder was hat Schuld an meinem Schicksal? Wie konnte mir das passieren? Womit habe ich das verdient? Habe ich einen Fehler gemacht? Wenn ja, welchen? Fehler sind falsche Erwartungen. Mein Zustand lässt mir viel Zeit darüber nachzudenken.

... Mein Ego ist jetzt relativ kleinlaut. Es tönt immer nur so groß, wenn der Körper fit ist. Mein Ego kann mit Schmerzen nicht umgehen, sie sind ihm unangenehm und sie hindern es daran, so zu tun, als habe es alles im Griff. Meine Seele ist jetzt voll und ganz präsent. Der Seele sind Schmerzen egal. Nur das Ego jammert. Wie höre ich, was meine Seele mir sagen will? Meine Augenlider sind dabei nur einen Schlitz geöffnet. Ich befinde mich in einer seelischen Wippe, zwischen Schlafen und Wachen. Die Wippe soll in einem labilen Gleichgewicht zum Stillstand kommen, ohne auf einer Seite den Boden zu berühren....[5]

Nach seiner wundersamen Genesung reiste Clemens Kuby viele Jahre in der Welt herum, von Russland in den Sudan und in die USA, von den Philippinen bis nach Ladakh; er wollte Heiler und Schamanen besuchen und ihre Arbeit filmen – immer ausgehend von den Fragen: Wie geschehen Wunder? Wie geschieht Heilung? Hier die Ergebnisse dieser Reisen.

Der Schamanen-Heilungsprozess

1. Jeder Schamane muss den Wunsch haben, dass sein Klient gesundet.
2. Der Schamane macht etwas, damit er an die Seele seines Klienten herankommt, sodass sich beider Unbewusste berühren: Einige versetzen die Klienten in Angst und Schrecken; andere unterlaufen deren Abwehr, wieder andere begehen vor ihnen Tabubrüche. Welchen Weg ein Schamane wählt, hängt von seiner Person ab, von der Kultur und vom Persönlichkeitstyp seiner Klientel.
3. Wenn Schamane und Klient sich unterhalten, befinden sich beide in Trance. Nicht ihre Egos, sondern ihre Unbewusste begegnen sich. Auch die Kommunikation ist beiden weitgehend unbewusst.

---

[5] Dargelegt in C. Kuby (2003).

4. Jeder Schamane ist ein Performer, ein Darsteller, ein Künstler. Es fiel Kuby nicht schwer, den „Betrug", den viele begehen, filmisch festzuhalten. Am Ergebnis, der Heilung, ändert dies aber nichts. Der Schamane mag bluffen und etwas vormachen; wichtig ist weniger der Wahrheitsgehalt von dem, was er verkündet, als der Effekt, den er damit auslöst. Dieser besteht darin, dass die Selbstheilungskräfte des Patienten durch diese Inszenierung angeregt werden. Es ist also nicht der Schamane, der heilt, sondern der Selbstheilungseffekt, den er mit dieser Performance im Klienten auslöst. Bleibt aber der Effekt dieses vielschichtigen Geschehens an die Person des Schamanen gebunden, hält die Heilung nur kurze Zeit an – und verschwindet dann wieder. Doch einzig um diese geht es. Darum trennen Schamanen die Heilung von ihrer Person ab. So kann sich die Selbstheilung in den Vordergrund schieben.
5. Und worin liegt der Anteil des Patienten? Der Patient muss die Heilung fest wollen. Und ebenso fest daran glauben, dass sie möglich ist: mit diesem Heiler und mit diesem Heilmittel. Für beides bürgt die gemeinsame Kultur.
6. Nach der Session muss der Klient bereit sein, sein Leben umzustellen. Er kann nicht genesen, wenn er so weitermacht wie bisher.

Als ich den Rest des Buches verschlungen hatte, wusste ich: Kuby hat sein Rätsel gelöst; er hat seine Antwort auf die Frage gefunden, warum er genesen ist. Alles Übrige bestand, in meinen Augen, aus Fußnoten zu dieser Erkenntnis: aus einer Transponierung dieser auf unsere kulturellen Verhältnisse und auf uns, die hiesigen Kranken. Verbunden war all dies mit einer Ausformulierung der einzelnen Selbstheilungsschritte. Hier also diese Übersetzung:

Der Selbstheilungsprozess

Der Heilungsprozess ist ein mentaler Vorgang. Jede Veränderung fängt im Kopf an. Deswegen ist es wichtig, dass auch wir Westler uns als geistige Wesen verstehen und nicht nur als materielle

Wesen – und dies, obwohl wir einer sich materiell verstehenden Kultur angehören.

- Unser Empfinden ist unabhängig von unserem Körper. Ebenso ist unsere Seele etwas anderes als unser Ego.
- Wir können mit unserem Geist (Wille, Gefühle) unseren Körper beeinflussen.
- Wir träumen, haben Visionen und Fantasien und schaffen damit Realitäten. Individuell und gesellschaftlich ist damit Neues möglich.
- Unsere individuelle Materie ist unser Körper. Er ist unsere leibliche Hülle. Seine jeweilige Form aber ist vorübergehend und zufällig. Unser Körper ist der Stoff, in dem unser Geist sich gerade bei diesem Menschen materialisiert.
- Wie nehmen unsere Welt meist mit unseren fünf Sinnen wahr. Diese decken aber höchstens 10% der Wahrnehmung ab. Der Rest kommt von innen. Die fünf Sinne erfassen diese 90% nicht; die anderen Sensorien sind aber bei uns Westlern in der Regel unterentwickelt. Darum ist „die mentale Medizin" von so großer Bedeutung bei der Heilung. Sie arbeitet auch mit genau diesen 90%; und sie tut es erfolgreich. Also nutzen wir sie.

Mit diesem Ansatz setzt Kuby auf die geistige respektive mentale Medizin. Mit der Zeit wurde Kuby zum Inbegriff für Heilungswundertäter beziehungsweise gilt heute als Spezialist für „Selbstheilung". Aber klar gibt es neben der geistigen noch die materielle Welt. Unser Ego und die physisch-materielle reale Welt existieren. Mit ihnen hat der Westen bekanntlich einen ungeheuren materiellen Erfolg errungen, sich aber mit diesem „Primat des Materiellen" auch viele Nachteile eingefangen. Die MS-Therapie sollte zu ihrem Vorteil, meine ich, ebenfalls mit der mentalen Medizin angereichert werden. Also weiter mit der mentalen Medizin.

- Eine Voraussetzung für die Heilung besteht nach Kuby im Orientierungskonzept. „Traue *deinem* Weg!", heißt die Devise. Das ist nichts anderes als bei jeder anderen Heilung auch: Man muss von *seinem* Heilungsweg überzeugt sein. Ist man von einem anderen Weg überzeugt als dem von Kuby (oder eines anderen „Medizinmannes"), ist es auch gut.. Viele Wege führen eben nach Rom. Kubys Beispiel: Wenn ein Krebspatient einen Bewusstseinsstand hat, bei dem er von der Wirksamkeit einer Chemotherapie überzeugt ist, dann kann ihm momentan auch nur diese helfen. Dann ist gerade sie für ihn das momentan beste „Vehikel". Oder anders gesagt: Jede Kultur und jeder Patient bevorzugt ihr/sein „Vehikel". Es empfiehlt sich, den Klienten dort abzuholen, wo er entsprechend seinem Weltbild und Bewusstsein gerade steht.

- Kubys Orientierungsrahmen ist *vorwiegend* spirituell-geistig – meines Erachtens aus guten Gründen. Sein „Rahmen" besteht im Primat des Geistes vor der Materie. Entsprechend sind auch die Menschen, die er begleitet. Ein Beispiel von mir: Ein MS-ler nimmt sich die Befreiung von seinem Symptom vor. Diese „Idee" wird dann realisiert, konkretisiert, materialisiert. Dies setzt voraus, dass der Betreffende mit seiner Seele in einem engen, liebevollen Kontakt steht. So kann er seine Ideen entwickeln und sie real werden lassen. Ursprünglich sind die Ideen reiner Geist oder, moderner ausgedrückt, reine, ungerichtete Energie. Sobald diese materialisiert ist, besteht beides nebeneinander: die Idee *und* ihre Realisierung. Geist *und* Materie. Beide sind unterschiedliche Zustandsformen desselben. Dann aber entwickeln sich beide ontologischen Formen verschieden. Sie haben unterschiedliche Entwicklungsverläufe und entwickeln sich (halb-)autonom weiter. Deshalb – und das ist wichtig für die MS-ler – kann man körperlich noch immer krank sein und gleichwohl seelisch gesunden. Oder umgekehrt. Beide Formen verlaufen eben nicht parallel.
- Wie können wir unsere Geistigkeit erfahren? Indem wir den Kontakt mit unserer Seele herstellen. Das heißt, man muss sich selbst gut kennen: seine Abwehren, Widerstände, (erzwungenen) Loyalitäten und Projektionen. Sie alle müssen abgebaut werden. Insofern setzt der Selbstheilungsprozess eine „halbe Psychothe-

rapie" voraus. Die Vergangenheit muss, bevor die Heilung greift, aufgearbeitet worden sein – mit viel oder mit wenig Begleitung.
- Auf jeden Fall liegt die Hauptarbeit beim Ratsuchenden – und nicht beim Heiler. Nur der Kranke selbst kann sich heilen. Er muss sein Ziel fest *wollen*. Seine Seele und sein Unbewusstes auch. Der Ratsuchende muss ferner bereit sein, die volle Verantwortung zu übernehmen: für seine Vergangenheit, sein momentanes Unbewusstes und auch für die Gesundung und sie an keinen Heiler delegieren. Kuby nennt dies den „Ort der Macht" für sich einnehmen und bei sich behalten.
- Entscheidend sind aber nicht die guten Vorsätze; entscheidend für ein Projekt (Zustände, die man verbessern, beziehungsweise Schmerzen oder Leiden, die man loswerden will) ist die Umsetzung in eine neue Lebenspraxis. Das macht die Selbstheilung nicht ganz einfach. All das wissen Schamanen schon lange.
- Den Kontakt zu seiner Seele stellt der Ratsuchende im Alpha-Zustand her. Wir kennen diesen Zustand bereits von der Beschreibung von Kubys Krankenhausaufenthalt. Vereinfacht gesagt ist dies ein Zustand „jenseits des Egos". In diesem Zustand befindet man sich nahe seinem Unbewussten, irgendwo zwischen Tag und Traum. Im Alpha-Zustand lassen sich auch „Briefe an seine Seele" schreiben oder anstehende Probleme angehen. Ich habe diesen Weg selbst oft erprobt: an mir und als „Hausaufgabe" mit meinen Klienten; es war jedes Mal ein Riesengewinn.
- Die nächste Ingredienz für eine Selbstheilung besteht im Entwerfen eines Projekts. „Ihr habt keine *Probleme*; ihr habt *Projekte!*", sagte uns Kuby immer wieder. Ein Projekt besteht darin, sein momentanes großes Ziel festzumachen und aus der genauen Vorstellung *seines* Weges dorthin: Was will ich auf meinem Weg dorthin als Nächstes konkret unternehmen? Solche Ziele sind zum Beispiel: zu gesunden, eine Arbeitsstelle zu finden, einen guten Partner zu finden …
- Dann braucht es *die Affirmationen*. Diese bestehen aus allem, was das Ziel hervorhebt, es unterstreicht; sie dienen in der Not als Anker und sonst als Bekräftigung der Absicht.

Und nun das für uns MS-ler Wesentlichste:

- „Alles ist möglich, auch das Gesundwerden." „Du musst es nur ganz fest wollen und fest daran glauben! Das ist kein Wunschdenken, sondern nur die elementarste Voraussetzung der Selbstheilungsarbeit."

Soweit einige Auszüge aus Kubys Büchern. In den Kursen, die er gab, wurde das Ganze vertieft und mit Übungen angereichert. Jeder lernte dort das Gesagte auf sich beziehen. Jeder, der wollte, lernte die mentalen Kräfte zu erkennen. So sagte Kuby schon anfangs: „Wasser, das guten Gedanken ausgesetzt ist, sieht unter dem Mikroskop anders aus als Wasser, auf das schlechte Gedanken einwirken. Daran erkennen wir die Macht der Gedanken."

In den Kursen gab sich Kuby humorvoll, vital, schlagfertig, wortgewandt, warmherzig und gleichzeitig bestimmt. Er wusste jederzeit genau, was er wollte – ohne die Empathie zu verlieren. Diese Art gefiel mir sehr, und ich zeigte ihm das auch. Um ihn herum verbreitete sich eine sehr angenehme Atmosphäre. Allen war von Anfang an klar, wo im Kurs der „Ort der Macht" lag. Und das war gut so. Hier einige Kostproben des Inhalts: Da alle Teilnehmer bereits seine Bücher kannten, ging es im Kurs „nur" darum, vieles davon einzuüben.

Beispiel 1: Affirmationen

Jeden Tag legte uns Kuby zu Beginn des Kurstages die zentrale Affirmation des Kurses vor. Wir hatten sie dann im Chor zu proklamieren. Die Affirmation lautete:

Ich bin ein Wesen, das sich selbst heilt.

Innerlich sträubte ich mich immer. Meine Abscheu vor kollektiven Glaubensbekenntnissen wird bald klarer werden. Aber ich wusste, dass das mehr *nur* mit mir zu tun hatte – und machte deshalb tapfer mit. Neben mir waren noch vier andere MS-ler anwesend. Welche Projekte sie hatten, weiß ich nicht. Die Affirmationen, die ich in die Runde brachte, lauteten:

> Ich bewege mich so, dass es eine Freude ist:
> Mein Gang ist stabil und geschmeidig,
> meine Stimme ist kräftig und liebevoll,
> mein Geist ist kreativ und weise.

Beispiel 2: Mentales Heilen in Aktion

In einem Fortsetzungskurs berichtete in der Runde jeder Teilnehmer erst kurz über sein Leben. Als eine junge Frau an die Reihe kam, erzählte sie uns unter Tränen eine haarsträubende, furchtbare Geschichte, in der sie steckte. Immer wieder schluchzte sie. Sie nahm alles sehr ernst. Ich blickte gespannt auf Kuby: Wie würde er jetzt vorgehen?

Kuby erzählte ihr und uns eine Geschichte von zwei Männern. Beide erfahren Schlimmes: Beide vernehmen soeben am Telefon die Nachricht von ihrer Entlassung. Aber sie reagieren beide völlig unterschiedlich. Der eine bekommt Angst, seine Welt stürze zusammen: „Wie kann ich noch meine Familie ernähren? Wie soll ich mit 50 noch eine neue Stelle finden? Dass mir auch das noch passieren muss, furchtbar!" Er geht in seinem Schmerz fast ein. Der andere Mann vernimmt die gleiche Botschaft, reagiert aber völlig anders. „Aha, eine neue Zeit ist angebrochen! Also packen wir's an!" Er spuckt in die Hände und freut sich über die Zeit, die er nun zur freien Verfügung hat. „Wenn ich bald eine neue Stelle finde, ist es gut, wenn nicht, ist es auch gut. Es wird für mich einen guten Weg geben ..."

Kuby sagte der jungen Frau noch ein paar liebe und treffende Dinge. Er verschwendete aber kein einziges Wort über mentales und spirituelles Heilen oder darüber, dass wir mit unseren Ideen die Schöpfer *unserer* kleinen Welt sind. Auch ohne viele Worte zu verlieren, wurde seine Botschaft von ihr verstanden. In einem anderen Fall waren mehr Worte nötig.

Beispiel 3: Das Einüben des Schreibens im Alpha-Zustand

Bevor wir uns am Abend des ersten Kurstages verabschiedeten, gab uns Kuby eine Anleitung für das Einüben „der Kontaktaufnahme mit der Seele – Schreiben im Alpha-Zustand". Alpha-Schreiben bedeutet, sich etwas Tiefes bewusst zu machen und sich damit selbst zu überraschen, weil man nicht im Voraus weiß, was alles herauskommt. Schreibt man etwas nieder, wird es „objektiviert". Liest man es dann, geschieht zweierlei: Die Szene wird dem Strom des Automatischen, des Unbewussten entrissen. Dadurch entsteht Bewusstsein. Im Verlauf des folgenden Tages kann man seinen Text überarbeiten. Dabei gilt: nicht streichen, nur hinzufügen. Nach Monaten kann man den Text wieder lesen. Die Gefühle/Gedanken, die dann aufkommen, kann man auch notieren. Überflüssig zu sagen, dass ich begeistert war; ich schrieb schon lange immer wieder so und fühlte mich abgeholt. Auch Teile dieses Buches schrieb ich zunächst im Alpha-Zustand, um sie später zu überarbeiten.

Nun erhielten wir unsere Aufgabe: „Schreibt mitten in der Nacht, beispielsweise vor einer WC-Wachpause. Oder am frühen Morgen, bevor euer Tag beginnt. Wichtig ist, dass ihr euch erlaubt, dass das Schreiben euren Schlaf begleiten oder nur kurz unterbrechen kann. Sucht euch also eine geeignete Schlafstätte, legt einen Block neben euer Bett oder schafft euch einfachen Zugang zu eurem Laptop. Wichtig ist: Lass es schreiben. Kontrolliere dich nicht, bewerte und zensiere nicht. Erlaube deiner Seele, sich auszudrücken. Schreib im Dämmerzustand, schreib zwischen Schlaf- und Wachzustand."

In der Nacht musste ich gegen drei auf die Toilette, den Laptop hatte ich am Abend neben mein Bett gelegt. Ich nahm mir vor, über einige bestimmte Details des Ursprungs und der Heilung meiner MS zu träumen. Vom WC zurück, träumte ich, im Halbschlaf schreibend, weiter. Als ich am nächsten Tag mein Geschriebenes las, war ich selbst überrascht, es war mir neu. Einiges davon floss auch in dieses Buch ein.

Terzanis Runden auf dem Karussell

Wenn du dich veränderst, bleibt das nicht ohne Einfluss auf die anderen. Ist das politisch gedacht? Irgendwie schon. Aber auf eine neue Art und fernab des Parteigezänks. Wenn viele so denken wie du, wird das vielleicht den Lauf der Welt beeinflussen. Nur: Damit kannst du nicht rechnen. Es kann eintreten oder auch nicht. Aber sicher nicht „garantiert" und vielleicht nicht einmal zu deinen Lebzeiten. Wenn du aber etwas unternimmst, dann mach es so, dass dabei niemandes Blut vergossen wird.

Wir landeten soeben beim Thema „Gewaltfreiheit"; zuvor streiften wir das Thema „Gelassenheit" und so nebenbei auch das Thema „Bescheidenheit". Wer so über Politik schreibt – weise, erfahren und abgeklärt –, ist Tiziano Terzani. Er tat dies, kurz bevor er starb. Damals lud er seinen 35-jährigen Sohn Folco auf seinen wunderschönen Landsitz in der Toskana ein und führte mit ihm lange Gespräche über Gott und die Welt – vor allem aber über Politik und über sein Leben; unterbrochen nur von seinen krankheitsbedingten Schwächeattacken. Das ist der Rahmen des Buches *Das Ende ist mein Anfang*.[6] Folco gab es kurz nach dem Tod seines Vaters heraus. Über dieses Buch möchte ich einiges sagen.

Auf dem Titelbild des deutschsprachigen Buches sieht man einen alten Mann kauern – weiße Hose, weißes Hemd, weiße Mähne, wilder Bart –, der mit einem gütigen Blick mit einem Kleinkind spielt. Terzani hatte damals schon seit Jahren Krebs. Als er geschwächt mit Folco sprach, war er schon seit sechs Jahren krank. Damals spürte er, dass er seinen Körper bald verlassen würde. Im Buch geht es – in meinen Worten – um „spirituelle Politik", um sein bisheriges Leben, um Leben und Sterben und um seinen Krebs.

Doch das Buch geht uns ebenfalls an – insbesondere die MS-ler. Was können wir daraus lernen? Vieles! Denn was Terzani beschreibt, trifft über weite Strecken auch auf unser Erleben zu. Vor allem aber ist sein Werdegang das paradigmatische Beispiel eines

---

[6] T. Terzani (2007).

Menschen, der nach seiner Erkrankung resilient wird; er gibt uns das Bild eines Menschen, der vor unseren Augen, im Angesicht seines Todes, reift. MS-ler sterben zwar für gewöhnlich nicht an ihrer Krankheit – nichtsdestotrotz ist auch ihnen Reife erlaubt.

Wissend, dass er bald sterben wird, schrieb Terzani ein Buch über seine letzten Jahre: *Noch eine Runde auf dem Karussell.*[7] Er lebte nach der Diagnose noch fast sieben Jahre, wesentlich länger als von den Ärzten prognostiziert. Terzani war mit Leib und Seele Journalist – ich schätze, einer der besten: gescheit, belesen, mutig, ein begnadeter Schreiber. Seine Intellektualität und sein kritischer Geist verbanden sich trefflich. Er war ein 68er, bereit, gegen den Strom zu schwimmen: unkonventionell und unorthodox. Zudem gut aussehend und seinen eigenen Worten zufolge extrovertiert, gesellig, ein wenig arrogant, stets nach Sympathie dürstend, mutig, immer in Weiß gekleidet. Jahrzehntelang war er *Spiegel*-Korrespondent für Asien. Wohlbekannt, weitgereist, erfolgreich, mit besten Verbindungen bis hoch hinauf. Er hat hautnah miterlebt, wie die Globalisierung Asien veränderte, und ließ die *Spiegel*-Leser daran teilhaben. Seine Liebe galt China. Nun erlebte er, wie von „seinem" China wenig erhalten blieb.

Beim journalistischen Schreiben geht es darum, sich als Mensch einzubringen. Auch war es für ihn wichtig, die Leser den „Hauch der Geschichte" spüren zu lassen. Wenn Terzani sich am Puls der Zeit befand, erlebte er dies als „ekstatisch". Während er Vignetten über konkrete Menschen schrieb, wurde beiläufig der Sinn des Ganzen sichtbar. Dann umwehte der Hauch der Geschichte die Leser. Als er über sich und seine Krankheit schrieb, war es genauso. Die Wahrheit, schrieb er, befände sich meist nicht dort, wo sich das Spektakuläre abspielt. Auch sind es nicht die großen Akteure, an denen sich der geschichtliche Ablauf zeigen lässt. Stets gelte es, die dahinterliegenden Phänomene sichtbar zu machen. Früher interessierte ihn diesbezüglich vor allem die Frage der sozialen Gerechtigkeit. Jetzt rückten die Krankheiten in den Vordergrund. Dass die früheren

---

[7] T. Terzani (2005).

Kämpfer für soziale Gerechtigkeit sich teilweise als Mörder und Ausbeuter entpuppten, enttäuschte ihn zutiefst.

Darin aber lag nicht seine einzige Enttäuschung. Eine weitere lag im Verlust seiner Überzeugung. Er wollte über Artikel den Lesern seine Sicht vermitteln und damit auch die Welt ein wenig zum Besseren verändern. Eine wichtige Enttäuschung betraf seine berufliche Identität: Er erkannte, dass Journalisten fast immer Gefahr laufen, als PR-Botschafter missbraucht zu werden. Viele seiner Kollegen ließen sich kaufen. Sie korrumpierten und entfernten sich damit immer mehr von der Wahrheit. Er wollte dieses Schicksal nicht teilen. Also gab er den Journalismus auf und wurde Buchautor. Die größte Enttäuschung aber betraf seine politische Identität. Er realisierte, dass selbst die von ihm anfänglich enthusiastisch unterstützten Revolutionen in der damaligen UdSSR, in Vietnam oder in Maos China in einem Desaster endeten – in Blutbädern der Gewalt.

Erst wurde Terzani depressiv. Dann bekam er Krebs. In der Folge änderte er sein Leben, seine Haltung und seine Identität. Er fing ein neues Leben an.

Verändertes Körperbewusstsein

Auch Terzanis Körper bekam, sobald er nicht mehr wie früher immer und selbstverständlich funktionierte, eine neue Bedeutung. Erstmals wurde er ihm bewusst. „Wie sollte ich meinen Körper lieben, der so malträtiert war, mich im Stich gelassen und sich so verändert hatte? Ich musste ihn erst wieder lieb gewinnen." Zunächst ließ er sich in Amerikas bester, technologisch fortschrittlichster Krebsklinik (MSKCC) in New York behandeln. Er begab sich vertrauensvoll in die Hände der dortigen Ärzte. Das hatte für ihn etwas durchaus Tröstliches. Operation, Bestrahlung und Chemotherapie folgten einander. Die Bestrahlungen vollzog er in den Fängen der „Spinne", mit der er, wie er sagte, eine „gewaltige love affair" hatte. Die „Kollateralschäden" waren dabei alle eingerechnet; sie gehörten eben dazu. Seine dortigen „Instandsetzer" taten alles, um ihn zu "reparieren". Jeder seiner Ärzte bekam einen Namen: Die schöne Ärztin nannte er Dr. Glücksbringer, den Radiologen The Lord usw. Ansonsten verloren Unterhaltungen an Bedeutung – nicht ihrer Inhalte wegen, sondern weil er alle Kraft brauchte und weil jede Konversation ihn aus dem Gleichgewicht brachte.

Distanz zur Welt

Alles wird weniger wichtig. Selbst die Krankheit. Wichtig ist für ihn nur noch eine Person, seine Frau Angela. Er reduzierte seine übrigen sozialen Beziehungen, gleich einem Schiff, das im Sturm alle Kisten über Bord wirft. „Die meisten Begegnungen", schrieb er, „ließen mir fast keine Wahl: Sie teilten mir nur die Opferrolle zu. Weil ich diese aber nicht wollte, musste ich auf die meisten Beziehungen verzichten." Seine Welt bestand nur noch aus stillen, kleinen Bewegungen, ziellosem Umherwandern, nichts mehr wurde geplant.

Annehmen, wie es ist

Stattdessen wurde Meditation wichtig. Nicht verändern war nun angesagt, sondern etwas annehmen, wie es ist. Er entdeckte, dass selbst die beunruhigenden Gedanken so eher vorbeigingen, als wenn er versucht hätte, sie zu vertreiben.

Verändertes Zeitgefühl

Früher war für ihn etwas erst dann wichtig, nachdem er es nachbereitet hatte. Jetzt gewann die Gegenwart an Bedeutung. „Ich verzichtete auf mein gewohntes geschäftiges Repertoire, ich musste keine Telefonate mehr führen, zu keinem ‚Arbeitsessen' mehr gehen. Ich haderte mit meiner Vergangenheit als Journalist, wo alles zweckvoll eingerichtet war und doch keinen Sinn ergab." Langsam dämmerte ihm, dass die Krankheit eine geheime Botschaft an ihn enthielt. „Ich war erkrankt, um etwas zu begreifen …": Zu lange hatte er sich für alles Mögliche interessiert, nicht aber für sich selbst. Er lernte die Homöopathie kennen, doch anschließend begab er sich geradewegs in die Bestrahlung. Weder reflektierte er diese Entscheidung damals, noch fiel ihm auf, dass er gegen seine Überzeugung handelte. So zu handeln war er gewohnt.

Verpflanzte Heilmethoden

Terzani besuchte in diesen Jahren wieder viele Orte, konsultierte Heiler und probierte verschiedene Methoden aus, um seinen Krebs zu heilen. Auch das gehörte zu seinen Runden auf dem Karussell. Es folgten chinesische Medizin, Reiki, Ayurveda, sufistische Praktiken, buddhistische Übungen usw. Er entdeckte, dass, einmal aus ihrem kulturellen Zusammenhang gerissen, die Wirkung dieser weisen, heilsamen und authentischen Methoden schwand. Diese an ihrem Ursprungsort fast „gewöhnlichen", bei uns aber exotischen Praktiken, verloren, einmal verpflanzt, ihre Kraft. Einmal aus ihrem Zusammenhang gerissen und in den Westen verpflanzt, konnte keine dieser Methoden den Gesetzen der Marktmechanismen trotzen.

Später testete er deshalb einige dieser Methoden an „ihrem" ureigenen Ort; dort, wo „Einheimische" ihre Heilung suchten – oft erhielten sie sie! Die Fahrten an diese Orte machten nun seine Reisen aus. Trotz intensiver Bemühungen blieb er aber organisch krank. Und er begab sich immer wieder in die Hände seiner westlichen Ärzte. Obwohl er die Logik ihrer Medizin verabscheute, tief in seiner Seele hatte er gerade in sie am meisten Vertrauen. Deren Logik teilte er; er und sie gehörten eben der gleichen Kultur an: der westlichen Wissenskultur. Immer wieder aber bereiste er nach wie vor die Länder Asiens, die sich rasant veränderten.

Die Reise durch Birma

Terzani gefiel die Schönheit und Unberührtheit Birmas sehr. Birma ist das einzige Land, das sich bis jetzt dem Wandel entzogen hat. Er übernachtete nie in einem Touristenhotel. Es gab auch fast keine. Er genoss die wunderschöne Landschaft, die Bewohner in ihrer ursprünglichen Bekleidung und ihre selbst gedrehten Zigaretten. Klar wusste er, dass in Birma eine Militärdiktatur herrschte, die auch vor furchtbaren Folterungen nicht zurückschreckte. Unter anderem verfolgten diese Militärs das Ziel, Birma vom Rest der Welt abzuschirmen. Es war eines der letzten Länder, das von der Globalisierung unberührt geblieben waren. Schon 30 Jahre lang hatten die UNO, die EU und auch die USA Druck auf Birma ausgeübt, es solle endlich demokratisch werden. Was sah nun Tiziano Terzani? Er erkannte, dass auch die Erdölgesellschaffen vor der Tür standen und ins Land wollten. Was wäre nun, fragte er sich, wenn das Land sich demokratisierte und liberalisierte und damit der Dialektik der Modernisierung anheim fiele? Dann, vermutete er, würden Hotelketten das Land mit Fünf-Sterne-Hotels überziehen. Dann würden die Frauen an Nähmaschinen sitzen und fleißig Schuhe und T-Shirts nähen, die sie dann für wenig Geld verkaufen müssten. Die Männer würden Jeans tragen und inmitten ihrer sich rasend schnell wandelnden Landschaften Marlboros rauchen, die in ihren Reklamen von unendlicher Freiheit und unberührter Natur schwärmten. Alle würden mit ihrem mühsam verdienten Geld Fernseher kaufen und abends *Big Brother* schauen. Terzani wollte sich also nicht mehr täuschen und korrumpieren lassen.

Auch hatte er genug davon, die Linksintellektuellen wöchentlich mit Lesefutter zu versorgen. Die Rolle der Journalisten und politischen Autoren hatte sich gewandelt; er erkannte: Sein berufliches Lebenskonzept lief ins Leere. Er wurde depressiv. Schlimm genug! Aber es reichte nicht. Nun musste er das nachvollziehen, was er unterschwellig längst erfahren hatte: Aber so schnell ging das nicht. Sein Körper musste einspringen. Er bekam Krebs. Terzanis Körper musste für ihn erledigen, was seine Psyche zum gegebenen Zeitpunkt noch nicht konnte: ihn aufrütteln und wandeln.

MS-lern dürfte auch das nicht unvertraut sein: eigentlich schon längst wissen, was abgeht, ohne rechtzeitig daraus die Folgen zu ziehen. Eigentlich hätte der fällige Reifeschritt längst erfolgen müssen. Allein die Resilienz fand noch nicht statt.

Einmal erkrankt, lernte Terzani rasch. Er wollte nicht mehr schreiben, was die Leser und auch er längst wussten. Argumentative Schlachtrösser in Position zu bringen und bekannte Denkmuster aufzufahren, reichte ihm nicht mehr. Es wurde Zeit, dass er sich auch im politischen Schreiben dem widmete, was das Kerngeschäft aller Literatur ist: erleben, träumen, dichten, fantasieren, sich dem Existenziellen widmen – dem Leben *und* dem Tod, dem richtigen Leben *und* dem guten Sterben. Es ging ihm nicht mehr ums Vermitteln, es ging ihm nun darum, wieder offen zu werden, altbekannte Pfade zu verlassen, neue Fragen zu stellen, statt bekannte Antworten zu geben. Terzani ließ los.

Loslassen des alten Lebens

Während seiner Reisen brach Terzani nach und nach mit seinem bisherigen Leben – mit seinen gewohnten Tätigkeiten, seinen Bekannten, seinen Speisen und seinen Gedanken, kurz: Er brach mit seinem alten Ich. Er war überzeugt: Es muss dieses Leben gewesen sein, das zu seinem Krebs geführt hatte. Dieser Bruch mit dem alten Leben – weiß mittlerweile auch ich – begleitet jeden Neubeginn nach einer chronischen Krankheit. Terzani brach mit fast allem – außer mit seiner Frau. Er mailte ihr fast täglich. Sie waren seit jeher zwar nicht immer physisch zusammen, innerlich aber begleitete sie ihn immer auf seinem Weg. Und das bereits seit 40 Jahren.

Während seiner Suche lernte er den Blick auf sich selbst zu richten. Er reflektierte nun nicht nur die Welt, sondern auch sich selbst. Dadurch wurde ihm immer klarer, warum er sein Leben lang so viel gereist war: um immer mehr spannende Geschichten aufzustöbern und erzählen zu können – und damit Anerkennung zu bekommen und somit nicht spüren zu müssen, was in ihm selbst war: eine große innere Leere.

Er gab sein altes Ego auf. Sowohl äußerlich als auch innerlich war er dabei, sich zu wandeln. Zurück zur Krebsbehandlung in den USA stellte er fest, dass beides zusammengehört: die Lebensmittel- und Pharmaindustrie, deren Gebaren er tief verabscheute, *und* seine Krebsklinik, in deren Hände er vertrauensvoll sein Leben legte. Beide gehörten zusammen. Er hatte in Indien gelernt, mit Widersprüchen zu leben – hier war einer.

Die Anziehungskraft der Alternativen

Ein Misstrauen gegenüber der Klinik und ihren statistischen Erfolgsrechnungen aber blieb: „Wenn du kein Hähnchen isst und ich zwei, haben wir statistisch gesehen jeder eins gegessen."

Trotz der Behandlung bereitete er sich psychisch auf sein Ende vor. Er fragte sich, wie viele seiner „Teile" The Lord noch wegschneiden könne, bis nichts mehr von ihm übrig bleiben würde. Immer mehr störte ihn, dass seine Ärzte nur an seinen Teilen, nie aber an ihm als ganzem Menschen interessiert waren. Immer kleinere Teile erregten ihre wissenschaftliche Aufmerksamkeit. Ihn aber hatten sie aus den Augen verloren.

An diesem Punkt gewannen die alternativen Heilmethoden wieder an Anziehungskraft, da sie sich für den ganzen Menschen interessierten, keine Nebenwirkungen hätten und ihr Erfolg überwiegend von der inneren Bereitschaft der Betroffenen abhinge. Für Terzani war der Zusammenhang klar zwischen seinen Enttäuschungen, seiner Depression und seinen Zellen, die außer sich geraten waren. Er wollte auch als Mensch bei seiner Genesung dabei sei. Seine nächste Reise führte ihn zu einem Homöopathen nach Italien. Dort fühlte er sich endlich verstanden; das homöopathische Denken ging ihm unter die Haut. Was er dort hörte und sah, war genau das, was er bei den „Instandsetzern" in den USA vermisst hatte. Er entdeckte seine Selbstheilungskräfte und den Arzt in sich. Er beruhigte sich und entwickelte Gelassenheit.

Bei seinem nächsten Besuch in New York, bei der „Spinne", träumte er von der Kraft der heilenden Magie und von Naturheilmitteln, an die alle alten Kulturen glaubten. Auch seine Großeltern, sowohl mütterlicher- als auch väterlicherseits, glaubten daran. Immerhin waren sie noch toskanische Bauern gewesen. In New York kam ihm nun alles abartig vor – eine Gesellschaft, in der nichts und niemand respektiert wird und gleichzeitig alle überzeugt sind, frei zu sein und ein Recht auf alles zu haben, selbst darauf, in Einsamkeit und Traurigkeit zu enden.

Abschied von der wohlmeinenden Verschwörung

Es wurde ihm klar, dass er jede wohlmeinende Verschwörung in den Wind schlagen wollte. Er trennte sich von allen, die ihn in das alte Leben zurückkommen lassen wollten: den Ärzten, der Familie den Freunden, allen, die meinten, eine Rückkehr zum alten gewohnten Leben sei das Schönste, das ihm widerfahren könnte. Er aber wollte das nicht. Er wollte nicht ins alte Leben zurück – sicher nicht in jenes, das ihn krank gemacht hatte.

Wieder nach Indien

In Indien fühlte er sich, als habe er eine alte, verloren gegangene Liebe wiedergefunden; dort konnte er die Vernunft abschütteln. Schönheit und Hässlichkeit, Absurdität und Wahnsinn sowie tiefe Menschlichkeit lagen in Indien dicht beieinander. Dort wurde nicht über die Natur verfügt, nicht einmal eine Ameise rührte man an – aus dem einfachen Grund, weil die Natur nicht den Menschen gehörte. Nichts gehörte dem Menschen. In Indien kehrte Terzani zu dem zurück, was er lange schon gewusst, aber wieder verloren hatte: dass es eine Illusion ist zu glauben Wohlstand und Konsum bedeuteten Glück, und die Haltung, nur sein eigenes Wohlergehen zu verfolgen, einen isoliert und von der Welt abschneidet. Er musste zu dem zurückfinden, das ihm echtes Glück und Sinn bedeutete, um sich selbst wiederzufinden. In Indien konnte Terzani New York abschütteln und ein Anderer werden, beziehungsweise wieder dort anknüpfen, wo er der war, bevor er sich verloren hatte. Einmal mehr denke ich, dass dieses Sichverlieren auch am Beginn der MS liegt.

Befindet man sich erst einmal an dem Ort, an dem sich damals Terzani befand, gibt es kein Zurück in die Arme der „Spinne". Dann gibt es nur noch eins: vorwärts, und zwar in ein „Jenseits der Schulmedizin". Dort war auch Terzani bereit, auf die Logik der „Instandsetzer" zu verzichten. Zudem hat man ab diesem Zeitpunkt nicht mehr das Gefühl, auf etwas zu verzichten, wenn man nicht mehr „um jeden Preis" an seinem Leben festhält – vorausgesetzt, man befindet sich auf seinem eigenen Weg und hebt dennoch nicht ab. Was man auf diesem Weg macht, ist keine Frage der Logik mehr, auch nicht, wie man sich entscheidet. Es ist auch keine Frage des Eigensinns. Man befindet sich auf diesem Weg – oder nicht. Und man weiß: Egal, wo man sich befindet: Beides ist gut, solange man das macht, womit man innerlich übereinstimmt.

Die nächsten Reisen Terzanis kann ich uns getrost ersparen, was nicht bedeutet, dass er keine weiteren Erfahrungen mehr gemacht hätte. Doch es gab keine, die ihm langfristiges Seelenglück gebracht hätte. Und doch geschah dabei Wichtiges: Jede Runde brachte ihn sich selbst einen Schritt näher. Immer deutlicher wurden ihm seine Eigenheiten, Idiosynkrasien, eben das, was ihn als Person ausmachte; sein biografisches Erbe, seine Begabungen, auch seine Laster und Neurosen.

Die spirituelle Wende

Dass ihm an der Welt vieles überhaupt nicht gefiel, war allen, die Terzani kannten, klar. Dass er am liebsten vieles an der Welt verändern wollte, auch. Dieser Impetus machte schon die Kraft seiner Reportagen aus. Nun aber konnte er endlich anerkennen und sich eingestehen, dass er eins nicht konnte: diese Welt verändern. Auch nicht die Menschen, die auf ihr lebten. Diese Grenzerfahrung markierte sein Reifen und seine spirituelle Wende.

Er erkannte: Das Einzige, das er ändern konnte, war sich selbst. Also fing er damit an. Dem lag kein Vorsatz zugrunde, sondern es war ein langer Prozess: sich selber ehrlich zu betrachten und zu verändern. Allerdings merkte er: sich zu ändern, ging auch nicht immer. Ändern konnte er höchstens einen Teil von sich; der andere blieb, wie er war. Erneut stieß er an eine Grenze.

Politische Spiritualität

Als ihm auch das klar wurde, geriet in ihm etwas in Bewegung. Er wurde noch ehrlicher mit sich, bescheidener, demütig. Er wurde immer spiritueller. Politisch und sozialkritisch blieb er nach wie vor. Er konnte aber nicht mehr gesellschaftlich blicken und politisch handeln, ohne gleichzeitig sich selbst zu betrachten. Nun war er bereit, sich selbst noch mehr zu verändern, und betrachtete beides zusammen: Gesellschaft *und* Spiritualität.

Politik ist nach wie vor die Art, wie Menschen ihr Zusammenleben gestalten. Politik steckt den Rahmen ab, in dem sich jede Handlung befindet. Spiritualität ist die Art, all dies grenzerfahren und bescheiden zu tun, gelassen und gewaltlos; nicht allwissend, sondern fragend; nicht die anderen verändern wollend, sondern vor allem sich selbst. Das ist politische Spiritualität.

Spirituelle Heilung

Es gibt zwei Arten von Heilung: eine körperliche und eine seelische. Terzani merkte, dass man sehr wohl seelisch gesunden kann, obwohl der Körper nach wie vor „spinnt". Und umgekehrt: Man kann körperlich topfit sein und seelisch ein Krüppel. Er wollte, was immer geschehen sollte, seelisch gesunden. Was sollte seine körperliche Genesung, wenn seine Seele weiterhin darbte?

Für Terzani war klar: Die Seele ist mehr als ihre vorübergehende Wohnstätte: der Körper. Also verzichtete er auf eine körperliche „Heilung um jeden Preis". Übersetzt in die Terminologie dieses Buches heißt dies: Der Erwerb einer resilienten Haltung vollzieht sich unabhängig von einer absoluten körperlichen Genesung. Darin liegt meines Erachtens die stärkste Botschaft Terzanis an alle Kranken, auch an uns MS-ler: Klebe nicht an deiner Körperlichkeit, sondern achte auf deine Seele.

Es gibt, fand Terzani heraus, keinen bestimmten Weg der Heilung, der *immer* hilft; keine Methode gilt für alle und überall. Die Konzepte einer bestimmten Gesundheit oder Krankheit gelten nur innerhalb eines kulturellen Rahmens. Nur innerhalb eines Kulturkreises ist ein Heilmittel erfolgversprechend.

- Heilung passiert nur, wenn der Kranke an diese bestimmte Methode glaubt. Hierbei zählt die hehre Wissenschaft nicht mehr als beispielsweise die Magie. Terzani glaubt nicht mehr an die Trennung „hier Wissenschaft – dort Magie". Beide gehören zusammen. Beide sind gleichwertige „Deutungsmuster".
- Es gibt keine Heilung ohne die innere Überzeugtheit, das heißt ohne die Mobilisierung der Selbstheilungskräfte.

Was bewirkt Krankheit und was Heilung?

Immer wieder versuchte Terzani herausfinden, welche Faktoren zu seiner Erkrankung geführt hatten. Er vermutete, wie gesagt, dass seine Erkrankung mit seinem gesamten vorherigen Leben zusammenhing. Das aber bedeutete: mit den Menschen, die ihn umgaben, mit seiner Psyche, mit seinen Genen, mit seiner Ernährung, mit seiner bisherigen Haltung. Er fand, Erkrankung habe viele Ursachen, auch seine Krankheit sei mehrfach determiniert.

Darum musste er so viele Runden drehen. Was aber für Terzanis Krebs gilt, gilt für sämtliche chronische Krankheiten. Auch für die MS. Krebs ist ab und zu heilbar, aber in seinem Fall führte er schließlich zum Tode. Es dämmerte ihm, dass er nicht nur die Welt draußen nicht ändern konnte – auch die Welt in seinem Inneren konnte er nur teilweise verändern. Weder hatte er seinen Krebs bewusst gewollt noch ihn befürchtet. Egal was war: Irgendwann war er da. Und nichts konnte diese Realität verändern.

Terzani erging es wie jedem anderen, der seinem Tod entgegenschreitet. Er konnte die Realität nicht verändern, sie weder kontrollieren noch manipulieren. Auch debattieren half ihm da nichts. Mit wem hätte er darüber auch verhandeln sollen? Mit dem lieben Gott? Ihm blieb also nichts anderes übrig, als diese Tatsache anzunehmen. Der Machbarkeitswunsch hinter der Aufklärung war bei ihm definitiv an seine Grenze gelangt. Der Fakt war weder vorübergehend noch veränderbar. Der Fakt war: Sein individueller Tod stand bevor.

„Anerkennen, was ist!", lautete von jetzt an der Weg, den Terzani beschritt. Dieses Eingeständnis läutete den Beginn seiner spirituellen Wende ein. Bei der letzten Runde ging es ihm nicht mehr um Gesellschaftliches. Es ging ihm nur um sein gutes Sterben. Er war nur an seiner inneren Entwicklung und an existenziellen Fragen interessiert. Seine letzte Reise führte ihn zum Himalaya.

Im Himalaya

Hoch oben im Himalaya hat man den Eindruck, die Welt sei zu Ende. Man sieht vor allem weiß strahlende Berggipfel. Dort kam er zu sich – und zur Ruhe. In der Person eines „weisen Alten" fand er zufällig jenen Begleiter, den er für diesen Schritt brauchte. Damals begleitete ihn seine Frau Angela in den äußersten Norden Indiens. Auf einer Wanderung, auf einem Grat nahe vom Waldrand, entdeckten sie ein kleines Haus. Der freundliche Nachbar, einige Hundert Meter entfernt wohnend, führte sie hin. Sofort verliebten sie sich in das Haus. Vor allem ein Zimmer tat es ihnen an. Es barg einen Schatz, der ihnen sofort ins Auge sprang. Es war ein Fenster, das ein unvergleichliches Gemälde einrahmte: einige dunkle Baumäste, dahinter die weißen Bergketten und das Bergmassiv. Es war aber kein Stillleben, sondern echt: „Eine fantastische, glorios lebendige Natur, die sich unter unseren staunenden Blicken wandelte." Sofort war ihm klar: Dieses Haus liebte er; dort wollte er alleine sein und zu sich kommen.

Der weise Alte, ein ehemaliger Maler, hatte sich schon vor Jahrzehnten dorthin zurückgezogen. Mit ihm hatte Terzani tiefe Begegnungen, die ihn das Leben neu sehen ließen. Der Alte wurde sein Meister. Bekam er vom Alten Antworten? Nein! Aber er lernte bei ihm wie bei einem Zen-Meister, mit den irrationalen Wahrheiten und den Absurditäten des Lebens immer besser umzugehen. In ein Koan verpackt zitierte er:

> „Sag mir, was ist die Wahrheit?", bittet ein Mönch seinen Abt.
> „Gut", antwortet der Abt, „zuvor aber musst du alles Wasser im Fluss in einem Zug trinken."
> „Aber das habe ich bereits getan."
> „Umso besser. Dann habe ich dir bereits geantwortet."

Zurück aus dem Himalaya, fragte ihn Angela, was er tun würde, wenn er dank einer neuen Medizin noch weitere zehn Jahre geschenkt bekäme. Seine Antwort: „Ich würde dieses Mittel nicht nehmen. Es ist gut so, wie es ist, ich habe mein Leben gelebt; mehr brauche ich nicht." Neugierig, guter Dinge, mit heiterer Gelassenheit ging er seinem Tod entgegen. Was Terzani dort oben entdeckt hatte, war die heitere Gelassenheit des Seins. Auch im Angesicht des Todes. Das ist die stärkste Erfahrung, die ich mitgenommen habe: Man kann vergnügt, gelassen, neugierig und mit sich selbst im Reinen ans Sterben gehen. Man kann auch würdevoll sterben.

Darin liegt der vielleicht größte Unterschied zur westlichen Medizin: Das Leben muss nicht unbedingt verlängert werden. Man muss auch nicht der ewigen Jugend nachjagen. „Nimm es einfach an, wie es ist." Oder was mich selbst am meisten betraf: Man kann seine Krankheit haben, ohne ein Jota an Würde zu verlieren.

Meine MS ist nicht tödlich, nur sehr einschränkend. Trotzdem lerne auch ich das momentan Unveränderliche würdevoll anzu-

6 Königswege

nehmen, auch das Gute darin zu sehen; zu erkennen, was möglich ist und was nicht. Das heißt nicht, die Augen zu verschließen oder mögliche, sinnvolle Therapien auszuschließen. Es bedeutet lediglich, sich nicht von Versprechen und Heilern aller Art abhängig zu machen. Und nicht einzig auf eine Möglichkeit zu starren, als hänge *alles* von ihr ab. Und nicht wehzuklagen, wenn das einzig erstrebenswert Scheinende nicht eintritt.

Schließlich starb Terzani in seiner toskanischen Heimat. Er war glücklich und erfüllt. Unnötig zu sagen, dass er mir in sehr vielem sehr nahe ist. Menschlich, politisch, spirituell. Ich, ein Vielleser, habe selten Bücher derart verschlungen wie seine beiden letzten. Bleibt die Frage: Was können *wir MS-ler* daraus lernen? Wir, die vermutlich kaum an unserer Krankheit sterben werden?

Der Tod ist aus unserer Kultur verschwunden. Stattdessen tat sich eine klaffende Leerstelle auf. Heute gelten bei uns nur das Leben und die Jugendlichkeit als Wert. Was zählt, ist Lebendigkeit und Dynamik. Lebenserfahrung, Weisheit und das würdige Altern hingegen sind in unserer Kultur kaum noch etwas wert. Dabei besteht das Leben aus Werden, Verfall und Vergehen. Terzanis Bücher führen uns vor Augen, dass selbst der Tod ein valabler Ausgang ist. Nicht nur das Überleben und die Gesundung sind würdig und gut. Der Tod kann es auch sein. In der Gesundung das einzige Ziel zu sehen, entwertet alle anderen Ausgänge.

Traurig ist, wenn jemand sein Leben nicht lebt. Es gibt Menschen, die innerlich schon im Alter von 25 Jahren sterben und nicht merken, dass sie schon längst seelisch tot sind. Bei Terzani war das nicht der Fall. Er hat wirklich gelebt. Darum konnte er gelassen und in Frieden sterben.

Ihre MS ermöglicht vielen Menschen paradoxerweise einen Weg ins gute Leben. Es geht darum, sein Leben in die Hand zu nehmen, es wirklich zu leben. Man selbst zu sein. Ich lerne immer mehr, mein Leben so zu leben, dass ich jederzeit sagen kann: „Ich habe gelebt. Ich habe versucht, aus allem das Beste zu machen – und wenn es nicht ging, dann gehört eben auch das zu meinem Leben." Wir MS-ler können daraus vor allem lernen, dass Heilung und

Gesundung nicht dasselbe sind. Terzani zeigte uns, dass er sich heilen konnte, ohne dass er gesundet wäre. Am Schluss war es ihm gar nicht mehr wichtig, auch noch zu gesunden. Allerdings war er damals schon nicht mehr der Jüngste. Terzani heilte sich, bevor er mit 66 Jahren starb.

Terzanis Buch *Das Ende ist mein Anfang* erhielt ich übrigens von Monika zu Weihnachten 2007. Damals hatte ich seit elf Jahren die Diagnose MS. Als ich Terzani las, entschloss ich mich, dieses MS-Buch zu schreiben. Körperlich gesund bin ich noch nicht ganz. Aber im Rollstuhl auch nicht – und werde es vermutlich auch so bald nicht sein.

Was mir am meisten half

Abschließend noch einige Folgerungen, die ich aus dem Leben der fünf Geheilten und meiner anderen „Lehrer" zog. Im Vordergrund steht dabei:

- Diejenigen Erkrankten, die gesundeten, gaben die Hoffnung nie auf und fanden sich nicht mit dem vermeintlich unabwendbaren Schicksal ab. Sie waren weder verbissen noch griesgrämig, sondern heiter und gelassen.
- Sie hörten nie auf zu suchen und gingen dem nach, was ihnen innerhalb ihres Kreises und leicht darüber hinaus helfen könnte (Tiziano Terzani).
- Du musst deine MS voll und ganz als Teil von dir akzeptieren (Günter).
- Rechne mit der gütigen Mitarbeit deiner Selbstheilungskräfte. Aber wisse: Auf sie hast du bewusst keinen Einfluss (Josef Fluri).
- MS ist heilbar! (Sonja Wierk) Ich zeige euch, wie es geht. Ich habe es alles selbst erlebt, ich bin eine von euch, schaut: Ich kann wieder gehen.
- Dein Körper ist nur ein Teil von dir; du bist viel mehr als dein Körper (Claus).

6 Königswege

- Mit deiner MS hast du eine Aufgabe, die dich ein Leben lang begleiten wird. Mach das Beste daraus (Claus).
- Auch als jemand, der nicht mehr wandern kann, kannst du eine Bergwiese genießen (Madeleine).
- Was immer du machst: Deine Zellen haben Ohren und hören mit (Lisbeth Cavegn).
- Viele Wege führen nach Rom – du musst nur deinen Weg finden (Günter).
- Ich heile dich, indem ich die beste Methode anwende, die bekannt ist (Josef Fluri).
- Wer genesen ist, hat Recht, denn er weiß, wovon er spricht (Clemens Kuby).
- Wenn du dran glaubst, ist es kein Märchen (Theodor Herzl).
- Wenn dich jemand heilen kann, dann bist es nur du selbst (Clemens Kuby).
- Ob du gesund wirst oder nicht, hängt davon ab, ob du den Kontakt zu deiner Seele findest. Ich zeige euch, wie es geht (Clemens Kuby).
- Ich versuchte alles, aber dann nahm ich mein Schicksal an. Ohne Groll und ohne Häme. Ich habe ein gutes und erfülltes Leben gelebt. Darum kann ich jetzt gehen (Tiziano Terzani).
- Hilf dir selbst! Fange bei dir an, aber bleibe bei dir nicht stehen. Hilf auch anderen, so gut es geht. Leiste deinen Beitrag an die Welt (Martin Buber, Eric Erickson: Generativität).

7

Spiritualität und Politik

In diesem Kapitel zeige ich die Haltung jener drei Menschen auf, die mich seit meiner Erkrankung am meisten beeinflusst haben. Wieder geht es mir dabei nicht um die Vermittlung von Wissen, sondern einzig und allein um die Darstellung ihrer gelebten Haltung. Diese gefiel und imponierte mir sehr. Sie enthält einiges, das spirituell daherkommt. Aber auch Anteile, die durchaus aufgeklärt sind. Vermutlich braucht man genau dies, um mit der MS klarzukommen.

Bald nach meiner Diagnose wusste ich, dass ich gesunden will. Mir wurde aber langsam klar, dass ich das nicht auf direktem Wege erreichen kann. Ich musste lernen, diesen (Kopf-)Wunsch sowohl zu halten als auch ihn loszulassen. Spiritualität ist dort gefordert, wo ich auf das Schicksal meines Wunsches keinen Einfluss habe. Weder mit meinen Absichten noch mit meinem Wollen. Zu allen Zeiten gab es Ereignisse, auf die der Einzelne nicht den geringsten Einfluss hat. Dies mit Zuversicht zu akzeptieren, ist eine Haltung, die um die eigene Ohnmacht weiß. Schon Naturkatastrophen, Wahlen oder Krisen aller Art verlangen diese Haltung. Von Partnerschaftskrisen, Scheidungen, Arbeitslosigkeit oder Krankheiten nicht zu reden. Auf solche Krisen reagiert der Einzelne oft mit Ohnmacht, Depression und Panik. Auch eine MS-Diagnose kann das auslösen.

In diesem Sinn stehen Ohnmachtsgefühle am Beginn jeder spirituellen Erfahrung. Die Erfahrung der Grenzen, der eigenen Begrenztheit. Dass man auf etwas keinen Einfluss hat, ohne aber daran kaputtzugehen. In diesem Sinn wurde auch ich spirituell:

Grenzbewusst und optimistisch. Ich blieb es aber nie lange. Auch heute noch pendle ich hin und her zwischen Aufklärung und Spiritualität.

Was ist spirituell?

Die Spiritualität, von der hier die Rede ist, hat nichts mit einem Gott, Tao oder der Buddha-Natur zu tun hat. Nicht einmal mit Religion. Viel eher mit dem Deutungsmuster, das die eigenen Grenzen und die Ohnmacht stehen lässt und sich nicht in Größenfantasien verliert. Spiritualität geht davon aus, dass Verluste zum Leben gehören: Man kann seine Kraft verlieren, geliebte Menschen und auch sein Leben.

Zu Beginn dieses Abschnitts möchte ich einige Bemerkungen zu meiner persönlichen Einstellung machen.

Aufklärung und Spiritualität

- Von der Aufklärung nahm ich mit, dass es möglich und sinnvoll ist, immer wieder alles zu hinterfragen und von einer Frage zur nächsten zu gehen. An diesem Punkt setzten mein politisches Bewusstsein ein sowie mein Hinterfragen gängiger Vorstellungen und Therapien zur MS. Von der Spiritualität hingegen lernte ich, dass es Realitäten gibt, die es anzuerkennen gilt, die nicht zu hinterfragen sind und die bedingungslos gelten. Es gibt nicht wenige solcher Realitäten. Meine momentane MS ist eine von ihnen. Traurig, aber wahr.
- Von der politischen Aufklärung lernte ich, dass alles, was heute real erscheint, morgen anders sein kann. Hier lernte ich die Bedeutung des Wortes „noch" zu schätzen: Was heute *noch* so ist, kann morgen bereits völlig anders sein. So ist es auch mit der MS. Heute bin ich krank – morgen vielleicht nicht mehr.

7 Spiritualität und Politik

- Von der Aufklärung lernte ich ferner, dass der personifizierte „Gott" der Religionen, einschließlich deren moralische Werte, Menschenwerk sind, historisch gewachsen und veränderbar. Dieser Skeptizismus ließ mich auch, wo es nötig war, an den „Göttern in Weiß" zweifeln. Ebenso lernte ich, dass die Menschen die komplizierte Begründung eines Wertes abkürzen, indem sie dessen Urhebung auf Gott schoben. Von der Spiritualität hingegen lernte ich, dass nichts durch bloßes Nachdenken erfunden werden kann. Ich schloss daraus auf die Überprüfung jeder Wahrheit durch das Tun.
- Von der Aufklärung lernte ich, autonom zu handeln, die Verantwortung für mich zu übernehmen und dass ich sie nicht anderen übergeben kann. Das gilt auch für den Umgang mit der Heilung.
- Von der Aufklärung lernte ich, wie unabdingbar es ist, individualistisch zu sein. Und darauf zu verzichten, mit dem Strom zu schwimmen. Ohne diese Überzeugung könnte ich nicht versuchen, angesichts einer vermeintlich unheilbaren Krankheit gesunden zu wollen. Bei allem Individualismus hörte ich gleichzeitig nicht auf, an das Kollektiv zu glauben. An die Bedeutung der Solidarität. An ein Jenseits der Individualität. Ich hörte nicht auf, auch an die anderen zu denken. Das Spirituelle steht auch für alles, was über das Individuelle hinausgeht. Das Über-Individuelle muss keineswegs transzendent sein.
- Von der Aufklärung lernte ich, Wünsche zu haben; von der Spiritualität, dass kein Wunsch automatisch in Erfüllung gehen *muss*; dort lernte ich, dass das Loslassen-Können ebenso wichtig ist wie das Wollen. Dabei lernte ich nicht nur, von der MS gesunden zu wollen, sondern auch meinen Körper loszulassen.
- Von der Aufklärung lernte ich, dass alles seinen Grund hat, von der Spiritualität hingegen, dass nicht alle Ursachen benennbar sind – und nicht alle Gründe rational begründbar. Vieles darf „unscharf" sein. Und es darf Widersprüche und Paradoxien geben. Dazu gehört, dass ich nicht den *letzten* Grund meiner MS kenne, obwohl sie selbst wahr ist.

Resilienz und die spirituelle Haltung

Bezeichnenderweise deckt sich vieles von dem oben Erwähnten mit dem Weg resilienter Menschen. Sie lernten anhand ihrer Krisen. Eine davon ist die MS. Auch sie ist eine Lebensschule. Auch die in Kapitel 6 erwähnten Personen weisen diese resilienten Eigenschaften auf. Sie alle wurden, jeweils auf ihre Art, spirituell – sei es Sonja, Kuby oder Terzani. Auch ihre Lebenserfahrung katapultierte sie aus der Mainstream-Normalität heraus. Dies muss keineswegs in die Spiritualität führen. Es ist auch nicht immer so, dass es leichter fällt, seine Erkrankung besser zu „ertragen", wenn man gläubig oder spirituell wird. Ein Glauben hilft dabei aber sicher. Außerdem hilft es, einen Sinn zu finden, den man dem verwirrenden Krankheitsgeschehen verleihen kann – erst recht angesichts der vermeintlichen Ungerechtigkeit der Erkrankung. Jeder Kranke kommt an Sinnfragen nicht vorbei. Macht diese Sinnsuche spirituell? Nicht unbedingt! Aber besonnener macht sie sicher. Allen ehemaligen Kranken war „der Geist" wichtig. Warum?

- Clemens Kuby zeigt, dass jeder Mensch erst einen Plan, eine Idee, einen schöpferischen Geist haben muss, bevor er diese(n) umsetzen, materialisieren und konkretisieren kann. Der Geist geht also jeder Materialisierung voraus. Auch im Fall der MS müssen wir Kranken eine Vorstellung davon entwickeln, wie wir das Ziel unserer Gesundung erreichen wollen.
- Bei Sonja Wierk weist gerade *die Idee* des anzustrebenden Zustands den Weg zu ihrer Gesundung. Auch bei ihr geht die Idee der Durchführung voraus.
- Milton Erickson hielt sich an den Zustand *vor* seiner Kinderlähmung, konserviert als Vorstellung.

Wer gesunden will, setzt also der vorhandenen Realität eine andere gegenüber. Dafür allerdings braucht es keine Spiritualität – für vieles andere, das mit der Heilung zusammenhängt, aber schon. Und nun zur Spiritualität dreier der Königsweg-Menschen.

7 Spiritualität und Politik

Das Jenseits fängt im Kopf an – Sonjas Spiritualität

Der Angelpunkt der Sowi-Methode lautet: Jede Veränderung fängt im Kopf an. Sowi setzt am Mentalen an. Insofern ist sie, was die Heilung betrifft, am Pol Geist und nicht am Pol Materie angesiedelt. Wer auf ersterem sitzt, ist in der Regel spirituell. Sonja ist es auch aus anderen Gründen. Zu polarisieren, ist nicht Sonjas Art. Sie mischt sich weder in erkenntnistheoretische Dispute noch in politische Fragen ein. Sie will nur den MS-lern bei der Heilung helfen. Nebenbei lässt sie aber doch durchblicken, was sie sonst noch denkt, beispielsweise über das bisherige Verhalten der Pharmamultis und der MS-Gesellschaften. Deswegen ist sie aber nicht spirituell.

Bei der Heilung der MS geht es Sonja um Veränderungen. Hier wird es spiritueller. Um die Sowi-Therapie erfolgreich anzuwenden, müsse man eine Einstellungsänderung vollziehen. Sonja siedelt ihre Methode in einer Logik jenseits der Grenzen der traditionellen Vernunft an. Entsprechend verwendet sie eine andere Wahrnehmungsform: erleben und empfinden. Dabei geht es darum, mit seinem Körper in Kontakt zu kommen. Sonja geht es darum, sich zu *erfahren* statt sich denkerisch-rational zu erschließen. Sie ist überzeugt, dass das biografisch spätere rationale Denken beim Gesundwerden nur störe: Es erschwere den Zugang zum Körper.

Sonja empfiehlt, es zu keiner weiteren Trennung vom Körper kommen zu lassen. Man muss dem Körper immer wieder danken für alles, was er noch kann, und für alles, was er unternimmt, um die Ausfälle zu kompensieren. Und man muss sich mit seinem lädierten Körper, mit sich und mit anderen Menschen versöhnen, damit man innerlich zur Ruhe kommen und Frieden mit sich schließen kann. Ohne Versöhnung fehlt die innere Kraft, die es zur Heilung braucht.

Zur Heilung ist also eine Weichenstellung nötig: hin zu einer Ebene jenseits des Ich-Bewusstseins. Mit Bewusstsein und Wille, sagt auch Sonja, kann kein MS-Kranker genesen. Sie fordert, aus der

Dominanz des Bewusstseins auszusteigen. Man kann mit der MS nur gesunden, wenn man diese „normalen" Anforderungen an die Person verlässt. Und damit auch jene Leitlinien hinter sich lässt, die unsere Kultur kennzeichnen. Darum ist jede Heilung mit einem Innehalten und einem Neuanfang verbunden. Wer geheilt sein möchte, muss auch seine Haltung ändern. Ich vermute, dass bis jetzt nur wenige von der MS geheilt wurden, weil bislang nur so wenige diese Einstellungs- und Haltungsänderung schafften.

Sonjas Sowi-Methode befindet sich „jenseits der Paradigmen unserer Kultur". Ist sie aber deswegen schon spirituell? Nein! Also nochmals zur Frage: Ist Sowi spirituell? Meines Erachtens ist sie es, weil die von dieser Methode angestrebte Haltung der Haltung spiritueller Menschen entspricht. Zu dieser Haltung gehört laut Sonja:

- liebevolle Zuwendung,
- intensive achtsame Aufmerksamkeit,
- Geduld,
- das Annehmen, was und wie es ist,
- Bescheidenheit und gezähmtes Kämpferisch-Sein.

In Sonjas Haltung sehe ich ihre feine Spiritualität.

Wunderheilungen sind real – Kubys Geist

Clemens Kuby gehört mittlerweile zu den führenden Fachleuten in Sachen Wunderheilung. Er schafft es aber, dieses obskure Konstrukt mit der rationalen Welt zu verbinden. Und pendelt so zwischen dem rationalen und spirituellen Weltbild. Spirituelles geht vom Primat des Geistes gegenüber der Materie aus. Dass Kuby ebenfalls davon ausgeht, ist jedem klar, der seine Bücher liest. Auch seine Spiritualität kommt ohne den geringsten Bezug auf ein göttliches Wesen aus. Moderne Spiritualität braucht keinen Gott. Dafür gewinnt auch bei ihm die Energie eine große Bedeutung. Und das transgenerationelle Denken. Aber davon später mehr.

Während Sonja jahrelang an ihr Bett gefesselt war und sich nur mit ihrem Erleben befassen konnte, lernte sie viel über sich und die Welt. Kuby lernte, als er mit einer gebrochenen Wirbelsäule im Krankenhaus lag; doch dann wollte er es genau wissen. Auf seinen weltweiten Reisen in verschiedene Kulturen lernte er jahrelang weiter. Sonja und er hatten ihre Erfahrungen mit ihrem Körper aus der uns „normalen" kulturellen Ordnung herauskatapultiert.

Unsere normale Ordnung ist von der aristotelischen Logik bestimmt. Kuby lernte auch andere Logiken kennen. Für ihn wurde der Wechsel der ontologischen Zustände zum Normalfall. Er wusste: Was heute nur geistig-ideell erscheint, kann bald seine Gestalt wechseln und in eine materielle Form übergehen. Er lernte, eine Haltung einzunehmen, in der diese Übergänge gang und gäbe sind. Kuby führt uns in ein Denken ein, in der „Wunderbares" möglich ist. Insofern ist er der Prototyp eines Wanderers zwischen den Welten, eines modernen Spiritualisten. Dass er auch materiell denkt, erfasst jeder, der seine Beschreibung der Schamanen und Heiler liest. Diese sind fest in ihrer Kultur angesiedelt. Ihre heilsame Wirkung entfaltet sich nur an jenem kulturellen Ort, den sie mit ihren Klienten teilen.

Auch die Selbstheilung braucht ihren entsprechenden kulturellen Rahmen. Die Kultur ist keine bloße Idee, sondern wurde jahrhundertelang realisiert. Genau das gilt für viele Phänomene unserer Lebenswelt: Sie wechseln zwischen Idealität und Materialität. Insofern ist Kuby kein Idealist, sondern Dialektiker. Als ich das bei Kuby verstand, erprobte ich dieses Denken auch an uns MS-lern. Also: Ein MS-Kranker nimmt sich die Befreiung von seinem Symptom vor. Ursprünglich ist diese Idee reiner Geist. Sobald sie aber materialisiert ist, besteht beides nebeneinander: die Idee und ihre Realisierung. Geist und Materie. Beide sind unterschiedliche Zustandsformen desselben. Dann aber entwickeln sich beide verschieden und haben unterschiedliche Entwicklungsverläufe; sie entwickeln sich autonom weiter. Nur ihre Herkunft im Moment ihrer Kreation ist geistig; die nächste Runde ist schon gemischt.

Kuby handelt zwar mit Geistigem, ist aber auch in unsere lebensweltliche Realität eingespannt: in eine *Dialektik von Geist und Materie.* Entsprechend ist auch seine Spiritualität in ein Gefüge von Politik und Geistigem eingebunden; eine „reine" Spiritualität gibt es also nicht. Zum Glück ist Kuby kein Purist, der nur das eine sieht und in einer rein geistigen Welt lebt. Von mir weiß ich, dass ich sicher keiner bin.

Also weiter: Jede Kultur wird über die Generationen hinweg tradiert, die Erkrankung eines einzelnen Menschen aber auch. Ob jemand zum Beispiel an MS erkrankt, hängt nicht nur von seiner eigenen Biografie ab, sondern auch von den gesammelten Erfahrungen seiner Ahnen. Vielleicht sogar von den Erfahrungen, die der Betreffende in seinem früheren Leben gemacht hat. Kuby ist von der Wiedergeburt und den Rückführungen in frühere Leben überzeugt. Ich habe keine Erfahrungen damit.

Ist man aber von der transgenerationellen Sicht überzeugt, so wie Kuby, wird der Kontakt zu seinen Ahnen zentral. Den Kontakt mit seiner Seele zu pflegen, ist für ihn ebenso selbstverständlich, wie mit seinen Ahnen Zwiesprache zu halten. Vor wichtigen Entscheidungen gilt es, seine verstorbenen Eltern um Rat zu fragen, ihnen Wichtiges, aber bislang ungesagt Gebliebenes zu eröffnen und sie in wichtige Entscheidungen einzubeziehen. Was man ist, so seine Überzeugung, ist man nur in Zusammenhang und wegen der Ahnenreihe, in der man sich befindet. Dass sich Denk- und Verhaltensmuster von einer Generation auf die nächste übertragen, ist für Kuby selbstverständlich. Ebenso wichtig sind ihm aber auch die Erkenntnisse der modernen Physik. Es spricht vieles dafür, dass jene Haltungen und Denkstrukturen, die unser Weltbild heute weiterbringen, mit den Schlussfolgerungen übereinstimmen, die sich aus der Quantenphysik ergeben. Davon ist er überzeugt. Ich auch. Phänomene, die wir mit unserem jetzigen Weltbild noch unmöglich verstehen können, werden wir bald auch theoretisch „einfangen". Bis es so weit ist, sprechen wir noch von Spontanremissionen und Wunderheilungen. Insofern ist Kuby für mich der Prototyp des modernen Spiritualisten.

Ihm sind auch Tanz- und Malmeditationen wichtig – und das nicht nur aus Liebe zu seiner Frau Astrid. Bedeutend ist alles, was im weitesten Sinn sinnlich ist und das Bewusstsein von der rationalen Erkenntnis weg hin zu den Sphären jenseits von Sprache und rationalem Bewusstsein lenkt. Immer wieder streift Kuby dabei das Unbewusste.

Das Unbewusste als Sprungbrett in die Spiritualität

Auch aufgrund meiner Erfahrungen bildet das Unbewusste ein Sprungbrett in die Spiritualität. Vielleicht waren sich wegen dieses Zusammenhangs der zum Okkulten neigende C. G. Jung und der Materialist S. Freud spinnefeind. Das Unbewusste ist alles, was sich „hinter unserem Rücken" abspielt und unser bewusstes Denken und Handeln beeinflusst. Das Unbewusste ist nicht nur in unserem Inneren drin, sondern überall, wo Menschen sind, also auch in Kultur und Gesellschaft, und das quer durch die Geschichte.

Weder unsere Gene noch unser Kleinhirn noch die Automatismen, die über unsere Wirbelsäule unsere Bewegungen beeinflussen, sind uns bewusst – können es aber problemlos werden. Wir Bewegungsgestörten und Behinderten befinden uns also stets nahe am Unbewussten.

Um das verständlich zu machen, will ich noch kurz einige Worte zum Unbewussten verlieren.

Die MS und das Unbewusste

Je mehr ich mich mit der MS befasste, umso deutlicher wurde mir, dass die Fachleute, die sich mit ihr befassen, ein anderes Verständnis vom Unbewussten haben als auch ich als psychoanalytisch geschulter Therapeut hatte. Kurz gesagt, setzt das Unbewusste der Psychoanalyse an der Sprache an: an den Kognitionen, am Großhirn, am

Bewusstsein. Das Unbewusste ist dort meist etwas, das einmal bewusst gewesen war und dann *verdrängt* werden musste. Vorbewusst ist dabei alles, was heute zwar unbewusst ist, durch ein Umlenken der Aufmerksamkeit ins Bewusstsein geholt werden kann. Biologen und MS-Forscher aber haben ein anderes Verständnis. Sie sprechen vom „körperlichen Unbewussten". Damit wird zum Ausdruck gebracht, dass vieles bei uns Menschen unbewusst ist, auch wenn es *nicht* verdrängt wurde. Die genetische Ausstattung gehört ebenso dazu wie die automatisierten Bewegungsabläufe. So „lernt" das Kleinkind lange bevor es der Sprache mächtig ist und es ein Bewusstsein erlangt hat. Ein Erwachsener kann sich diese Abläufe im Nachhinein bewusst machen. Pantomimen machen das, Trapezkünstler auch. Mit den Genen ist das anders. Sie kann sich ein Mensch nicht bewusst machen. Er kann nicht lernen, ein bestimmtes Gen zu erspüren.

Uns Bewegungsgestörten geht es aber um die automatisierten Bewegungsabläufe wie „Gehen" oder „Fahrradfahren". Das Kleinkind, das gehen lernt, musste den einzelnen Bestandteilen seines Gehens keinen Namen geben, um es zu erlernen. Es lernte sie einfach und automatisch. Durch Versuch und Irrtum. Durch auf den Boden fallen und wieder aufstehen und es nochmals probieren. Tausende von Malen. Wir Bewegungsgestörte aber müssen diese Automatismen als Erwachsene wieder mühsam erlernen. Aber nicht, indem wir die Bestandteile memorieren. Wir lernen sie, indem wir uns die Bewegungsabläufe vorstellen. Darum sind zum Beispiel im Falle der MS Bilder wichtiger als sprachliche Begriffe. Darum sind uns die Übungen, wie wir sie in der Physiotherapie trainieren, dermaßen wichtig. Dort lernen wir keine Worte, dort üben wir nichtsprachliche Automatismen ein.

Von daher auch die Bedeutung der „Visualisierungen". Um deren Bedeutung für uns MS-ler erfuhr ich erst bei Sonja Wierk. Milton Erickson musste sich seine Bewegungsabläufe erst „imaginieren", bevor er sie in reale Bewegungen umsetzen konnte. Clemens Kuby machte es genauso, als er als Paraplegiker wieder gehen lernte. Auch ich musste manche Bewegungen im Fall meiner MS als Erwachsener neu lernen. Angesichts solcher Erfahrungen musste sich die Ent-

7 Spiritualität und Politik

wicklungspsychologie und mit ihr die Theorie vom Unbewussten neu ausrichten. Auch ich befand mich als Erwachsener und längst sprachmächtiger MS-Betroffener in der gleichen Situation, wie das dreijährige Kleinkind: Ich musste ohne den Umweg über die Sprache Elementares wie das Gehen neu lernen.

Was aber hat das mit Spiritualität zu tun? Spirituell ist die Aufnahme von Wissen jenseits der Kanäle des Intellekts. Spirituell ist die Entwicklung eines Sensoriums für Stimmungen, für Bilder, für nichtrational erfassbare Abläufe. Indem Bewegungshandicapierte mit Bildern „arbeiten" müssen, bewegen sie sich stets am Rand des Spirituellen.

Spirituell ist also die unmittelbare Nähe zum sprachlich nicht Einholbaren. Wenn man sich dem stellt, dann erleben manche von ihnen die direkte Einwirkung des Realen. Dann erfüllt sie manchmal der Schauer des Ergriffenseins von den Faktizitäten. Unvermittelt. Ohne den Filter, den die Sprachwelt uns bietet.

Den körperlich Behinderten öffnet sich aber noch eine weitere Pforte zum Spirituellen. Sie sind auf Schritt und Tritt mit ihren Grenzen konfrontiert. Sie haben erfahren, dass Lernen, Wille und Bewusstsein einen nicht immer ans Ziel führen. Jedenfalls nicht immediat. Nicht automatisch und auch nicht immer. Wer das erlebt hat, wird bescheiden. So verlor ich jene „naive" Unbekümmertheit, die vielen Gesunden eigen ist. Sie gehen, wie früher auch ich, davon aus, dass alles machbar ist.

Von daher ist die spirituelle Haltung, die um ihre Grenzen weiß, mir nicht fern. Und das Misstrauen allem gegenüber, das von der unbedingten Machbarkeit ausgeht, mir nah. Ich lernte an der universellen Gültigkeit der Maximen der Aufklärung zu zweifeln. Sie gilt mir zwar immer noch, aber nicht mehr immer. Darum sprach ich einleitend vom „sowohl als auch", das diese Weltanschauungen umgibt.

Diese Erfahrung ließ mich allen, die es zu „wissen" meinen, misstrauen. Seien es Religionen, seien es weltliche Mächte wie Parteien oder Wissenschaften. Das machte mich auch skeptisch gegenüber einem Teil der Medizin. Nichts gegen deren reale Erfolge. Sie schätze ich sehr. Wohl aber wurde ich skeptisch gegenüber jener Medizin, die scheinbar unfehlbar ist und allmächtig daherkommt. Im Angehen aller chronischen Krankheiten erscheint mir Bescheidenheit sehr angebracht.

Diese Art von Medizin überdeckt die Ohnmacht schnell mit ihrer genialer Technik und überwürzt die Neugierde mit einer großen Prise Größenfantasien.

Kuby sprach davon, dass 90% aller „Daten" von unseren fünf Sinnen nicht wahrnehmbar sind. Sich das einzugestehen, führt uns unsere Grenzen vor Augen und macht bescheiden. Es lässt uns unsere Kleinheit spüren und die Größe all dessen, was auf uns trifft. Das zu erahnen, lässt erschaudern und macht demütig.

Jenseits des Bewusstseins öffnet sich das Tor zur Spiritualität. Mit Gott oder Tao hat das wahrlich nach wie vor nichts zu tun. Wohl aber mit dem Einschätzen seiner Größe beziehungsweise Kleinheit angesichts der riesigen Erde, geschweige denn des ganzen Universums. Gehört all das zum Spirituellen? Ja. Sind diese Denk- und Fühlfiguren in unserer Leitkultur enthalten. Nein! Liegen uns *darum* Selbst- und Wunderheilungen fern? Ich bin sicher, dass es so ist. Können wir das ändern? Wenn viele ebenso wie wir vorgehen und wenn wir sehr viel Geduld aufbringen, dann wird sich das ändern. Wunder dauern eben oft etwas länger. Ab und zu aber traten sie schon gestern ein. Nur erkannten wir das damals noch nicht. Wir müssen heute nur offen für sie sein. Clemens Kuby ist es längst.

Die Verschwörung der Poeten – Tiziano Terzanis politische Spiritualität

Jenseits des Mainstreams, fernab der Parteien, erkannte Terzani etwas Neues. Es war unorganisiert, formlos; er hatte etwas, das die Menschen geheimnisvoll miteinander verbindet; nicht alle eint dieses Band und doch ist es nichts Elitäres. Früher nannte Terzani das,

7 Spiritualität und Politik

was ihm in seinen letzten Jahren vorschwebte: die „Verschwörung der Poeten".

Die Spiritualität beschreibt für gewöhnlich einen höchst individuellen Weg. Sobald man dabei die Zukunft anvisiert, ist man nicht weit davon entfernt, dies auch in Bezug aufs Kollektiv zu tun. Dies war Terzanis letzter Schritt. Erneut betrat er die Politikarena. Gemeint aber ist nicht jene Arena, auf der sich die Parteien tummeln, und nichts, das sich in den Legislaturperioden abspielt. Gemeint sind hier vielmehr jene langen Wellen, in denen eine Gesellschaft auf sich selbst einwirkt. Wenn von einem solchen Politikverständnis die Rede ist, sind sehr große Zeiträume gemeint. Es geht um jene historischen Prozesse, in denen sich die Mentalitäten wandeln. Die MS ist eine der vielen Varianten innerhalb von Mentalitätsformen. Ich vermute, dass Terzani solche Formen im Blick hatte. So wandte sich seine neu gewonnene individuelle Spiritualität ins Kollektive. Sie wurde zu einer politisch-ethischen Haltung. M. Buber[1] formuliert es so: bei sich selbst anfangen, aber nicht bei sich aufhören. Auch die Terzanis machen den Sprung von der kollektiven Ethik zur politischen Spiritualität.

Vater und Sohn Terzani merkten es schon lange. Sie schreiben: „Lange waren wir erstarrt, gelähmt, der sozialen Phantasie beraubt, bar mitreißender gesellschaftlicher Projekte, ohne Visionen und ohne Wünsche. Langsam wachen wir wieder auf. Zumindest tun das jene Einzelnen, die aus irgendwelchen Gründen nicht zum Mainstream gehören. Jedem, der mitmachen will, sollte klar sein: ‚Auch ich gehöre zu etwas, das sich lohnt.' Dies geschah ohne Versammlungen und Verabredungen. Jene, die dazugehörten, wussten es intuitiv. Sollen die anderen ruhig so weitermachen – wir können es eh nicht verhindern. Die anderen können oder wollen es nicht anders. Da liegen Grenzen – auch diese werden wir akzeptieren.

Lange hatten wir Poeten diesen Weg gescheut: Aus Angst vor Populismus und Demagogie und aus Angst, darin den Demagogen und den Faschisten zu ähneln. Aus dieser Angst überließen wir die

---

[1] M. Buber (1986).

kollektiven Gefühle und Visionen den anderen – jetzt hatten wir keine mehr. So blieben die Linken ohne Vision und ohne Hoffnung. Und damit auch ohne Kraft. Schal, entmutigt, desolat. Politik ist jedes Einwirken der Gesellschaft auf sich selbst; Politik ist Gestaltung der gemeinsamen Zukunft." An diesem Punkt setzten die Terzanis an. Sie trauten sich erneut, ein linkes Projekt zu starten: das Projekt einer spirituell geläuterten linken Vision.

Linke Spiritualität

Den Terzanis ging es um Gerechtigkeit. Diese steht im Zentrum aller linken Projekte. Aus ihren Erfahrungen aber wussten sie darum, dass linke Projekte, die der individuellen Freiheit zu wenig Beachtung schenken, zum Totalitarismus neigen. Mit dem Konzept einer linken Spiritualität entwarfen sie ein links-liberales Projekt, das angetan war, dieser Gefahr zu entgehen.

- Vater und Sohn Terzani setzten bei der Gerechtigkeit an. Diese wollten sie aber nicht mehr nur innerhalb eines Landes schaffen, sondern länderübergreifend, weltweit. Die Terzanis waren von der Globalisierung enttäuscht. Enttäuscht waren sie auch von der Profitgier vieler, von der alles umfassenden Kapitallogik.
- Und sie waren enttäuscht von der Zerstörung unseres Planeten. Von den ständigen Kriegen ohnehin. Auch ging es ihnen um kein traditionell linkes Projekt, sondern um eines, das auf *demokratischem* Weg Gerechtigkeit anstrebte. Genau das aber ging nicht ohne Spiritualität.

Warum ist das Projekt der Terzanis spirituell?

- Sie trauten sich, die Menschen bei ihren Wünschen, Gefühlen, Fantasien, Utopien und Visionen anzusprechen.

7 Spiritualität und Politik

- Die spirituell geläuterte Politik weiß um ihre Grenzen. Insofern ist sie bescheidener, grenzbewusster, geduldiger und toleranter als ihre linken Vorgänger.
- Deshalb dürfen links-spirituelle Projekte auch länger dauern.
- Sie waren bereit, was auch immer geschah, die Achtung vor der Würde der anderen nie (mit Absicht) zu verlieren.
- Sie klammerten sich nicht von den eigenen Veränderungen aus.
- Sie blieben gelassen und handelten weise.
- Sie fingen bei sich selbst an.
- Sie waren bereit, auf jede Form von Gewalt zu verzichten.

Von den bisherigen Revolutionen waren sie maßlos enttäuscht, da sie sich als totalitär erwiesen hatten. Tiziano wurde depressiv. Später wandte er sich der Spiritualität zu. Um an diesen Punkt zu kommen, musste er drei Sachen gelernt haben:

- der Kraft der Imagination zu vertrauen,
- loszulassen (er hatte sogar gelernt, das loszulassen, was am schwersten loszulassen ist: das eigene Leben),
- Grenzen anzuerkennen.

Diesen Schritten folgend, lernte ich am meisten von ihm. Mir dämmerte, dass er nicht nur eine politische, sondern auch eine existenzielle Erfahrung gemacht hatte. Hierin fühlte ich mich ihm nicht nur als politischer Mensch, sondern auch als Behinderter verwandt.

Von Zweifel und Verzweiflung

Terzani merkte, wie sehr sein Beruf mit seiner bisherigen Psyche und politischen Haltung zusammenhing. Er verzweifelte. Verzweiflung steht am Beginn vieler Erkrankungen. Irgendwann werden die Illusionen als solche klar. Erst jenseits der Verzweiflung wird wieder Hoffnung möglich. Das war bei Terzani so, bei Kuby, bei mir und vielen anderen. Einige überstehen unbeschadet solche Phasen der

Desillusionierung. Viele erkranken. Terzani wurde zwischendurch depressiv, später krebskrank. Ob die MS mit solchen Phasen der Verzweiflung zu tun haben könnte, ist ungeklärt. Vieles spricht dafür.

Das Dilemma: Erkenntnis und Macht schließen einander aus

Wegen seiner Krankheit stieg Terzani notgedrungen aus. Je weiter er „draußen" war, umso mehr konnte er erkennen, was *wirklich* der Fall war. Aus der Ferne aber fehlte ihm jene Macht, die er als renommierter Journalist hatte – die Macht, seine Erkenntnis in Handlungen umzusetzen. Darin lag ein neues Dilemma. Er merkte: *Verändern* konnte er nur von innen her, *erkennen* aber nur von außen. Im Inneren ist man betriebsblind, draußen aber ohnmächtig. Erkenntnis und Macht schließen sich aus. Auch das machte ihn krank. Mich übrigens auch.

Individuelle und kollektive Depression

Terzanis mentale Kraft erlosch zeitweilig. Visionen und Projekte gab es für ihn keine mehr. Von Kuby wissen wir, dass jede Gesundung des Loslassens vom Alten bedarf. Auch bei Terzani war das so. Zur Depression gehört, dass einem die Zukunft entschwindet; Mutlosigkeit, Kraftlosigkeit, Hoffnungslosigkeit, Projektlosigkeit greifen um sich. Auf der gesellschaftlichen Ebene ist es sehr ähnlich. Es gibt auch eine kollektive Depression.

Auch zu ihr gehört Zukunftslosigkeit, gehört, dass Visionen und Utopien ebenso entschwinden wie die gemeinsamen Wünsche und die sozialen Fantasien. Die kollektive „Melancholie" ist typisch für jene Gruppen, denen die sozialen Handlungs- und Einflussmöglichkeiten abhanden gekommen sind.[2] Unsere heutige gesellschaftliche Situation, gespickt mit sogenannten „Sachzwängen" und vermeintlichen „Notwendigkeiten", ist nur eine Haaresbreite von dieser kollektiven Hoffnungslosigkeit entfernt. Auch darum wenden sich viele von der Politik ab.

Jetzt haben Vater und Sohn Terzani ein gemeinsames Projekt. Damit blieben sie nicht bei sich selbst stehen, sondern wendeten sich an ein fiktives Kollektiv und bezogen ihre Haltung auf die Allgemeinheit. So entstand ihre *politische Spiritualität*.

Unser Anliegen als MS-ler ist nur geringfügig anders. Vater Terzani gelangte zu seiner Haltung während seiner Krebskrankheit. Vielleicht ist es nur mein individueller Weg, der es mir erleichtert, mit der Haltung Terzanis meiner MS gut begegnen zu können. Vielleicht aber hilft dieser Weg anderen MS-Kranken auch.

---

[2] W. Lepenies (2006); H. P. Dreitzel (1968).

8

Selbstheilung und Resilienz

Jahre vor meiner Erkrankung war ich wieder einmal in Irland in den Ferien. Ich liebe dieses Land. Wir waren mit Freunden zusammen mit dem Auto unterwegs und fuhren entlang der Küsten Donegals. Abends auf einer Heimfahrt von einem Restaurant kamen wir an einem wunderschönen Strand vorbei. Das Meer war aufgewühlt – wir waren begeistert. Der Strand lag in einer einsamen Bucht. Der Wind blies mächtig. Ich liebe den irischen Wind. Mir war, als habe er in Amerika Anlauf genommen und sei über den ganzen Atlantik hierher gebraust. Auch die Wellen, die er vor sich her schob, wollten hier an Land. Sie kamen in Staffeln. Langsam ging die Sonne am Horizont unter. Dani und ich wollten unbedingt gerade jetzt in dieser Bucht schwimmen. Wir schwammen hinaus – und waren glücklich. Irgendwann wollten wir zurück ans Ufer, wo wir erwartet wurden. Ein paar Schwimmzüge zeigten uns aber, was los war. Es war Ebbe. Das Wasser floss mit Gewalt aus der Bucht heraus. Wegen des Sturms, der ans Land peitschte, dachten wir, es handle sich um Flut. Jetzt aber wurden wir – obwohl wir aus Leibeskräften aufs Ufer zu schwammen –, mit jeder Sekunde weiter aus der Bucht hinausgetrieben. Wir bekamen Angst – und dachten, unser letztes Stündlein habe nun geschlagen. Oder genauer: In unserem jugendlichen Übermut fühlten wir uns herausgefordert. Unser Gegner aber war stark. Was immer wir auch taten, es zog uns mit einer riesigen Gewalt wieder ins offene Meer hinaus. Unsere Hirne arbeiteten wie wild. Es war uns beiden gar nicht nach Aufgeben zumute. Wir wollten lieber leben – und wussten: Wir schaffen es! Wir wollten unbedingt zurück ans Land. In der tosenden Gischt verständigten wir uns darüber, was wir tun wollten: Wir wollten unsere Kräfte schonen und die nächste große Welle abwarten. Mit Hilfe ihrer Kraft wollten wir uns an Land treiben lassen. Als Wellen-Surf-Piloten. So machten wir es auch. Es brauchte einige Wellen. Doch dann bekamen wir festen Boden unter die Füße. Erschöpft und glücklich entstiegen wir den Fluten und ließen uns am Ufer niedersinken.

Warum erzähle ich diese Geschichte? Weil sie ein Bild für meinen späteren Umgang mit der MS ist. Eine Metapher für die Selbstheilung von der MS. Oder treffender: Eine Metapher für den Überlebenswillen angesichts einer dramatischen Situation.

Als ich Clemens Kubys Kurse besuchte, entwickelte sich in mir ein Bild vom Willen zu überleben und von der Selbstheilung. In diesem Bild lag ein Mensch krank danieder. Unfähig zu gehen. Seine Nervenstränge waren durchbrochen. Durch Geisteskraft und mentale Stärke wuchsen dann seine Nervenbahnen wieder zusammen und er konnte – oh Wunder – wieder gehen. So wie er wollte auch ich gesunden. Erst später, als das nicht so einfach ging, dämmerte mir, dass die Selbstheilung bei der MS anders als bei den Querschnittsgelähmten vor sich geht: nicht linear, sondern wellenförmig. Schubförmig eben. Phasen des Abbaus wechseln sich mit Phasen des Aufbaus ab. In einem unberechenbaren, wilden Rhythmus. In den Phasen des Abbaus schwinden nicht nur die physischen Kräfte, auch die Zuversicht nimmt ab. Und die mentalen Kräfte. Es gibt eine unbändige Lust, sich dem Sog der Wellen zu überlassen, die einen immer weiter vom rettenden Ufer weg führen.

Auch bei der MS gibt es für mich nur eins: mich dem Graus hinzugeben und auf bessere Zeiten zu hoffen. Und darauf zu vertrauen, dass irgendwann eine Welle kommt, die mich ans rettende Ufer schwemmt. Und darauf zu vertrauen, dass ich sie nicht verpasse. Und damit zu rechnen, dass es mehrere Anläufe braucht, bis das rettende Ufer erreicht ist.

In diesem Glauben steckt der Überlebenswille drin. Ihn immer wieder zu aktivieren, fördert die Selbstheilungskräfte. Jene aber, die diesen Glauben verlieren, gehen unter. Vielen MS-lern ergeht es so. Sie erliegen dem Sog und lassen sich treiben, bis sie aus der Bucht ins offene Meer gespült werden und der Tod sie holt. Ab und zu kehrt bei diesem Todesritt der Lebenswille wieder zurück. Aber nicht immer. Bei mir kehrte er zurück. Oft aber bleibt die Grenze zum verkappten Suizid weiterhin offen.

Mit Heilung meine ich also das Erringen einer lebensbejahenden Haltung, die dieser todbringenden Überzeugung widerspricht und auf die rettenden Landwellen setzt. Alle, die ihre Krankheit überwinden konnten, hatten von der todbringenden Überzeugung Abschied genommen, untergehen zu müssen.

Die MS als verkappter Suizidversuch

Die meisten MS-ler wollen nicht sterben. Die meisten kennen aber das Durchleben einer Phase, in welcher dieser Sog sie zog. Entweder geschah dies vor der Erkrankung – und leitete sie ein. Oder es geschah nach der Erkrankung und ließ sie dann aus Verzweiflung über den drohenden Verlauf untergehen.

Auch ich erlebte in den Jahren vor Ausbruch meiner MS eine solche Phase. Damals scheiterte meine Ehe. Ich fühlte mich in der Fremde mutterseelenallein. Ohne Angehörige und von allen guten Geistern verlassen. In meiner erlernten Therapierichtung fand ich mich nicht mehr wieder – und wusste nicht weiter. In jeder Hinsicht befand ich mich in einer Sackgasse – und fand nicht hinaus. Ich hatte mich verloren. In der damaligen Not kannte meine Seele nur den Ausweg in Gestalt einer MS. Wieder bei Trost, realisierte ich erst die „Nebenwirkungen" dieser Rettung: nachlassende Kräfte, schwindender Bewegungsradius, Koordinationsprobleme usw. Mir ging es noch viel schlechter. Die scheinbare Rettung entpuppte sich als „Selbstmord auf Raten". Unauffällig, aber unausweichlich. Selbst mein Unbewusstes wollte vermutlich diese Rettung nicht mehr. Erst spät gab ich es auf, mich zu fragen, warum meine Seele mir das angetan hat. War sie einfach nicht auf meinem neuesten Stand? Merkte sie nicht, dass ich alles unternahm, um die Konflikte, die mich in die Sackgasse getrieben hatten, anzugehen? Oder „wusste" sie mehr als ich? Jedenfalls bin ich überzeugt, dass sie es gut meinte. Aber ebenso glaube ich, dass sie ein anderes Verhältnis zum Tod meines Körpers hat als mein „Ich". Im Überleben meines Körpers besteht jedenfalls nicht ihr vordringliches Ziel. Für sie dürfen Konflikte auch tödlich enden.

Aber nun hatte ich die MS; der Zug war bereits abgefahren und nur schwer zu stoppen. Ich wollte mit ihm aber nicht bis zur Endstation fahren. Ich wollte wieder aus dem Zug aussteigen. Vielen MS-lern ergeht es auch so: Nach der überstandenen Krise wollen viele wieder heil werden. Nur hat der erkrankte Körper bereits eine Eigendynamik entwickelt. Er hinkt wortwörtlich dem wiedererwachten Gesundungswillen nach. Der Körper ist oft langsamer als die Seele. Genauso tat es jedenfalls auch mein Körper. Zudem fordert auch ein misslungener Selbstrettungsversuch seinen Tribut. Seitdem laboriere ich an den körperlichen Folgen dieser damaligen Krise. Damals jedenfalls fing meine Suche nach dem Ausweg erst richtig an: Ich hielt nach „ans Land strömenden Wogen" Ausschau. Und meine Seele hatte nichts dagegen.

Der Verlust der Seele – ohne den Einbezug des Seele gibt es keine Heilung

Die klassische Medizin schenkt diesem Aspekt der Beteiligung der Seele an der Erkrankung wenig Beachtung. Ebenso wenig wie der Gesundung. Sie behandelt nur die sichtbaren äußeren Krankheitssymptome. Der Gesamtzusammenhang aber bleibt im Verborgenen. Der resiliente Aspekt der Krankheit, dass sich darin ein unglückselig verlaufender Selbstrettungsversuch verbirgt, wird nicht gesehen. Auch nicht, dass der Betreffende zu seiner Gesundung eine somatische Krankheit wählt, die aber oft seinen seelischen Konflikt unberührt lässt. So bleibt die Funktion der Krankheit im Seelenhaushalt versteckt. All das gehört aber meines Erachtens unbedingt in die MS-Therapie mit einbezogen. Fehlt es, scheint mir die Verabreichung des besten Medikaments sinnlos. Jeder Therapieversuch, der den Selbstheilungsaspekt vernachlässigt, erscheint mir aussichtslos. Ich jedenfalls hätte mir eine solche umfassende Therapie gewünscht.

Unvollkommene Selbstrettungsversuche

Ein seelischer Konflikt steht am Beginn vieler somatischer Erkrankungen. Die MS ist nur ein Beispiel unter vielen. Einige werden unter dem Druck des seelischen Konflikts psychisch krank. Andere erleiden einen Autounfall. Oder fallen von der Leiter. Wiederum andere werden tuberkulös oder bekommen einen Ulkus. Die Mittel, derer sich die Seele in ihrer Not bedient, sind unbegrenzt. Aus psychotherapeutischer Sicht ähneln sich alle diese Versuche.

Meine Seele wählte mir offenbar – wobei da wohl noch andere Faktoren mitspielten – die MS aus. Der Ablauf hin zu Erkrankung, derer sich die Seele bedient, um zu gesunden, ist aber immer derselbe. Die Seele ist in Not und will sich heilen. Irgendwann aber weiß die Seele nicht mehr weiter und stellt den Körper an, ihr zu helfen. In dieser Zeit ist die Immunabwehr geschwächt. Aus irgendwelchen Gründen tut sich eine Pforte auf, in die Krankheiten eindringen können. Ab und zu hilft das aber auch nicht: Der Konflikt der Seele bleibt ungelöst. Durch seine Krankheit erfüllt der Körper ihr ihren Wunsch. Für den Betreffenden aber ist der Versuch, über eine MS seine Seele zu retten, misslungen. Denn die Krankheit verursacht ihm in Gestalt der Symptome nur weitere Probleme. Seine Selbstheilungskräfte reichten vielleicht aus, um die Pforte zu schließen. Die MS mit ihrer Selbstläuferdynamik ist aber schon da.

Es gibt also bessere Selbstheilungsversuche als die Krankheit. Nämlich solche, durch die der seelische Konflikt tatsächlich gelöst wird. Am besten sind aber jene Selbstheilungsversuche, welche auch die Eigendynamik der MS in den Griff bekommen. Doch diese dauern – gemessen an der Lebensspanne eines Individuums – furchtbar lange. Dennoch gibt es solche gelingende Versuche. Um diese geht es hier letztlich.

Aber bleiben wir noch kurz bei den misslingenden Selbstheilungsversuchen. Beispielhaft greife ich hierzu auf Franz Kafka und seine Tuberkulose zurück. In den Worten Kafkas geschah ihm Folgendes:

> Manchmal scheint es mir, Gehirn und Lunge hätten sich ohne mein Wissen verständigt. So geht es nicht weiter, hat mein Gehirn gesagt und nach fünf Jahren hat sich die Lunge bereit erklärt, zu helfen.[1]

Das schrieb Franz Kafka, kurz bevor er an einem Blutsturz in seiner Lunge starb. Entweder wollte er sich gar nicht retten, oder aber sein Selbstrettungsversuch war tödlich. Nochmals: Handelte es sich wirklich um einen Selbstrettungsversuch? Meine Antwort lautet: ja. Schließen in diesem Fall die Selbstheilungskräfte den Suizid nicht aus? Nein! Auch der Suizid gehört zu den Selbstheilungsversuchen und auch er gehört dem „negativistischen Kulturraum" an. Nur Moralisten wollen ihn selbst dort nicht haben.

Selbstheilungskräfte und „negativistischer Kulturraum"

Im negativistischen Kulturraum befinden sich *alle* Mittel, die im Kanon der hohen kulturellen Werte nicht enthalten sind: somatische und psychische Krankheiten aller Art, alle Selbstheilungsmanöver; auch tödliche, wie die gelingenden Selbstmordversuche.

---

[1] Zitiert nach D. Beck (1985).

Gelingende und misslingende Selbstheilungsversuche

Erst vor kurzem rückte ins öffentliche Bewusstsein, dass die Selbstheilungsversuche nicht immer gelingen. Süchte, Suizide, Perversionen, künstlerisches Schaffen, Berufswahlen, Partnerwahlen, etc. gehören dazu. Sie alle kommen als Rettung daher und tragen nicht nur zu einem kulturellen Reichtum, sondern oft auch zu einer psychischen Stabilität bei. Auch ihre unbeabsichtigten Nebenwirkungen schaffen ab und zu dermaßen viele Probleme, dass die Suchenden oft dabei untergehen. Und vor allem: Nicht alle tragen zur Lösung des seelischen Konflikts dieser Menschen bei. Nur deswegen sind diese Versuche als „misslungen" zu bezeichnen.

Ich fasse das bisher Gesagte zusammen:[2]

Ein Selbstheilungsversuch (Shv) ist dann misslungen, …

- … wenn der Shv zu keiner Lösung des seelischen Konflikts führt. Eine MS nur auf der Ebene der Symptome zur Gesundung zu bringen, kommt in den Augen der Psychoanalyse einer Pseudolösung gleich. Diese lässt im Fall der „Gesundung" nur weitere Symptome hervortreten, solange der dahinterliegende seelische Konflikt nicht gelöst ist. Auch mir ist keine einzige Gesundung bekannt, die nur auf der Ebene der Symptome erfolgte, also ohne den dahinter liegenden seelischen Konflikt zu berücksichtigen.
- Ein Shv gilt ferner auch dann als misslungen, wenn die Erkrankung die einzige Möglichkeit des Betreffenden bleibt, sein seelisches Gleichgewicht zu erlangen. Kurz: Es gibt wohl bessere Möglichkeiten, seinen seelischen Konflikt zu lösen als durch eine MS. Darum, solche herauszufinden, geht es hier.

Wann aber gilt ein Shv als gelungen?

- Wenn die körperliche Erkrankung tatsächlich zu einer seelischen Heilung führt, zu einer bleibenden seelischen Veränderung. Wer

---

[2] vgl. dazu D. Beck (1985).

geheilt ist, hat sein bisheriges Leben, das ihn zur Erkrankung führte, geändert. Ohne diese reale Änderung schleicht sich der alte psychische Stil wieder ein. Diesen neuen Lebensstil gilt es herauszufinden.

Aus dem negativistischen Kulturraum bedienen sich fast alle, wenn sie misslingende Selbstheilungsversuche unternehmen. Unbekannte und Bekannte tun dies. Auch Künstler wie van Gogh oder Toulouse-Lautrec hatten ihre seelischen Probleme, die sie mit Hilfe eines Mittels aus diesem Raum in den Griff bekommen wollten. Wie Kafka benutzten sie ebenfalls ihre Kunst, um auf eine realitätsgerechte Art mit ihren seelischen Nöten fertig zu werden. Fast alle wählen sich dort etwas Geeignetes aus. Nicht wenige Kulturleistungen sind Produkte soma-seelischer Konflikte. Die Taubheit Beethovens gehört ebenso dazu wie der Vaterkomplex Mozarts oder Mendelssohn-Bartholdys Identitätsprobleme.

Nicht nur Künstler ergreifen aus solchen Gründen ihren Beruf. Auch viele andere wählen einen ehrenwerten sozialen Ort, um damit ihre Seelennot unauffällig und sozial kompatibel unterzubringen.

Andere wählten, meist ebenso unbewusst, aus diesem Grund ihren Partner aus. Andere wiederum stiften deshalb religiöse Orden. Oder nehmen Drogen oder werden „pervers". Normalos wie du und ich „behelfen" uns mit gewöhnlichen Krankheiten. Schon im letzten Jahrhundert wurde der Raum um die psychosomatischen Krankheiten angereichert. Man erkannte: Konnte ein seelisches Gleichgewicht nicht anders hergestellt werden, griff die Seele zu „drastischeren" Mitteln und produzierte – für das betreffende „Ich" meist unbewusst – eine funktionelle Störung oder ein psychosomatisches Symptom. Oder die Person holte sich eine chronische Erkrankung wie die MS. Heute bevölkern die Zivilisationskrankheiten den negativistischen Kulturraum.

Steckt in diesem Fall die halbe Kultur im „negativistischen Kulturraum"? Nicht ganz! Aber nichts ist davor gefeit, aus diesem Raum zu zehren. Alle Krankheitsbilder sind so gesehen ziemlich „normal". Die Selbstheilungsversuche gehören zum täglichen Brot jeder Kultur.

Viele nehmen ihr Geschick als Signal wahr, um ihren seelischen Konflikt anzugehen. Wenn das geschieht, gelingt der Rettungsversuch. Viele erkranken aber, ohne die Zeichen an der Wand zu lesen und ohne das Signal richtig zu deuten. Dann werden sie krank; am Leib oder an der Seele. Dann bleibt auch der Selbstrettungsversuch unvollkommen. Unvollendet.

Gelingende Selbstheilung als Resilienz zweiten Grades

Man kann aber auch später noch den zugrunde liegenden seelischen Konflikt angehen. Darum geht es in den folgenden Abschnitten. Wenn das gelingt, ist man vielleicht noch eine Weile somatisch krank, aber seelisch auf dem Weg der Gesundung. Dieser Weg führt, wie gesagt, zur „Resilienz zweiten Grades". Zu ihr gehört stets ein weiterer Reifeschub: Das Annehmen dessen, was damals geschah und die Übernahme der Verantwortung hierfür. Wieder ich als Beispiel: Erst im Nachhinein nahm ich mein Weghören von den Anliegen meiner Seele als Teil meines Lebens an. Ohne Schuldgefühle. Nur als trauriger Fact. Auch musste ich lernen, dafür die Verantwortung zu übernehmen: sowohl für meinen Weg als auch für die Krise und selbst für diesen seltsamen, unvollkommenen Selbstheilungsversuch.

Das Spezifische des MS-Selbstheilungsgeschehens

Ich anerkannte erst später, dass mein Versuch offenbar misslungen war. Doch da war der MS-Prozess bereits im Gang. Dieser ist ein somatischer Selbstläufer. Befindet man sich erst einmal auf dieser MS-Umlaufbahn, baut der Körper immer mehr ab. Je später man das Selbstzerstörungs-Programm stoppt, umso mehr Funktionen sind bereits tangiert. Noch immer ist dann die Heilung des seelischen Konflikts möglich. Die Schere zwischen körperlicher Gesundung und seelischer Heilung klafft aber immer weiter auseinander.

Darum sind die meisten MS-ler, wenn sie geheilt sind, oft noch körperlich krank. Deshalb ist auch die vollständige Heilung der MS so selten. Wir (auch die betroffenen MS-ler gehören dazu) sind eben gewohnt, nur die körperliche Unversehrtheit als Zeichen der Gesundung zu nehmen, nicht aber die seelische Heilung. Sonja Wierk gelang beides. Sie bleibt darum ein seltenes Exemplar. Sie zeigte: Die MS als Selbstheilungsversuch kann selbst im zweiten Anlauf bestens gelingen. Doch im zweiten Anlauf kann die Gesundung nur gelingen, wenn durch eine Kur die Selbstheilungskräfte erneut mobilisiert werden. Den Rest macht dann die Seele der betreffenden Person allein. Oder aber sie macht es nicht. Für einen guten Umgang mit dieser Unsicherheit ist eine spirituelle Haltung notwendig. Es gibt eben keine Garantie für eine gelingende Selbstheilung. Realisierbar sind aber Versuche, alles Mögliche in die Wege zu leiten, damit eine zweite Selbstheilung gelingen kann. Diese setzt voraus, dass die Nähe zur Seele gefunden wird. Als Lohn winkt zwar nicht mehr immer auch eine körperliche Gesundheit, wohl aber eine Heilung der Seelenpein und ein Mehr an Autonomie und an psychischem Wohlbefinden. Auch das ist nicht zu verachten.

Die gute Botschaft lautet also: Die Selbstheilung der MS ist möglich!

Bei der MS kommt es im Fall des Gelingens des entsprechenden Selbstheilungsversuchs nicht nur zu einem Verschwinden der MS-Symptome, sondern zu einer bleibenden *seelischen* Veränderung. Wer geheilt ist, hat seine Psyche und sein bisheriges Leben, das ihn zur Erkrankung führte, geändert.

Und nun die weniger gute Botschaft: Mit einer nur somatischen Genesung ist der Heilungsprozess nicht abgeschlossen. Und erneut eine gute Botschaft: Man kann auch geheilt werden, ohne körperlich völlig zu gesunden.

Das Besondere der Heilung von der MS

Im Folgenden liegt – wie bereits gesagt – das Besondere der Heilung von der MS. Während der Phase der Krankheit verändert sich der

Körper: Die Muskeln schwinden, Nervenbahnen verkümmern, etc. All das muss bei der Heilung mit viel Aufwand wieder in Betrieb genommen und aufgebaut werden.

Am Beispiel des Muskelschwundes lässt sich dies gut veranschaulichen. In Sportlerkreisen ist bekannt: Wenn ein Sportler nur einen einzigen Tag im Bett liegt, gibt er den Trainingseffekt einer ganzen Woche preis. Nun halte man sich vor Augen: Ein MS-ler war während vieler Jahre handicapiert, bewegte sich nur sehr spärlich und musste sich wegen seiner immensen Müdigkeit überdies nach jeder Belastung ausruhen.

Deshalb muss der MS-ler bei seiner Selbstheilung zwei Knackpunktphasen überwinden:

Die zwei Schritte einer gelingenden Selbstheilung bei der MS

- Der erste Knackpunkt nach der erfolgten Erkrankung besteht darin, den Mut und den Willen zur Gesundung nicht zu verlieren und die mentale Stärke aufzubringen, dran zu bleiben. Und darin, die Hoffnung zu bewahren, dass die eigene Gesundung möglich ist. Zu suchen, bis man seinen persönlichen Weg aus der MS hinaus gefunden hat. Es hört sich erstaunlich an, doch dieser Schritt fiel mir ziemlich einfach. Leichter jedenfalls als der folgende zweite Schritt. Im Vergleich dazu war übrigens die Rettung aus den Fluten, mit der dieses Kapitel begann, ein munterer Klacks.
- Der zweite Punkt betrifft den Wiederaufbau der verloren gegangenen körperlichen Verfassung. Dieser Wiederaufbau erfordert enorm viel Disziplin und psychische Kraft. Während dieses Wiederaufbaus kämpft man gegen die Zeit an. Denn erstens dauert er sehr lange. Zweitens schreitet währenddessen der normale Alterungsprozess zügig voran.[3] Auch ohne MS wäre ich inzwischen gealtert. Ich musste unendlich viel investieren, um eine lediglich

---

[3] vgl. S. Bovenschen (2008).

schlechtere körperliche Verfassung wieder zu erlangen als ich vor der MS hatte. Auch dies gehört zur Heilung.

Das macht die Heilung der MS nicht einfach, aber sehr lohnend – wenn man den dadurch gewonnenen Zuwachs an Reife ebenso sehr schätzt, wie ich.

9

Die Psychotherapie[1] der MS

Als ich an MS erkrankte, war ich schon seit 20 Jahren Psychotherapeut. In meinem Beruf hatte ich „normalgestörte" und keine schwer psychosomatisch leidenden Patienten behandelt. Doch irgendwann behandelte ich auch sie. Ab und zu sprachen mich meine Klienten darauf an, was immer offensichtlicher geworden war: dass ich hinkte und meine Stimme brüchig geworden war. Dass ich meiner Müdigkeit wegen auch immer stärker auf lange Pausen *zwischen* den Behandlungen achtete, konnten sie nicht wissen. Die abgeschlossenen Therapien hinterließen in meinem Terminplan Löcher, um die ich mittlerweile froh war. Auch die Teamsupervisionen und Kurse ließ ich auslaufen, ohne sie zu ersetzen. Auf mein Befinden angesprochen bemerkte ich, dass ich unter einer langwierigen „chronischen Entzündung" leide. Von mir zu erzählen, war, von einigen Ausnahmen abgesehen, noch nie mein Ding gewesen. Ich ließ es dabei bewenden. In den Stunden fragten nur wenige weiter nach. Den wenigen, die es taten, erzählte ich, was los war. Aber das kam selten vor. Ich war es gewohnt und erachte es als professionell, als Therapeut in der Regel ein „Doppelleben" zu führen. Dazu gehörte auch, dass ich mich in meiner Freizeit zusehends mit den Ursachen, Folgen und Begleiterscheinungen der chronischen und Zivilisationskrankheiten beschäftigte. Dass ich ein Vielleser bin, dürfte mittlerweile klar geworden sein. Ebenso klar ist, dass ich seit jeher neue Erfahrungen in meine Praxis einfließen ließ. So geschah es auch mit den

---

[1] D. Beck (1985).

Erkenntnissen, die ich in der Folge darstellen werde. Immer mehr ging das neue Wissen direkt mich selbst an. Was ich an Neuem erfuhr, half mir genauso wie meinen Klienten.

In den vorhergehenden Kapiteln stellte ich die Methoden vor, die mir am meisten geholfen haben. Oft handelt es sich dabei um Verfahren, die am Körperlich-Materiellen ansetzen. In diesem Kapitel geht es nur um den Beitrag des Psychischen und Mentalen zur Heilung.

Den Anteil des Psychischen bei der MS erachte ich als sehr groß. Das gilt auf jeden Fall für deren Verschärfung. Vor allem die sogenannten aggressiven Verläufe der MS nehmen deutlich ab, wenn sich die Klienten in einer stabilen Psychotherapie befinden,[2] bei der das Augenmerk auf die psychischen und seelischen Aspekte gerichtet wird.

Das Folgende mag trivial erscheinen, vor allem aus dem Munde eines Psychotherapeuten, der doch alles mit seinem professionellen Blick betrachtet. Was ich aber sah, findet sich auch bei anderen MSlern und bei vielen anderen Zivilisationskrankheiten. Hier nur die Stichwörter:

1. Hinter jeder Erkrankung befindet sich *auch* ein seelischer Konflikt.
2. Jedes Mal, wenn man psychisch belastet ist, verschärfen sich die Symptome.
3. Jemand, dem es psychisch schlecht geht, kann einer Krankheit schlecht widerstehen und sich schlechter schützen.
4. Umgekehrt gilt: Der Weg zur Gesundung ist von einem psychischen Wohlergehen begleitet. Kurz: Nicht die Erkrankung selbst – über deren Entstehung ich nach wie vor nichts Definitives sagen kann –, sondern ihr Verlauf ist psychisch bestimmt.

---

[2] Aber auch hier gilt: Meine Beobachtungen umfassen eine zu geringe Anzahl von Betroffenen, um eine verlässliche Aussage machen zu können. Für eine starke Hypothese reichen diese aber allemal.

Heilung setzt an der psychischen Befindlichkeit an

Die Heilung bedarf deshalb auch anderer als nur der materiellen Methoden. Der Heilungserfolg hängt außerdem von der inneren Bereitschaft zur Selbstheilung ab. Diese ist aber nur dadurch zu wecken, indem die psychischen Voraussetzungen zur Heilung geschaffen beziehungsweise die psychischen Hindernisse ausgeräumt werden. Darin liegt der Weg der beiden Methoden, wie sie hier besprochen werden.

Psychisches, das der Heilung im Wege steht

Was also steht – psychologisch gesehen – einer Heilung oft im Wege? Zum einen sind es die „verwendete Sprache und die Denkmuster"; auch wenn sie nicht immer zur Krankheit führen, so begleiten sie doch ihre Chronifizierung. Zum anderen sind es die „neurotischen Stile", die zur Chronifizierung beitragen. Sie versperren auch ab und zu den Weg zur Selbstheilung und sind oft das Produkt generationenalter Erfahrungen.[3] Und doch kann sie der Einzelne nur bei sich selbst ändern.

Der Ansatz bei den „neurotischen Stilen" ist von der Psychoanalyse geprägt, der „mentale" Teil von der kognitiven Verhaltenstherapie. Nur Puristen rümpfen angesichts der Kombination beider Methoden die Nase. Spätestens seit meiner Erkrankung wurde mir jede Ideologie egal: Mich interessierte nur die pragmatische Frage nach dem, was wirklich hilft. Meiner Erfahrung nach schließen sich gerade bei der Behandlung chronisch Kranker diese beiden erwähnten Methoden keineswegs aus. Im Gegenteil: Sie ergänzen sich bestens. Ich jedenfalls verwende – nicht nur angesichts von MS – die Kombination beider mit Erfolg.

---

[3] I. Boszormenyi-Nagy/G. M. Spark (1981).

Weder die Sprach- und Denkmuster noch die neurotischen Stile verursachen zwangsläufig die MS. Viele Menschen weisen beides auf, ohne körperlich zu erkranken. Zudem ist selbst die Kombination beider Psychotherapiemethoden keine Garantie für eine Gesundung. Warum also diese kombinierte Behandlung? Weil beide zu einer Änderung des Lebensstils beitragen können, vorausgesetzt, es kommen noch andere Faktoren hinzu. Die Veränderung des Lebensstils bildet bei allen chronischen Beschwerden eine der Voraussetzungen für eine Heilung.

Warum aber reichen diese Methoden zur Gesundung nicht immer aus? Häufig ist der Gesundungswille zu schwach. In einer guten Psychotherapie ist die Chance groß, dass der verschüttete Weg „freigeschaufelt" werden kann. Auch darum geht es in diesem Kapitel.

Jede Änderung beginnt im Kopf[4]: Kognitive Verhaltenstherapie

Oft ist die Erkrankung Teil des Kommunikationsstils. Jeder „spricht" in seiner spezifischen Art – auch mit sich selbst. Ein Kommunikationsstil kennzeichnet aber auch eine bestimmte Kultur. Dies fängt bereits damit an, wie etwas betrachtet und sogar wie über etwas gedacht wird. Aus diesem Grund setzt die kognitive Verhaltenstherapie am mentalen Stil an.

Eine ihrer wichtigsten Grundsätze lautet: Wenn das Problem, nicht ausgeräumt werden kann, muss man an der *Einstellung zum* Problem ansetzen. So kann langsam eine neue Haltung entstehen. Konkret: Lässt sich die MS selbst nicht aus der Welt schaffen, ist doch der Umgang mit ihr veränderbar. Paradoxerweise ändert sich dadurch manchmal sogar die MS selbst. Bei der kognitiven Verhaltenstherapie werden Erkenntnisse angeboten, die zu einer neuen, heilsameren Einstellung und zu einer anderen Haltung führen. Dies wird erreicht, indem schrittweise die Glaubenssätze (beispielsweise

---

[4] Angelehnt an Jens Baum, an Daskalos und den Talmud.

"Meine MS führt mich sicher in den Tod!"), also die tiefen inneren Überzeugungen eines Menschen, geändert werden. Im Folgenden sind einige Veränderungssätze für MS-ler aufgeführt, wie ich sie auch in der Praxis verwende: bei mir selbst und bei meinen Klienten. Ab und zu kommt diese Therapie zwar etwas schulmeisterlich daher, was aber darauf zurückzuführen ist, dass es hier um ein Lernen geht – um ein „Um-lernen"!

- Jede Veränderung fängt damit an, dass man etwas anders betrachtet, als man es bisher gewohnt war. „Du willst gesunden? Also gehe davon aus, dass es möglich ist und dass es dir gelingen wird. MS ist – auch in deinem Fall – heilbar!"
  Diese Art über die MS zu denken und darüber zu sprechen, entspricht weder einem „positiven" noch einem Wunschdenken. Wir befinden uns aber im Umkreis der Positiven Psychologie.[5] Sie geht davon aus, dass es „sich selbst erfüllende Prophezeiungen" gibt, und zwar in beide Richtungen: in die positive und die negative. Wenn man negativ denkt, taucht man immer tiefer in die Krankheit ein – und umgekehrt. Um zu gesunden, muss man an seiner Einstellung etwas ändern.
- Die Art, wie Menschen über etwas denken, entscheidet darüber, was „real" wird. Wenn einem als Glaubenssatz gilt, die MS sei eine „Krankheit, die im Rollstuhl endet", dann wird es ziemlich sicher auch so kommen. Die meisten Menschen reagieren eben stärker auf ihre *Vorstellungen* über die MS als auf die MS selbst. Viele betrachten ihre Vorstellung über die MS als Realität der MS und merken nicht, dass sie nur einem Bild anhängen.
- Wenn dein Körper MS-Symptome zeigt, kann dir bereits die Art, wie du diese siehst, Angst machen. Das ist zum einen verständlich, andererseits ist es besser, sich bewusst zu machen, dass das Hinken *nicht* zwangsläufig geradewegs in den Rollstuhl führt!
  Eine negative Betrachtungsweise ist, wie gesagt, meist schlimmer als das Symptom selbst. Das Einzige, was man *sofort* machen kann,

---
[5] Vgl. auch M. Seligman (2005).

ist, die Einstellung zur MS zu ändern. „Du liebst die Frühlingsblumen auf der Bergwiese? ... also fahren wir mit der Seilbahn rauf und suchen dort eine schöne Wiese, auf der die Blumen prächtig blühen. Bergblumen sind auch dann schön, wenn du den Berg zuvor nicht mühsam erklommen hast."

- „Worauf sich die Aufmerksamkeit richtet, dorthin fließt die Energie." Es lohnt sich deshalb mit Bedacht auszuwählen, wohin man seine Aufmerksamkeit richtet. „Du bist betrübt, dass du dich nicht mehr joggen kannst? Das ist zwar schmerzlich, versuche aber trotzdem, nicht bei deinem Schmerz stehen zu bleiben, sondern überlege, wie du deine Kondition stärken kannst."
- Nicht die Dinge selbst beunruhigen Menschen, sondern ihre Urteile und Meinungen *über* diese Dinge. „Bruno lacht mich aus, weil ich behindert bin. So finde ich nie mehr einen Mann." „Wenn er deine übrigen Werte nicht sieht, dann hast du an ihm gar nichts verloren." ... „Aber ich habe auch so kleine Brüste." „Das hat mit deiner MS nichts zu tun. Sie sind wirklich klein. Es gibt Männer, die große bevorzugen, andere mögen aber lieber kleine. Wichtig ist, wie du selbst darüber denkst, denn deine Einstellung beeinflusst seltsamerweise, wie charmant oder erotisch du dich gibst."
- „Eigentlich schäme ich mich, weil ich behindert bin." „Man muss sich mögen, so wie man ist, mit allem, was zu einem gehört. Das ist die wichtigste Aufgabe, die man nicht nur als MS-ler hat." „Dann geht es gar nicht um Bruno?" „Nein, es geht nicht nur um ihn. Es geht um *dich*, um deine Beziehung zu dir. Es geht darum, dass *du* dich nicht mehr gern genug hast!" „Und wie, bitte schön, bekomme ich mich wieder gern?" „Wie wär's, wenn wir beispielsweise damit anfangen, gemeinsam alles zu betrachten, was du an dir *gut* findest?"
- Klar gibt es eine unbestreitbare materielle Realität, die ist, wie sie ist. Dazu gehört eine Behinderung genauso wie die Größe einer Brust oder eines Penis usw. Es gibt aber neben einer materiellen Realität den geistigen Faktor. Bei allem spielen beide Aspekte eine Rolle. Dabei ist nicht nur die öffentliche, sondern auch *deine* Bewertung von großer Bedeutung. Beide Aspekte zu sehen, ent-

9 Die Psychotherapie der MS

spricht einer pragmatischen Art, mit dem, was ist, umzugehen. Und genau diese empfehle ich.
- Viele MS-Kranke hängen einem Entweder-oder an, statt der Logik des Sowohl-als-auch zu frönen. Wenig aber ist *nur* weiß oder *nur* schwarz. Meistens überwiegen die Grautöne in allen Schattierungen. „Betrachten wir also das Ganze mal aus einem anderen Winkel …" „Nein! Es gibt nur eins: Ich *bin* behindert" „Das bist du, stimmt! Aber deine Welt hört damit nicht auf?"
- Alles hat verschiedene Seiten und schwingt zwischen Polen. „Betrachte nur dein Leben. Selbst jetzt bist du *nicht nur* krank, sondern *auch* gesund. Siehe nur dies und jenes: xyz!" „Sogar die schlimmsten Ängste sind oft hilfreich, denn sie stellen Energie zur Verfügung, um einer Tatsache ins Auge zu blicken."
- „Das Schlimmstmögliche wird geschehen, da bin ich mir sicher!" Genau so lautet das Murphy-Prinzip. Alles, was schiefgehen kann, wird auch so eintreten. Viele denken so.
- „Diese Woche habe ich viel Schlimmes erlebt: dies und das und jenes auch." „Okay, das ist schlimm, aber jetzt sage mir bitte auch, was du Schönes erlebt hast."
- Manche füttern ständig ihre Probleme mit ihrer Lebensenergie und wundern sich dann, wo ihre Kraft bleibt. „Wenn du merkst, dass du wieder dabei bist, deine Raubtiere zu ‚füttern', halte ein, so schnell es geht. Auch das lässt sich übrigens einüben. Wenn du willst, fangen wir gleich damit an …"
- Als MS-ler hat man verschiedene Zustände. *Alle* Menschen haben *verschiedene* Zustände. Sie alle gehören zu einem. Man muss sie *alle* annehmen. „Du regst dich gerade tödlich auf. Wie ich dich kenne, wirst du bald wieder darüber schmunzeln" … Keiner seiner Zustände ist auf alle Zeit in Stein gemeißelt. Sie alle sind nur Momentaufnahmen. Es lohnt sich deshalb nicht, sie festzuhalten. Meist lohnt es sich mehr, sich bei Bedarf immer wieder von ihnen zu verabschieden. Meist liegt es an einem selbst, welches Gewicht man ihnen verleiht.
- Die Annahmen, Bewertungen und Fantasien, die sich als beständig erweisen, bilden die Lebensphilosophie eines Menschen: Sie

sind der Extrakt seiner bisherigen Erfahrungen und Glaubenssätze. Diese sind oft unbewusst und lenken aus der Tiefe seine Gedanken, Gefühle und Handlungen. Sie bewusst zu machen, ist eine wichtige therapeutische Aufgabe. Sie allenfalls außer Kraft zu setzen, ebenfalls.

- Das Leben eines jeden Menschen besteht in der Aufeinanderfolge verschiedener Lebensaufgaben. Jeder hat andere Aufgaben, die er bewältigen muss: „Deine wichtigste Aufgabe als MS-ler besteht momentan darin, auf eine *gute* Art mit deiner MS klarzukommen." Zu den Lebensaufgaben gehört, dass man keine andere Wahl hat, als diese momentan wichtigste Aufgabe anzunehmen und sie anzugehen. Seine Lebensaufgaben kann man sich nicht aussuchen. Sie kommen *immer* ungerufen. Mit der MS ist es auch so. „Oft hat die MS die Funktion, einem auf die Sprünge zu helfen. Zum Beispiel lernt man durch sie – wenn man diese Lektion braucht –, Hilfe anzunehmen."
- Das Verhalten eines Menschen ist eben sowohl Folge seiner vergangenen Erfahrungen als auch Grundstock seiner zukünftigen Erfahrungen. Es lohnt sich, diese Dialektik zu verstehen, um aus einem Teufelskreis auszusteigen, in dem man sich sonst ein Leben lang verstrickt.
- „Klar will ich aussteigen, aber ich traue es mir nicht zu." „*Noch nicht*, aber wir sind dran …"
- „Gehe mit Vertrauen deinen Weg." Gleichgültig, welchen Weg man einschlägt, man kann bei Bedarf fast immer wieder zurück. Auch wenn der Umweg Zeitverluste mit sich bringt. Aber selbst dabei macht man wichtige Erfahrungen, die das Leben bereichern können und ihm eine persönliche Note verleihen. So gesehen gibt es auf dem Lebensweg keine Umwege. Nur die Wenigsten kommen ohne „Zeitverluste" an ihr Ziel. „Verliere also die Zuversicht nicht! Es kommt schon gut!" Allerdings lohnt es sich dennoch, seinen Weg behutsam auszuwählen, ohne Leichtsinn und mit großer Achtsamkeit. Und wenn durch einen Fehler andere betroffen wurden, kann man sich immer noch bei ihnen entschuldigen. Vielleicht nehmen sie die Entschuldigung rechtzeitig an. Sonst ist es sehr traurig.

- Wenn man seinen Anteil an der Entstehung eines Problems kennt, kennt man einen Teil der Lösung. Das gilt auch für andere Themen als für die MS. „Was keinesfalls heißt, dass du an deiner MS ‚Schuld' trägst. Ein Denken in Kategorien von Schuld hilft dir nicht weiter. Was hilft, ist, etwas anders zu tun."
- Mit der MS hört das sonstige Leben nicht auf. Im Gegenteil: Wenn man sich wegen seiner MS auf sie reduziert, dann verarmt man. Es lohnt sich, sich auch all dem anderen zu widmen.
- Selbst Ängste können, wie gesagt, hilfreich sein. Sie lassen aber, oft kaskadenartig weitere Ängste aufkommen, und sei es nur die „Angst vor der Angst". Also unterbreche dich, wenn du dich dabei ertappst, in einen unerwünschten Zustand zu geraten und dich dabei zu verlieren. „Klar weiß niemand, wohin dich deine MS führt. Es lohnt sich aber zu lernen, in welchem emotionalen Zustand du dich, auch in Bezug auf deine MS, gerade befindest, und wie du den Zustand allenfalls stoppst … oder zu lernen, geduldig zu warten, bis sich dein Zustand verändert."
- „Wenn du dieses Vorgehen als zu kognitiv und kopflastig betrachtest, lass uns diesen Vorsatz Schritt für Schritt in die Praxis umsetzen. Dann wird es schnell konkret, lebendig und real. Wollen wir's ausprobieren?" Derjenige, dem dieses Vorhaben lehrerhaft vorkommt, hat teilweise Recht. Tatsächlich geht es um das Umlernen jahrelanger Gewohnheiten. Und das braucht Übung, Geduld und Ausdauer. Sollte sich aber dennoch das Lehrer-Schüler-Verhältnis etabliert haben, ist es anzusprechen und vor Abschluss der Therapie aufzuheben.
- „Es lohnt sich, jene Menschen oder Situationen zu meiden, die dich von *deinem* Weg abbringen." Auch sogenannte Ratgeber, falsche Freunde oder „schlechte" Medizinmänner und Therapeuten können Ängste schüren, statt zu helfen. In jedem Fall ist es wichtig, die Verantwortung für das eigene Leben nicht voreilig an sie abzutreten. „Konzentriere dich immer darauf zu merken, was dir nachhaltig wirklich gut tut und was nicht." Das gilt nicht nur für die MS.

Ebenso empfiehlt es sich, „schlechte" Radio-/TV-Nachrichten zu meiden. Sie bringen einen nicht immer weiter; sie können auch

Energien entziehen. „Momentan brauchst du – gerade als MS-ler – deine Energien anderswo."

- Sich Sorgen zu machen, ohne die nötigen Schritte zu unternehmen, trägt zu keiner nachhaltigen Lösung des anstehenden Problems bei. Auch die MS ändert sich dadurch nicht. „Sei aktiv und handle, statt dir unnötige Sorgen zu machen!"
- Gerade MS-ler meinen, jeden Eindruck vermeiden zu müssen, dass sie Egoisten sein könnten. Das Gegenteil aber ist der Fall: Ohne eine gute Portion Egoismus gehen sowohl die MS-ler als auch ihre Mitmenschen ein.
- Viele meinen, dass sie mit dem Erkennen von etwas die ganze Wahrheit begriffen hätten. Erkennen allein hilft aber meist nicht. Meist empfiehlt es sich, in Betracht zu ziehen, dass es stets noch etwas gibt, worauf man zuvor nicht geachtet hat. Die Wahrheit ist stets subjektiv. „Auch im Fall der MS kennst du die Wahrheit kaum." Und meistens ist auch sie erst noch nur vorübergehend. „In absehbarer Zeit bekommt auch deine jetzige Wahrheit eine andere Gestalt!"
- Worte schaffen Realitäten, Denkmuster auch. Und beide wirken bis in die Zellen. Das gilt allgemein, aber besonders in Bezug auf die Nervenzellen der MS-ler. Sie haben besonders spitze „Ohren". „Deine Gedanken beeinflussen deine Worte, deine Worte deine Taten, deine Taten deine Gewohnheiten, und deine Gewohnheiten werden dein Schicksal, hieß es schon im Talmud." Wenn es darum geht, die Realität der MS-Erkrankung zu ändern, empfiehlt es sich, bei den Worten und Denkstrukturen zu beginnen – und seine Wortwahl zu ändern:

– „Statt von ‚Problemen' zu sprechen, sprich von ‚Aufgaben' oder von ‚anstehenden Projekten'. Das Projekt, um das es jetzt geht, ist deine Heilung."
– „Statt von deinen ‚furchtbaren' Ängsten zu sprechen, bedenke auch, worin sie dir helfen und wovor sie dich warnen."
– „Statt von ‚es ist so' zu sprechen, schränke das auf den Moment ein: Beachte, dass es zwar *momentan* genau so ist, es aber

morgen schon ganz anders ein kann. Es loht sich deshalb, das Wort ‚noch' ausgiebig zu verwenden.

Also noch mal: „Die MS muss kein ‚Schicksal' sein. Du kannst dein Schicksal ändern."

- Ich kenne keinen MS-ler, der keine Ängste hätte: vor der Zukunft, vor der Verschlimmerung der Symptome, vor der Einsamkeit usw. Viele versuchen, diese Ängste zu ignorieren. Das aber verstärkt sie nur. Sie überzubewerten hilft aber auch nicht. Darum gilt: „Lass uns herausfinden, welcher Mittelweg zwischen Anerkennen und Verändern dir am meisten hilft."
- Meist ist es besser, das, was einem Angst macht, anzunehmen. Erst dann, kann man anfangen, es zu verändern. Es zu bekämpfen, solange es noch zu einem gehört, ist letztlich ein Kampf gegen sich selbst. Mit Sich-gerne-Haben hat dieses Manöver sicher nichts zu tun. Einen solchen Kampf gegen sich kann man nicht gewinnen.
- Was geschehen ist, kann man meist nicht ändern – es empfiehlt sich, das Vergangene, ist es erst eingetreten, anzuerkennen. Erst dann kann man die Veränderung ins Auge fassen. Erst dann kann man damit beginnen, das Beste aus dem Geschehenen zu machen und allenfalls daraus zu lernen, damit es sich nicht wiederholen muss. „Auch mit deiner MS ist es so: Aus irgendwelchen Gründen ist sie entstanden. Heute aber besteht sie – auch wenn die Ursachen, die damals zu ihrer Entstehung führten, längst verschwunden sind. Jetzt aber ist die MS da. Und es gilt, das Beste daraus zu machen. Erst, wenn du das anerkennst, kannst du zum nächsten Schritt übergehen."
- Eine weitere vergangene Realität, die es unbedingt anzuerkennen gilt, betrifft die eigene Biografie. Je mehr man sie „ungeschminkt" wahrnimmt, umso mehr wachsen die Chancen, innerlich zu heilen. Erst dann kann der nächste Schritt erfolgen.
- Mit Kopf und Willen allein kann man wenig ändern. Am wenigsten seine MS. Aber auch nicht seine Gefühle. Man kann aber seine Haltung *langsam* ändern. Schrittweise. Will man alles auf

einmal erreichen, fällt man meist auf die Nase. Jedes Konglomerat von Problemen gehört in Einzelteile zerlegt.

- Jede Veränderung fängt bei einem selbst an – andere kann man meist nicht ändern. Das gilt sowohl für seine Beziehungen als auch für seine Symptome.
- Wenn man etwas bekämpft, dann weist das darauf hin, dass man dem „Gegner" viel Macht über einen gegeben hat. „Das fängt schon bei deiner Behinderung an. Sobald du deine MS annimmst, verliert sie ein Stück ihrer Macht über dich – und wird handhabbar."
- Woher kommen Lösungen? Aus dem unbegrenzten Möglichkeitsraum. Es gibt auch Möglichkeiten, an die man vorher noch gar nicht gedacht hat. Insofern kommt an dieser Stelle das Vertrauen ins Spiel. Man muss aber aktiv sein, um viele der ungelebten Möglichkeiten anzutreffen. „Unternimm also etwas dafür!" Denjenigen, die mutig und neugierig sind und voller Vertrauen in die Zukunft blicken, gelingt das besser.
- Etwas zu sehr zu wünschen, hilft meist nicht. Oft gelingt etwas erst dann, wenn man den dringenden Wunsch danach losgelassen hat. „Wenn du von der MS gesunden willst, musst du aufhören, dies als dein einziges Ziel zu betrachten." Dies ist paradox, aber wahr: Jeden Wunsch muss man loslassen, bevor er sich möglicherweise erfüllen kann.

Die Befreiung von misslungenen Selbstheilungsversuchen – der psychoanalytische MS-Therapie-Ansatz

Schon lange vor ihrer Erkrankung, merken die späteren MS-ler, ohne dass sie das Geschehen in ihrem Inneren konkret benennen können, dass etwas mit ihnen los ist. Eine schleichende Veränderung findet statt. Subkutan Von außen nicht wahrnehmbar. Der Körper aber ist in Aufruhr. Er schickt seine Abwehren los. Diese

9 Die Psychotherapie der MS

tun das, wozu sie da sind: Sie starten einen Selbstheilungsversuch. Dieser dauert einige Lebensjahre. Statt zum Erfolg zu führen, wie das meistens der Fall ist, scheitert das Manöver. Noch schlimmer: Es endet in einem Fiasko: in der MS. Manche unternehmen Jahre später den Versuch zu retten, was zu retten ist. Wir alle sind mittlerweile von der Bedeutung von Selbstheilungsversuchen überzeugt, und das völlig zu Recht. Der Haken aber ist, dass auch die Selbstheilungsversuche misslingen können. So ist die MS ein gescheiterter Selbstheilungsversuch eines seelischen Konflikts.[6] Sicher ist nicht jede MS auf einen seelischen Konflikt zurückzuführen, aber es ist sehr oft der Fall. Die klassische Medizin erkennt den Aspekt der Selbstheilung oft nicht an. Zudem verharrt sie oft in einer pathogenetischen Perspektive. Sie beachtet den resilienten Aspekt der Krankheit zu wenig, dass nämlich die Selbstheilung – auch die misslingende – das Beste ist, das der Betroffene zu diesem Zeitpunkt machen kann, *um* zu genesen.

Dass ein Selbstheilungsversuch scheitern kann, spricht also keineswegs gegen die Selbstheilung. Sie zu verurteilen, hieße, das Kind mit dem Bad auszuschütten. Hier geht es darum, dem misslungenen Versuch eine bessere Alternative gegenüberzustellen. Dies ist der Weg der psychoanalytischen MS-Therapie. Und darum geht es in diesem Abschnitt.

In einer Psychotherapie muss zuerst der seelische Konflikt erkannt werden. Dann wird für den misslungenen Versuch eine Alternative gesucht, an der so lange gefeilt wird, bis der Klient in seinem Alltag seinen besten Weg gefunden hat. Das ist alles. Was herauskommt, ist ein gelingender Selbstheilungsversuch.[7]

---

[6] Vermutlich sind auch viele Neurosen die Folge von Selbstheilungsversuchen aus einer unglücklichen Verstrickung. Fast immer waren sie das Beste, das ein junger Mensch angesichts einer unerträglichen Situation tun konnte.
[7] D. Beck (1985), S. 90.

Die MS als misslungener Lösungsversuch eines seelischen Konflikts

In der psychoanalytischen Therapie geht es also zunächst darum, den seelischen Konflikt des Klienten zu erkennen. Hierzu werden die „normalen" therapeutischen Techniken angewandt. Sodann wird die MS als Teil dieser Konfliktdynamik verstanden. Im Folgenden gehe ich einige wichtige Dynamiken durch, die in einer MS enden *können*. Hierbei führe ich ab und zu mich selbst als Beispiel an, was ich in bestimmten Situationen fairer finde, als die Schicksale anderer aufzuzeigen. Zudem entfallen dadurch Fragen des Patientenschutzes.

Demonstriertes Schuldeingeständnis – MS als Selbstbestrafung

Der seelische Konflikt ist, sich etwas nicht verzeihen zu können. Der erste Selbstheilungsversuch besteht also darin, dass sich der Betreffende die Schuld nur auf eine nichtsprachliche, körperliche Art eingestehen kann. Der Nachteil der Lösung: Sie nimmt die Form einer Selbstbestrafung an. Folglich weist sie gleich zwei Haken auf. Der eine ist der, dass diese Lösung in Gestalt der Symptome – in ihrem Zusammenspiel „MS" genannt – nur weitere Probleme schafft. Von daher rührt die Meinung, die MS sei eine Autoaggressionskrankheit. Der zweite Haken ist der, dass diese körperliche Schuldanerkennung zu *keiner* nachhaltigen Versöhnung führt – weder mit dem anderen noch mit sich selbst. Deshalb bleibt dieser Selbstheilungsversuch unvollständig.

Dieses ungute Verhalten legte leider auch ich damals an den Tag. Zum Zeitpunkt der Entwicklung meiner MS war ich voller Schuldgefühle meiner damaligen Frau gegenüber. Ich wollte damals nichts anderes als ihr zeigen, wie sehr ich meine Fehler ihr gegenüber bereute – und legte unbewusst einen (Tat-)Beweis in körperlicher

Form vor. Erst später erkannte ich, dass es bessere, gesündere und adäquatere Formen der Versöhnung gegeben hätte. Aber da war es schon zu spät. Die MS war schon da.

Die Alternative: Die alternative Lösung besteht darin, eine reifere Form der Versöhnung zu finden. Vor allem auch bessere Formen des Sichvergebens. Dabei geht es darum, eine „gesunde" Liebe sich selbst und den anderen gegenüber zu entwickeln. Reifer ist es auch – dort, wo sie vorhanden ist –, von der Mitschuld des anderen auszugehen, statt alle Schuld auf sich zu nehmen. Den anderen zur Schuldanerkennung zu „zwingen", ist aber nicht möglich. Eine weitere reifere Alternative besteht darin, sich nicht nur symbolisch zu entschuldigen und dies mithilfe seines Körpers zu unterstreichen, sondern sich *real* zu ändern. Sind aber erst die Symptome der MS vorhanden, absorbieren sie die Kraft, die dazu nötig wäre. Oft weisen einem gerade die MS-Symptome den Weg: Ist beispielsweise in der harten Auseinandersetzung Weichheit gefordert, tritt an die Stelle der Verhärtungen eine verständnisvolle Haltung. Ohne dass es nötig wird, in der Sache nachzugeben, wird man weicher – sowohl sich selbst als auch anderen gegenüber. Dadurch hat man sich zwar noch nicht geändert, die Weichen dazu aber sind gestellt und die Verhärtungen (auch diejenigen auf der körperlichen Ebene) bleiben einem erspart.

Nebenbei sei hier noch erwähnt, dass das eben geschilderte Vorgehen natürlich eine längere therapeutische Arbeit erfordert. Jeder der geschilderten Schritte muss sorgfältig abgestimmt, individuell angepasst und in seiner Umsetzung evaluiert werden.

MS im Kontext einer als selbst verschuldet erlebten Verlusterfahrung

Ein anderer seelischer Konflikt betrifft erneut das Thema Verlust. Angenommen, jemand kommt über einen Verlust nicht hinweg und sieht sich als dessen Verursacher. Dies ist ziemlich häufig der Fall, insbesondere bei Menschen, die zu einer depressiven Form der Konfliktverarbeitung neigen. Und nun kommt der Clou: Auch diese Menschen stellen ihren Körper in den Dienst der Konfliktverarbeitung. Das gilt für alle psychosomatischen „Lösungen". Im Auftrag ihrer Seele opfert ihr Körper einen seiner Teile oder seine Mobilität. Dabei vertritt etwas Körpereigenes den Verlust des anderen Menschen. Dieses Vorgehen mag absurd erscheinen, entspricht aber durchaus der Psycho-Logik. Was aber macht der Psyche diese absurde Lösung dermaßen attraktiv? Sie schenkt dem Betreffenden ein Stück Illusion. Fast alle Menschen sind für solche Illusionen dankbar. Fast alle lieben das, was den Anschein erweckt, dass sie ein unschönes Geschehen in der Hand haben und ihm nicht ohnmächtig ausgesetzt sind. Konkret: Obwohl der Betreffende auf der Körperebene einen realen Verlust erleidet, fühlt er sich auf der psychischen Ebene aktiv und stark. Auch hier sind den Menschen ihre realen Verluste weniger wichtig als ein phantasmagorisches psychisches Geschehen. Das gilt für Krankheiten ebenso wie in der Politik. In beiden Fällen sieht sich ein Einzelner frohgemut als Gewinner selbst des unglückseligsten realen Geschehens. Biografien zeugen ebenso davon wie die allgemeine Geschichte. Die Betreffenden sind selbst dann innerlich „zufrieden", wenn ihre reale Welt in Schutt und Asche versinkt. Kehren wir zum Beispiel des Verlusts des geliebten Menschen zurück. Da ist der Einzelne lieber psychisch überzeugt, den geliebten anderen *aktiv* „vertrieben" zu haben, als dem realen Verlassenwerden *passiv und ohnmächtig* ausgesetzt zu sein. Eine solche Verkennung erscheint den meisten zwar fremd, aber trotzdem ist sie wirksam.[8] Nicht alles, was wirklich ist, ist eben real – und nicht alles, was real ist, ist auch wirklich. Viele sind es nicht gewohnt, auch die Sprache der Psyche zu vernehmen. Auch nicht ihre eigentümliche Psycho-Logik. Und dennoch: Ihrem Unbewussten erscheint diese Logik realer als die reale Welt. Darum ist in Psychotherapien Übersetzungsarbeit nötig. Sie hilft, beide Welten aufeinander zu beziehen.

---

[8] Auch die Psychotherapien selbst sind nur unter Einbezug dieser Logiken zu erfassen. Vielleicht scheitern viele Psychotherapieforschungen, weil sie von diesen verschiedenen ontologischen Logiken nicht ausgehen.

Gerade das psychosomatische Geschehen ruft nach einer solchen Übersetzungsarbeit. Dabei wird der Therapeut zum Übersetzer.

Aber weiter mit der Beschreibung der Entstehung dieser MS-Variante. Der Verlust, der hier als Beispiel diente, weitet sich psychisch aus und verbindet sich mit anderen schmerzlichen Verlusterfahrungen. Die spätere MS wird damit zu einem Sammelbecken der aufgelaufenen Verluste. Gerade chronische körperliche Erkrankungen eignen sich vorzüglich als Projektionsschirm des Psychischen. Somit wäre die MS in diesen Fällen die somatisierte Form einer depressiv verarbeiteten Verlusterfahrung. Wird also eine Depression somatisiert, ist die MS nicht fern. Inwieweit dieser Befund generalisierbar ist, ist noch offen. Für mich jedenfalls traf er zum Zeitpunkt des Ausbruchs meiner MS zu. Für viele MS-Schicksale, in die ich Einblick habe, trifft diese These ebenfalls zu.[9] Hier wäre eine psychoanalytische MS-Therapie meines Erachtens aussichtsreich. Dies würde übrigens auch erklären, warum die psychotherapeutische Bearbeitung dieser Verarbeitungsform den aggressiven Verlauf eines MS-Schubes oft stoppt. Ein solcher Verlauf wird gemeinhin nur als Folge von Schüben taxiert und leider nur mit Cortison behandelt.

Die Alternative: Die Psychotherapie zielt auf eine Reifung der Person. Eine reifere Form dieser Selbstheilung besteht darin, den ursprünglichen Verlust psychisch zu verarbeiten, *bevor* er sich in somatisierter Form zeigt. Zu einer reiferen Form gehört auch, die Trennung von einem geliebten Menschen nicht „automatisch" als Folge einer eigenen Schuld zu werten, sondern als *gemeinsames* Scheitern des ursprünglichen Beziehungsprojekts. Fast immer tragen *beide* Partner zum Scheitern einer Beziehung bei. Nebenbei sei erwähnt, dass jede psychoanalytische Therapie an diesem Punkt zu einer Analyse der Dynamik des Paares führt. Darum war es mir seinerzeit wichtig, mich auch als Paartherapeut auszubilden.

---

[9] Vgl. für den Zusammenhang von MS und Depression: K. R. Jamison (1997).

Die bereits eingetretene MS

Betrachten wir hier als Erstes den Moment der Diagnosestellung. Fast alle MS-ler machen spätestens nach der Diagnose eine Phase der depressiven Verstimmung durch. Der Schock darüber sitzt tief. Viele erleben den MS-bedingten Verlust ihrer Mobilität, wie gesagt, ähnlich dem Verlust einer geliebten Person oder als Ausdruck des persönlichen Scheiterns. In vielen Fällen verdichten sich beide Verluste zu einem einzigen Bild.

Nun stellt sich die Frage, ob sich der eingeschlagene Lösungsweg noch abbrechen lässt, bevor er seine Schäden vollends entfaltet. Anders gefragt: Kann der misslungene Selbstheilungsversuch rückgängig gemacht werden, bevor es zu einer Chronifizierung kommt? Um die Antwort vorwegzunehmen: Ich weiß aus eigener Erfahrung, dass auch der gescheiterte Selbstheilungsversuch noch aufgehalten werden kann. Meist aber geschieht es nicht rechtzeitig. Und selbst wenn es zeitiger geschieht, kann es vorkommen, dass der MS-Verlauf sich „automatisiert" und zu einem Selbstläufer wird. Der Körper ändert sein „Programm" eben langsamer, als die Seele dazulernt. Und dann hinkt die Seele dem Körper hinterher. Die Folge: Auch wenn der MS-Prozess gestoppt ist, müssen die bereits eingetretenen Schäden erst noch rückgängig gemacht werden. Das ist wohl auch bei mir der Fall. Wer an der Seele gesundet, ist im Fall der MS noch lange nicht körperlich genesen. Anfänglich wusste ich noch nichts von diesen zwei Ebenen der MS-Therapie: Weder hatte es uns Sonja Wierk erzählt, noch wusste es Meister Fluri, als ich meine Therapie bei ihm begann. Weil das auch anderen MS-lern oft nicht bekannt ist, scheitern deren MS-Therapieversuche: Sie wissen nicht, dass die MS-Therapie zweigleisig ist, und setzen alles auf *nur eine* Karte. Kurz, es kommt im Fall der MS immer wieder zum Auseinanderklaffen von Genesung und Heilung – *beides* muss angegangen werden.

Die folgende Erfahrung machen fast alle MS-ler. Sie erleben, dass ihr Körper sie verraten und verlassen hat, und verlieren das Vertrauen in ihn. Immer wieder höre ich sie sagen: „Auf meinen Körper ist kein Verlass mehr." Und sie sind verständlicherweise zerknirscht und enttäuscht. Sie gehen sogar noch einen Schritt weiter und schließen *ihrerseits* den „unfolgsamen" Körper aus. Das ist fatal. Denn dann kommt es zu einem Teufelskreis: Ihr Körper versperrt sich nochmals, dann sperren wieder sie ihn aus u.s.w. Wird ein Körper wie ein ungezogenes Kind „bestraft", verlässt er einen erst recht. Das heißt, einzelne Körperteile werden so behandelt, als gehörten sie nicht mehr dazu. Krankengeschichten von MS-lern sind voll solcher Verläufe.

Ich selbst machte das zeitweise leider genauso und musste deshalb mein MS-Bein, das ich „zur Strafe" verlassen hatte, in meinen Therapien erst wieder „annähen". Den meisten MS-lern ergeht es ähnlich: Wir alle müssen lernen, unseren Körper wieder anzunehmen und die verlorenen Teile wieder zu „montieren". Sonja musste es übrigens bei ihrer Heilung auch so machen – so lange, bis sie alles wieder beieinander hatte.

Die Alternative: Eine reifere Verarbeitungsform besteht in solchen Fällen im Verzicht auf den Ausschluss als Strafe. Er besteht darin, sich selbst gegenüber liebevoll zu sein. Das ist gerade dann nicht einfach, wenn sich der Körper „ungehörig" verhalten hat. Es ist wichtig, auf jede derartige Bestrafung zu verzichten. Die reifere Bearbeitung besteht auch darin, die Trauer über den erlittenen Verlust in vollem Umfang zuzulassen. Jede Therapie mit chronisch Kranken lässt unendliche Trauer aufkommen. Das vorhergehende Bestrafungsritual deckt lediglich die Trauer zu. Ich selbst konnte erst nach seiner Beendigung die Trauer voll erleben. Sie war unendlich.

MS als Versuch zur Reparation des lädierten Selbstgefühls – Kränkung

Einer der schwierigsten Begleitumstände der MS liegt, wie bereits dargelegt, in ihrer Verknüpfung mit den Imperativen unserer Kultur. Ihr geht es um Sicherheit und Vorhersehbarkeit. Nicht zufällig besteht eine der größten Kränkungen, die ein heutiger Mensch erleiden kann, darin, dass Unerwartetes über sein kontrolliertes Dasein hereinbricht. Die meisten sind dann schockiert. Und wieder zieht ihr Körper mit und verweigert sich angesichts der Unsicherheit nochmals. Tatsächlich weiß kein MS-ler, was ihm der morgige Tag bringen wird. Mit seiner MS muss der Betroffene endgültig lernen, seinen Kontrollbedarf aufzugeben. Dass *dieser* Verzicht auch ein Geschenk ist, realisieren viele MS-ler erst später. Zunächst aber ist die Kränkung unermesslich.

Die Alternative: Eine reifere Lösung besteht darin, dem Unvorhersehbaren vermehrt Raum zu geben: in der Karriereplanung, in der Beziehungsgestaltung, in der Sexualität. Bei vielen folgt diese neue Freiheit einer traurigen Einsicht in die Notwendigkeit. Denn in den seltensten Fällen ist sie selbst gewählt. Der MS-ler hat – will er gesunden – keine andere Wahl, als diese neue Haltung zu erlernen.

Narzisstische Kränkung

Bleiben wir beim Thema Kränkung. Hier aber hat die MS mit der Kultur nichts zu tun; es geht nur um die gewöhnlichen Widrigkeiten des Lebens, wie sie in jeder Biografie auftreten. Hier geht es um die Wunden, die jedes Leben schlagen kann. Die unvollständige Selbstheilung, die zur MS führte, stellt in diesem Fall den Versuch dar, eine irgendwann im Leben erlittene Kränkung zu reparieren. Widrige Ereignisse verletzten in der Vergangenheit das Selbstgefühl. Widrige Ereignisse aber killen immer Libido: Man verliert seine lustvolle Beziehung zu seinem Körper. Das zeitweise Gefühl, „seinen" Körper als Quelle der Lust verloren zu haben, ist typisch für alle MS-ler. Sexuelle Lustlosigkeit ist die Folge. Auch ich war davon betroffen in der Zeit, als ich mit Claudine zusammen war. Damals zeigte mir mein Körper an, was ich zuvor verloren hatte: nicht nur meine Frau und nicht nur die Mobilität, sondern auch das Gefühl meiner Unversehrtheit. Wenn sich jemand innerhalb dieser unheilvollen Verarbeitungs-„Logik" seiner Krankheit befindet, wendet er sich meist von den anderen ab. Das gilt für alle chronischen Zivilisationskrankheiten. Ist man in dieser Form gefangen, dreht sich vieles nur noch um einen selbst. Bei mir war es so, dass ich mich zeitweilig von meinem sexuellen Körper „trennte" und auf alle „unnötigen" Beziehungen verzichtete. Zeitweise schienen mir die meisten Beziehungen als „zu mühsam" und darum als „unnötig". Aus dieser Form aber ist ein Ausstieg möglich. Darauf gebe ich mein Wort.

Die Alternative: Eine reifere Form angesichts dieser unheilvollen Verarbeitungsweise besteht darin, den vorübergehenden, übertriebenen Selbstbezug aufzugeben und wieder lieben zu lernen. Der erste Schritt auf diesem Weg bringt es mit sich, vermehrt von sich und seinem Leid abzusehen. Dann lernt der MS-Kranke, sein Interesse vermehrt wieder auf die Welt zu richten. Als mir das gelang, fühlte ich mich wie ein ungerechterweise zum Tode Verurteilter, der das Gefängnis wieder verlassen kann, oder wie ein Schmetterling, der sich aus seinem Kokon schält.

Seit einigen Jahren hat sich wohl auch deshalb mein politisches Bewusstsein wieder verstärkt. Mich interessiert wieder, was wir mit unserer Welt machen. „Bei sich anfangen, aber nicht bei sich aufhören" zitierte ich schon früher. Vielleicht hat aber das mehr mit meinen Vorlieben, als mit der MS zu tun. Allgemein gültiger ist, dass das Engagement zugunsten anderer wieder wachsen kann.

MS als Manöver zur Erweiterung des Spektrums der erlebbaren Gefühle

Mit der Erkrankung wird das eingeschliffene Repertoire der bis dahin gelebten Gefühle gesprengt. Die bekannten Gefühle kommen verstärkt zum Ausdruck – auch die als „negativ" bewerteten, da die „schwachen" Gefühle, die bislang unausgelebt waren, stärker ans Licht gelangen: Wut, Resignation, Trauer, Auflehnung usw. nehmen zu. Das haben nicht alle gleich gerne. Viele haben ein Leben lang versucht, ihnen auszuweichen.

Wie sah das mit den erlebbaren Gefühlen bei mir aus? Früh schon war ich ein enthusiastischer Liebhaber guter Filme. Dort konnte ich Situationen gefühlsmäßig nachempfinden, die mir in meinem Alltag verwehrt geblieben waren. Auch als Therapeut machte ich es zu meinem Beruf, an fremdem Leben empathisch teilzuhaben und damit auch jene Gefühle einzuholen, die mir in meinem Leben fremd waren. Mit meiner MS kam ich an die vernachlässigten Gefühle und Erfahrungen heran: Ich stieß an mir unbekannte Gefühle, erlebte leidvolle Ausgrenzung usw. Diese Erfahrungen bereicherten mich unendlich. Nicht zuletzt auch deshalb möchte ich meine MS-Erfahrungen nicht missen, obwohl der Preis für den Zugang zu diesen Gefühlen nicht gerade gering war. Ein anderer Zugang war mir offenbar vor der Erkrankung nicht möglich. Oder besser gesagt: Ich suchte mir die MS nicht, aber einmal erkrankt, machten mich Erfahrungen, die nun zu meinem Leben gehören, reicher.

Allgemein gesagt: Die Krankheit erweist sich als Erweiterung der Person. Dies wird fast immer als wohltuend und befreiend erlebt. Ein Gefühl großer Dankbarkeit und innerer Ruhe tritt ein – trotz aller MS-bedingten Einschränkungen.

Bei der psychoanalytischen MS-Therapie geht es also zusammenfassend darum, seelische Konflikte besser zu lösen. Unser Ausgangspunkt waren die seelischen Konflikte. Der erste Versuch misslang offensichtlich. Er führte zur MS. Der seelische Konflikt kann aber besser gelöst werden. Darum geht es bei der psychoanalytischen MS-Therapie. Und *diese* Selbstheilung gelingt meiner Erfahrung nach jedem, der sie anstrebt. Darauf – wie gesagt – gebe ich mein Wort.

10

Zivilisationskrankheiten

Die Reise, auf die mich meine MS schickte, ist fast beendet. Manche Fragen auf der subjektiven Ebene blieben unbeantwortet, zumal jede der gegebenen Antworten nur zur nächsten Frage überleitet. Also stelle ich hier getrost noch weitere, wechsele aber auf die historische und kulturelle Ebene. Auch dieses Kapitel *versucht*, Antworten zu geben. Doch sie sind bislang unbeweisbar. Auf der Ebene der Zivilisationen gibt es keine eindeutigen Antworten. Weder herrscht hier Objektivität, noch gibt es wiederholbare Versuchsanordnungen und sinnvolle Experimente. Reales Leben und historische Prozesse eignen sich wenig dafür.

Schon kurz nach meiner MS-Diagnose sagten mir MS-Betroffene: „Unsere Krankheit ist deshalb so furchtbar, weil wir mit dem, womit wir im bisherigen Leben so erfolgreich waren, nichts mehr ausrichten können: weder mit Disziplin noch mit Eifer oder mit dem Verstand, auch nicht mit dem Willen. Bei der MS ist das alles ausgeschaltet, deine Glieder folgen dir nicht. Das macht dich so hilf- und wehrlos. Darin liegt das Schlimmste an dieser furchtbaren Krankheit." Ein anderer MS-Betroffener, ein früherer Manager bei einem Großkonzern, sagte mir Ähnliches: „Alles, was bei der MS mit deinem Körper passiert, geschieht unabhängig von deinem Willen. Du verlierst die Kontrolle über deinen Körper. Nichts ist mehr beherrschbar, nichts kontrollierbar, nichts ist mehr automatisch machbar. Früher dachtest du gar nicht an die Realisierbarkeit eines Wunsches – du konntest ihn ‚einfach so' umsetzen. Jetzt kannst du nichts mehr steuern. Das ist die reine Katastrophe."

Zivilisationskrankheiten I

Drehen wir den Spiegel um, wird die MS zum Spiegel unserer Kultur: Denn was in unserer Kultur hoch und heilig ist, wird durch die MS ad absurdum geführt. Jenen, die an ihre Werte glauben und an Rechtschaffenheit und Ordnung appellieren, wird der Boden unter den Füßen weggezogen. Weil sie den Spiegel nicht drehen, leiden viele MS-ler exorbitant. Sie leiden nicht nur wegen ihrer realen Behinderungen, sondern auch wegen des Verlusts ihres Selbstverständnisses und wegen des Stigmas, das alle trifft, die aus der etablierten Ordnung fallen. Vielleicht sollten wir darum eher diese Ordnung infrage stellen als uns selbst. Vielleicht sollten wir Behinderte mit mehr Lust aus der Ordnung fallen, statt unser Hinabfallen zu betrauern. Seit ich den Spiegel gedreht habe, geht es mir jedenfalls viel besser.

Diese Sicht auf die MS ist nicht nur befreiend, sondern auch erhellend. In ihr erscheinen die typischen MS-Symptome nicht mehr als Eigenschaften dieses oder jenes individuellen Menschen. Hier erscheinen die Erkrankten als Symptomträger, die uns demonstrieren, was diese unsere Kultur mit uns macht. Die Erkrankten führen uns also Eigenschaften unserer Kultur vor Augen. Diese spannende Hypothese wird aber von der gängigen Forschung bislang nicht gestützt. Dennoch ist sie nicht unplausibel. Vielleicht ist sie sogar wahr.

Der MS-ige Informatiker

Zurück zu meinem „naiven" Einstieg in die Welt der MS-ler. Damals traf ich einen an MS erkrankten Informatiker, der bereits im Rollstuhl saß. Er weihte mich wie folgt in die Krankheit ein: „Du kannst als MS-ler zwar nach wie vor bestens denken, aber du bist wie ein Computer, der zwar tadellos funktioniert, aber nur noch virtuell ist: In der realen Welt kann er nichts mehr ausrichten. MS ist eine

Krankheit der Sinnlosigkeit." Dieser Mann, der von seinem glasklaren Verstand zu Recht überzeugt war, war durch den Ausbruch der MS in seiner verstandesdominierten Welt erschüttert. Er hatte erstmals erkannt, dass sein erhabener Neocortex, den er liebte, weniger zu sagen hatte als sein „tierisches Kleinhirn". So drückte er sich aus.

Auch ich war erschüttert. Und dies, obwohl ich von der nur bedingten Macht des Neocortex und überdies von der Existenz des Unbewussten überzeugt war. Über den Verlust der Oberhoheit meines Bewusstseins trösteten mich seit Langem meine Automatismen hinweg. Vom Autofahren bis zu meinen Konfliktlösungsroutinen erleichterten sie meinen Alltag erheblich. Zudem lebte ich unter anderem davon, meine Klienten an die Tatsache heranzuführen, dass wir alle von unseren alten, unbewussten Erfahrungen stärker gesteuert werden, als uns lieb ist. Also hielt sich mein Schock in Grenzen. Was ich aber dann mit meiner MS erlebte, haute mich um. Zu Beginn der Krankheit war mir das Denken des oben erwähnten Informatikers absolut nicht fremd. Doch dann veränderte ich mich langsam – und er sich inzwischen auch.

Zivilisationskrankheiten II

Ich verlasse jetzt die individuelle Ebene und begebe mich auf die zivilisatorische Ebene der Gesellschaften und Kulturen. Mein Fokus ist dabei auf jene chronischen Erkrankungen gerichtet, die in unserer Kultur typisch sind, zum Beispiel MS, Herzinfarkt, Parkinson, Diabetes, die meisten Krebserkrankungen, HIV, Burn-out- und Midlife-Crisis. Mich interessiert dabei aber weder die Beschreibung dieser Krankheiten noch ihre medikamentöse Behandlung, sondern wie diese Zivilisationskrankheiten mit der Kultur und ihren Maximen zusammenhängen.

Die Akteure der zivilisatorischen Ebene sind Völker, Ethnien und historische Gruppen. Was sie verbindet, ist eine „historische

Gruppendynamik". Sie vollzieht sich in großen Zeiträumen von Hunderten oder Tausenden von Jahren. Innerhalb solcher Fristen verändern sich die Mentalitäten der Angehörigen dieser Gruppen langsam. Auch deren Psychen sind historisch gewachsen. Die psychischen Störungen, die wir heute kennen, ebenfalls. Eines dieser Störungsbilder heißt MS. Allesamt sind sie Ausdruck der jeweiligen Mentalitätsformen. Die unsrige ist erst einige Jahrhunderte alt.

Auf dieser Ebene findet Lernen statt. Auch Völker lernen – aber in großen Zeiträumen. Ihr Lernen ist weder linear noch bewusst noch von jemandem beabsichtigt. Es ereignet sich. Einer der Lehrmeister auf dieser Ebene sind die Spannungslinien. Das Lernen findet entlang dieser Linien statt. Die „Spannungslinien" wirken ähnlich wie die elektromagnetischen Felder in der Relativitätstheorie: Auch sie wirken unabhängig vom Bewusstsein der einzelnen Menschen, die sich entlang ihrer befinden. Einmal dort angesiedelt, wirken sie „hinter dem Rücken" der beteiligten Individuen. Auch die MS ist vermutlich eines der Produkte dieser Linien. Keiner der Betroffenen kann sie bewusstseinsmäßig einholen.

Wie aber schaffen diese Spannungslinien diese individuellen psychischen Muster? Diese Linien tragen in sich die Spuren der Schrittfolgen der Völker, die sich auf der Ebene der historischen Gruppendynamik tummeln. Sie geben noch Tausende Jahre später an, zu welchen Organisationsprinzipen diese historischen Schritte führten. Hierzu ein Beispiel: Jede Kultur muss ihre Grenzen markieren und zum Ausdruck bringen, wer oder was zu ihr gehört und was ihr nicht eigen ist. Ob sie „das Fremde" ausgrenzt, es gar bekriegt oder neugierig von ihm lernt, führt zu einem solchen Organisationsprinzip. Ob eine Kultur ihre Herrschaftsstrukturen hierarchisch oder egalitär gestaltet, führt zu einem weiteren Prinzip. Jede dieser „Definitionen" zeichnet sich, wenn es zu einem Kampf um sie kommt, in den Spannungslinien ab. Wenn sich nun eine solche zivilisatorische Linie mit den individuellen Spannungen kreuzt, kann es unter Umständen zu besagten Mustern kommen, von denen eine die MS ist.

MS und Spannungslinien

Dafür „begabte" Individuen speisen – jenseits des besagten Kreuzungspunkts – die zivilisatorischen Spannungslinien mit ihren Lebensenergien. Die verschiedenen Muster der jeweiligen Psychen, oft Neurosen genannt, „speisen" die Spannungslinien. Diese Muster tragen also dazu bei, dass sich die Linien über Generationen hinweg „fortpflanzen". Darum macht es den Anschein, als ob es kein Lernen aus der Geschichte gäbe. Manche Spannungslinien schneiden sich. Individuen, die an der Kreuzung von Linien stehen, sind besonders anfällig für Störungen. Vermutlich widerfuhr das auch mir. Ich fand mich – wie meine Biografie zeigt – an der Schnittstelle verschiedener Spannungslinien. Metaphorisch gesagt, öffnet sich an solchen Kreuzungspunkten jene Pforte, durch die die Krankheiten ins persönliche System eintreten können. An den Pforten findet der Spannungstransfer statt: Dort verwandeln sich gesellschaftliche Spannungen in persönliche. Den Transfer in der umgekehrten Richtung gibt es natürlich ebenfalls. Durch meine biografischen Erfahrungen berührten sich jedenfalls bei mir Biografie und Geschichte.

Durch meine Familiengeschichte wurde ich ohne mein Zutun manchen Spannungslinien ausgesetzt. Obwohl ich nichts dafür kann, muss ich die daraus entstehenden Folgen tragen und die Verantwortung übernehmen. Und das ist gut so! Zu diesen Folgen gehört vielleicht auch meine MS. Dies alles ist aber vorerst reine Annahme. Das Folgende ebenso.

Die therapeutische Relevanz der Spannungslinien

Die MS ist vermutlich eng mit den Spannungslinien verknüpft. Wichtig ist, dass der Betreffende die Logik der Dynamik jener Linien versteht, in die er verstrickt ist. Es scheint so, als ob eine solche Linie, wenn sie unverstanden bleibt, metaphorisch betrachtet, in den Körper hineinragt und durch ihn hindurch geht. Wenn eine Spannungslinie den Körper durchzieht, verspannt er sich – und verhärtet. Befinden sich die Spannungslinien erst im Körper, verdichten sich diese in Gestalt von Verhärtungen. Nicht von ungefähr gehören Spasmen zum Bild der MS. Irrt ein Mensch, ohne die Dynamik „seiner" Linien tief verstanden zu haben, durch sie hindurch, kann er sich bewusst oder ohne Absicht *gegen sie* stellen. Dann gerät er in ein Spannungsfeld und wird anfälliger für Krankheiten wie die MS. Therapeutisch relevant ist die Kenntnis der Spannungslinien, an denen man beteiligt ist, also darum, weil der Betreffende sich dann gefühlsmäßig in seinem Feld positionieren kann.[1] Verantwortung auch für die ungewollte Teilhabe an der Dynamik „seiner" historischen Linien zu übernehmen, ist für die seelische Gesundheit unerlässlich.[2] Dies gehört zur Reife. Ohne Verantwortungsübernahme gibt es auch keine Versöhnung – weder mit seinem Schicksal noch mit anderen. Dann gibt es auch keine Entspannung der Verhärtungen. Auch darum ist es so wichtig, verständnisvoll gegenüber sich selbst zu sein, wenn man erkennt, in welche Spannungslinien man verstrickt ist.

Der historische Knigge

Kulturen legen ihren Angehörigen vor, worin für sie „gutes" Verhalten liegt. In jeder Epoche und an jedem sozialen Ort wird „das gute Verhalten" bevorzugt – und das andere verschmäht oder sanktioniert. Kulturen geben auch vor, welche Gefühle, welches Denken, welches Verhalten und welche Umgangsstile zur jeweiligen Norm gehören: Alle Zivilisationen kennen ihren mündlich überlieferten historischen Knigge in- und auswendig. Was Herr Knigge zur MS sagt, ist mir nicht bekannt – ich kann aber raten.

Überindividuelle Akteure haben kein Bewusstsein. Stattdessen haben sie Institutionen wie das Rechtssystem oder das Theater. Aber

---

[1] In diesem Abschnitt winkt Bert Hellinger (1994) von weiter Ferne, vor allem auch I. Boszormenyi-Nagy und G. M. Spark (1981) lassen freundlich grüßen.
[2] Das zeigte sich insbesondere in Therapien mit der zweiten Generation von Menschen in Täter- oder Opferlinien.

auch die einzelnen Akteure müssen nicht unbedingt ein Bewusstsein haben. Zivilisationen können auch ohne individuelles Bewusstsein sehr gut komplexeste Aufgaben bewältigen.[3] Bei Einzelnen bedarf vieles ebenfalls keines Bewusstseins: Sprechen, Urteilen, Kriegführen, Städtebauen. Insofern weist die MS auf diese bewusstlosen Epochen hin. Das Bewusstsein, wie wir es kennen, ist erst ungefähr 3000 Jahre alt. Es ist spannend, die Kulturen unter dem Aspekt zu betrachten, wann das Bewusstsein dort epidemisch auftritt.[4] Ob jeweils zeitgleich die MS um sich griff, entzieht sich meiner Kenntnis. Jedenfalls benötigen nicht alle Aufgaben ein Großhirn, in dem Bewusstsein entsteht. Wohl aber haben alle Einzelnen das phylogenetisch weit ältere Kleinhirn. Genau dieses aber ist im Fall der MS stark betroffen.

Negativistischer Kulturraum I

Die Vorgaben „guten" Verhaltens sind zu einem großen Teil kulturell bestimmt, ebenso die vielfältigen Formen abweichenden Denkens, die „seltsamen" Gefühlsmuster und die Zivilisationskrankheiten. Sie alle lagern, wie bereits erwähnt, im „negativistischen Kulturraum"[5]. Dies ist der Raum, aus dem sich die Individuen „bedienen", wenn sie sich ihre Krankheit „auswählen". Es ist eine irrige Annahme, dass diejenigen, die sich hieraus bedienen, nur „Chaoten" seien. Selbst „Spinner" spinnen meist angepasst; nur die wenigsten tun dies „kreativ". Sogar die größten Abweichler tun dies meist auf eine konforme Art. Sie bedienen sich nur der negativen Muster, die uns die Kultur vorlegt. Aus der Sicht des Einzelnen geschieht dies alles natürlich unbewusst.

Der negativistische Raum ist das „Negativ"-Bild der Kultur: ihr spiegelverkehrtes Bild. Mitten in diesem Negativ sitzt auch die MS.

---

[3] J. Jaynes (2003).
[4] dto. und T. Norretranders (1994).
[5] G. Devereux (1974, 1978), Begründer der französischen Ethnopsychoanalyse.

In diesem negativistischen Raum gibt es „Normopathien"[6]: Ihre Träger sind nicht etwa krank; sie kranken nur an zu viel Normalität. Aber sie leiden nicht darunter. Dass „normal ungesund ist"[7], wissen sie nicht. Wenn sie einen „Crash" erleiden, erfolgt er lautlos. Normopathien finden sich in diesem Raum nicht, wohl aber Neurosen, Psychosen und Psychoorganisches. Sie alle liegen in diesem Raum vor, bereit, abgeholt zu werden. Zivilisationskrankheiten liegen ebenfalls dort. Auch die MS.

Das Denken in Termini des negativistischen Kulturraums erscheint vielleicht nicht wissenschaftlich, ist aber meines Erachtens deshalb nicht weniger wahr. Die Wahrheit der Wissenschaften stellt oft lediglich eine besonders gelungene Wunschhalluzination[8] dar. Erst die Empirie lässt den effektiven Wahrheitsgehalt von wissenschaftlichen Aussagen zutage treten. Ansonsten sind deren Aussagen reine Ideologie. Aussagen über die Zivilisationskrankheiten lassen sich nur pragmatisch über ihren Gebrauchswert überprüfen. Aber selbst dann bewegt man sich hier entlang der Grenze zur Ideologie. Die wissenschaftlichen Aussagen über die MS zeugen davon.

„Geeignete" Menschen bedienen sich, wie gesagt, bei Bedarf aus dem negativistischen Raum. Was sie dafür prädestiniert, wählen zu dürfen, wissen wir nicht. Vermutlich spielen bei der Wahl neben den Spannungslinien auch andere Faktoren mit: biografische, genetische, familiäre oder kulturelle. Insofern ist auch die Frage nach dem Ursprung der MS eines *bestimmten* Individuums nicht beantwortbar. Die Herkunft der MS eines Einzelnen ist multikausal, zufällig, unbestimmt, unscharf. Nach einer langen Suche in alle Richtungen bekenne ich: Ich weiß wirklich nicht, warum gerade ich an der MS erkrankt bin.

Auch bei den anderen Zivilisationskrankheiten durchdringen sich möglicherweise die auslösenden Faktoren in einem Ausmaß, das die logische Ableitung der individuellen *Genese* einer MS verunmöglicht. Aussichtsreicher scheint mir vielmehr folgende Hypothese: Alle

---

[6] R. Dahlke (1992, 2007).
[7] B. F. White (2002).
[8] P.-C. Racamier (1982).

psychisch oder organisch Erkrankten wiesen zum Zeitpunkt der Erkrankung eine geschwächte Immunabwehr auf. Darum wurden sie gerade dann für Krankheiten anfällig, die sie zu anderen Zeitpunkten wenig belastetet hätten. Der entscheidende Punkt ist demnach weniger, dass eine bestimmte Krankheit die Abwehrpforte passierte, als dass eine Einlasspforte überhaupt offen stand.

In eine ähnliche Richtung geht die Erkenntnis, dass es unserer Zivilisation zwar gelungen ist, die Infektionskrankheiten erfolgreich zu bekämpfen, die Autoimmunerkrankungen wie die MS aber dramatisch zugenommen haben. Warum wir zunehmend unter eigenen Beschuss geraten sind, ist den Epidemiologen bislang ein Rätsel. Vielleicht aber nahm der Beschuss gar nicht zu, sondern die Abwehr ab.

Einiges spricht also dafür, dass einige zu allen Zeiten dafür prädestiniert waren, bestimmte Krankheiten aus dem negativistischen Kulturraum zu übernehmen. Die Hauptaufgabe der Zivilisationstheorie der MS läge dann nicht in der immer genaueren Bestimmung der Genese der MS, sondern in der Beantwortung der Fragen, warum wir immer schwächer werden und was der Einzelne individuell dagegen machen kann.

Die Frage nach der *individuellen* Herkunft der MS bleibt also, selbst unter einem zivilisatorischen Aspekt, weiterhin offen.

Die kulturbedingte Zunahme der Zivilisationskrankheiten

Wie also kommt es zu besagter Schwächung der Immunabwehr? Wir halten fest: Durch die entstandene Eintrittspforte treten die unterschiedlichen psychischen oder organischen Erkrankungen ein. In einen chronisch geschwächten Körper einzudringen, fällt nicht schwer – egal ob der Eindringling „MS", oder „Burn-out" oder „Herzinfarkt" heißt. Ist er erst einmal drin, entwickelt sich eine Eigendynamik. So ist man selbst dann noch krank, wenn es gelungen ist, die Pforte wieder zu schließen. Das widerfuhr auch mir.

Ein paar weitere Stichworte sollen diesen Prozess noch plausibler machen. Wir leben bekanntlich in einer postindustriellen Hochleistungsgesellschaft. In ihr ist jeder angehalten, sein Maximum zu geben. Je mehr, umso besser. Der Leistungsdruck ist enorm, die Konkurrenz riesig. Jegliche Solidarität ist entschwunden. Jeder geht an sein Limit. Alle Warnsignale und Stopplichter werden übergangen. Man lebt am Anschlag. In Termini der gegenwärtigen Finanzkrise kann von einer schwelenden Ego-Blase gesprochen werden, die ständig zu platzen droht.[9] Ohne unbedingt ein Narzisst zu sein, wandelt man psychologisch gesehen ständig entlang des narzisstischen Kollaps und schwankt zwischen Überforderungsgefühlen und Selbstüberschätzung hin und her. Dann platzt irgendwann die Blase. Es folgt ein Kollaps. Dieser muss nicht immer identisch mit der MS sein. Ab und zu erfolgt der Kollaps mit großem Getöse, oft aber nur schleichend. Einige werden dabei tatsächlich MS-krank. Andere bedienen sich aus dem „Raum" mit anderem. Wichtig ist: Die Eintrittspforte, genannt „durchlässige Immunabwehr", ist geschwächt. Durch sie konnte vieles eindringen. Auch die MS. Die Immunschwäche wird heute oft durch das kulturelle Hochleistungssystem gefördert. Dieses produziert über das prekäre narzisstische Gleichgewicht laufend Kränkungen. In meinem Fall erfolgte die entscheidende Kränkung durch das psychische Dauerbombardement der scheiternden Ehe. Aus welchen Gründen die Blase platzt, ist von Person zu Person verschieden. Bei den einen erfolgt die Kränkung auf der gesellschaftlichen, bei den anderen auf der Beziehungsebene.

Durch eine erfolgreiche Selbstheilung schließt sich die Pforte wieder. Bewegung und Physiotherapie helfen dabei sehr. Nahrungszusätze sicher auch. Die Wandlung der krank machenden Hochleistungsgesellschaft wäre auch ganz hübsch – doch darauf zu warten, wäre ziemlich töricht.

Der Eindringling durch besagte, offen stehende Pforte – in meinem Fall die MS – hat nach seinem Eintritt, wie bereits erwähnt,

---

[9] T. Brühlmann (2009).

10 Zivilisationskrankheiten

eine Eigendynamik entwickelt. Er wütet im Inneren des Körpers als trojanisches Pferd und rennt noch eine Weile länger umher. Ist die Blase erst geplatzt, kann das niemand übergehen, doch viele nehmen es lediglich als Schuss vor den Bug wahr und wollen sogleich wie bisher weitermachen. Möglichst wie gehabt. Viele wollen einen sofortigen „Neustart" lancieren. Im Fall der MS oder ähnlicher Krankheiten ist das nicht mehr möglich. MS-ler können darum die Zeichen des Crashs oft besser lesen. Sie haben keine Wahl. Für sie reicht zur Reparation – in der EDV-Sprache ausgedrückt – ein „Neustart" nicht mehr aus. Für sie müsste „ein neues Betriebssystem" her. Erst wenn diese Voraussetzung gegeben ist, empfiehlt sich ein Neubeginn. Dann erst sollte der nächste Schritt erfolgen. Wie in einem Suchtprogramm. Die Zivilisationskranken, von denen hier die Rede ist, sind zum größten Teil *keine* eigentlichen Suchtkranken – vorausgesetzt man sieht die Teilhabe am Hochleistungssystem und an seinen perversen Gratifikationen nicht selbst als Sucht an. Trotzdem ähnelt bei allen Zivilisationskrankheiten der allfällige Neubeginn einem Drogenentzug.

In der Sprache der Psychologie geht es hier um das Entwickeln eines neuen Weltbildes und vor allem einer anderen Haltung. Jedenfalls erfolgt nach dem Crash die Entwöhnung. Langsam müssen sich auch die MS-ler an das Leben außerhalb der gewohnten Blase gewöhnen. Genauso erging es auch mir. Es dauerte Jahre, bis mein Haltungswechsel vollzogen war.

Wie jede Entwöhnung geht auch diese mit Abstürzen einher. Diese wechseln sich mit Hoffnungsschüben ab. Wie bei Süchtigen folgt nach gelungenem Entzug die Phase des Wiederaufbaus. Die Therapie einer jeden Zivilisationskrankheit erfordert dies. Erst der Crash, dann der Wiederaufbau und das Erlernen einer anderen Haltung. Jeder chronisch Kranke besucht in der Phase des Wiederaufbaus so etwas wie eine Lebensschule. Dort erlernt er einen anderen Lebensstil und eine neue Lebenspraxis. Er lernt den entschwundenen Wert der Solidarität wieder kennen, den Umgang mit dem Scheitern oder mit der Liebe – und vieles andere mehr. Die Spiritualität hilft bei diesem Lernen sehr.

Negativistischer Kulturraum II – der zivilisationstheoretische Krankheitsbegriff

Jede Zivilisation „produziert" also „ihre" Krankheiten – direkt, wie im Falle der postindustriellen Hochleistungsgesellschaften, oder indirekt. Das ist formal argumentiert und betrachtet die Umstände einer Störung. Inhaltlich betrachtet weist jede Kultur „ihr" Repertoire an Störungsbildern auf. Psychische und körperliche Erkrankungen sind in dieser Perspektive nur Aspekte des Gleichen. So bilden vermutlich Zwangscharakter, Borderline und die MS ein Cluster; Hysterie, narzisstische Störungen und manche Krebsarten ein anderes. Depressionen sind von beiden Seiten her zugänglich. So gesehen ist die MS eine Organneurose. Sie ist keine reine und „einfache" organische Erkrankung, etwa wie ein Beinbruch, sondern sie ist Folge einer kulturellen Haltung *und* einer psychischen Disposition. Doch auch das muss erst noch eingehend erforscht werden.

„Krankheit" wäre im aktuellen Sprachgebrauch der Name der Gebilde innerhalb eines solchen Clusters. Der Krankheitsbegriff aber ist am Individuum orientiert. Der negativistische Kulturraum hingegen ist ein überindividuelles, historisch-kulturelles Konzept. Bei den in ihm lagernden Erkrankungen geht es um transgenerationell Tradiertes. Diese Erkrankungen entstehen entlang von historischen Spannungslinien. Die Tradierung solcher Krankheiten erfolgt nicht biologisch, und doch erscheint sie vererbt. Wir können etwas, durch das die Zeit hindurchgeht und das sich nichtgenetisch tradiert, begrifflich noch nicht fassen. Schon Freud stand vor diesem Problem; sein „Mann Moses"[10] lässt von Ferne grüßen.

Hilft eine solche Betrachtungsweise aber, diese Krankheiten besser zu therapieren? Materiell gesehen *noch* nicht. Kulturell gesehen aber schon! Also weiter.

---

[10] S. Freud (1969–75).

Zivilisationskrankheiten III

Zu den Zivilisationskrankheiten unserer Kultur gehören, wie gesagt, zum Beispiel Herzinfarkt, Parkinson, Diabetes, die meisten Krebserkrankungen, HIV, Burn-out und Midlife-Crisis. Die MS gehört ebenfalls dazu. Ihre Genese habe ich bereits zu skizzieren versucht. Diese Störungsbilder spiegeln Aspekte der Imperative unserer Kultur. Wenn ein Imperativ zum Beispiel „Mobilsein ist wichtig!" heißt, brechen die MS-ler diese Devise von Grund auf. Wenn der Grundsatz „Viel leisten ist wichtig und gut" lautet, kann ein Mensch diese Maxime übernehmen und sein Leben bis zum Umfallen ihrer Erfüllung widmen. Welche Krankheit dann die Folge ist, ist von Mensch zu Mensch verschieden und hängt von dessen spezifischer Schwachstelle ab. Burn-out kann in diesem Fall eine der Folgen sein.

Leerstellen – und quasireligiöses Verhalten

Krankheiten setzen oft auch an den Auslassungen der Kultur an, an ihren „Leerstellen". Daran, worüber in dieser Kultur öffentlich nicht gesprochen wird. Eine in unserem Zusammenhang wichtige Leerstelle betrifft das Thema „Umgang mit dem Scheitern". Bei einer anderen Leerstelle geht es um Kontrolle und um das Einbrechen unbeabsichtigter Nebenfolgen des Erwünschten. Oder um den Umgang mit dem Kontrollverlust. Damit kann der Einzelne normalerweise schlecht umgehen.

Leerstellen – und darum erscheinen sie so furchtbar – können nicht einfach „aufgefüllt" werden. Man kann sie nicht willentlich, schnell und gezielt angehen und sie auffüllen. Darum erscheint manches im Umfeld der Leerstellen oft als „religiös", obwohl es mit Gott oder so nichts zu tun hat. Deswegen auch scheint es, als lebten wir erneut in einem religiösen Zeitalter. Dabei handelt es sich beim vermeintlich Göttlichen lediglich um Phänomene, die sich konsequent unserem Einfluss entziehen. Was sie religiös erscheinen lässt ist, dass sie wirksam sind, ohne einen aktuellen Verursacher benennen zu können. Zudem sind die Verursacher oft nicht die ungewollten Nebenwirkungen, sondern wir alle – und das generationenweit zurück. Aber auch darin liegt kein Grund, religiös zu werden. Manche nehmen ihre MS als Inbegriff des so ungefragt Einbrechenden.

Ist die Kultur „schuld" an der MS?

Nein; es ist also nicht die Kultur, die uns Krankheiten wie die MS beschert. Unsere Kultur beschert uns auch viel Gutes. Die Zivilisationskrankheiten und die MS sind höchstens Teil der unbeabsichtigten Nebenfolgen einer kulturellen Entwicklung. Die Probleme, die uns unsere Kultur beschert, sind aber nicht die Folgen eines Systemfehlers. Alle Kulturen schaffen immer beides, jede Entwicklung ist januskö̈pfig. Das Problematische liegt höchstens in der kulturellen Antwort auf die Probleme. Heikel ist allenfalls der kulturelle Umgang mit Zivilisationskrankheiten wie der MS. Mit der MS ließe sich jedenfalls viel besser umgehen. Also los!

Die Kultur und ihr negativistischer Kulturraum

Probleme, selbst die Zivilisationskrankheiten, sind nicht immer Folge eines Scheiterns. Schon jetzt gibt es gute Vorsätze und erfolgversprechende Projekte, um mit den Herausforderungen, die durch die MS entstehen, umzugehen. Es handelt sich um „Programme des gelingenden Umgangs" mit den Problemen. Doch dadurch bekommt immediat auch das Gegenteil seinen Platz: das Scheitern. Alles, was missraten kann, ist eben *part of the game*. Und dazu gehört auch die MS. Das Ganze so zu sehen, ist nicht defaitistisch, sondern Ausdruck einer gewissen Gelassenheit. Diese Sicht ist Folge der Erkenntnis, dass Erfolg und Scheitern zusammengehören. Es ist kein *Fehler* des Programms, wenn die Ideale, welche die Kultur proklamiert, auch mal nicht realisiert werden. Wenn aber eine Seite der Medaille ausgeblendet wird, entsteht besagte Leerstelle.

Wenn das Scheitern erlaubt und diese Leerstelle als solche erlebbar wäre, dann wäre vielleicht auch die „MS als Ausdruck einer gescheiterten Mobilität" kulturell nicht derart notwendig. Ähnlich verhält es sich möglicherweise mit den anderen chronischen Krankheiten. Doch nun zurück auf die Ebene der Plausibilitäten, zurück zu meiner MS und zur Kunst des Lebens mit ihr. Zurück aber auch zu den ersten MS-lern, die ich damals, zu Beginn meiner MS-Karriere, antraf.

MS und die Hofnarren-Perspektive

Ein humorvoller Künstler, auch er MS-krank, spastisch, damals schon Ende 40, nicht mehr ganz schlank und immer zu Späßen aufgelegt, sagte seinerzeit zu mir, dem frischgebacken MS-ler: „Als MS-ler bist du wie eine Tinguely-Maschine: lärmend, fauchend, rülpsend und furzend, aber völlig unbrauchbar. Also urkomisch. Wenn du nicht betroffen wärst, könntest du herzhaft darüber lachen."

Damals lernte ich nach dem ersten Schock langsam wieder zu lachen. Sicher wäre das auch ohne den Weg über die Theorie der Zivilisationskrankheiten möglich gewesen. Diese Krankheit ist eben nicht nur die Umkehrung der Maximen unserer Kultur, sondern – das lernte ich von ihm – auch deren Karikierung. Deren Maximen sind wie gesagt: Wille, Leistung, Kontrolle, Effizienz, Machbarkeit, Schnelligkeit, Absicht, bewusste Planung. Die MS karikiert diese Werte, indem sie gerade jene Menschen, die sie so geflissentlich befolgten, zu „Krüppeln" macht und sie als Bewegungsgestörte oder schlurfende und hinkende Witzfiguren darstellt. Nach meinen Erfahrungen scheint mir diese „schräge" Analyse plausibel. Die MS ist so gesehen womöglich der Versuch unserer Kultur, auf sich selbst zu verweisen und so mit sich selbst ins Gespräch zu kommen. Dann wäre die MS der Versuch einer kulturellen Selbstreflexion. Dabei bedient sie sich der MS-ler als kulturelle Symptomträger. Vielleicht liegt genau darin eine unserer Aufgaben?!

Dabei aber geht die hehre Kultur nicht etwa ernst vor, sondern voller Schalk und Ironie. Vielleicht ist sie gar nicht so bierernst, wie wir immer meinen. Möglicherweise nehmen wir lediglich am Versuch unserer Kultur teil, sich selbst auf die Schippe zu nehmen, damit wir Menschlein merken, was wir da eigentlich mit uns machen und welche „Leerstellen" und Leerläufe wir produzieren? Und welchen albernen Mist. Vielleicht will *uns* unsere Kultur bei dieser Gelegenheit nebenbei noch ein wenig Selbstironie beibringen? Nicht auf Kosten von uns Kranken, sondern nur als augenzwinkernder Wink mit dem Zaunpfahl. Möglicherweise sollten wir Behinderten also diese wichtige Aufgabe übernehmen und sie als unseren Dienst an der Allgemeinheit und an unserer Kultur betrachten. Etwa so wie früher die Hofnarren, die dem Herrscher ungestraft die Wahrheit sagen konnten.

Dann hätte die MS durchaus einen Sinn. Und wir haben die Freiheit, einen Sinn zu wählen. Nur die Durchsetzungsmacht über die Deutungsmuster haben wir nicht. Auch die Moral wollen wir nicht auf unsere Seite ziehen. Diese ist oft nur die Waffe der Opfer. Unterlegene fahren häufig die Mitleidsschiene als Trost. Doch als Opfer fühle ich mich nicht. Und Mitleid ist fehl am Platz. Selbstmitleid ohnehin. Vielleicht hat uns wirklich das Schicksal diese „komische" Krankheit beschert, damit wir in diesem Sinn, zugunsten der Allgemeinheit, tätig werden. Wenn wir dazu Mut, Kraft und Lust haben ... So oder so führt uns dies zu weiteren lustvollen Fragen ... also auch da: nur los!

11

Entwicklung und Neubeginn

Jetzt ist meine Suche an ihrem Ende angelangt. Meine Reise aber ist noch lange nicht beendet. In diesem letzten Kapitel finden sich einige Zusammenfassungen, von denen sich manche auf einer metatheoretischen Ebene bewegen – durchaus spekulativ, aber in meinen Augen anregend. Dem gegenwärtig herrschenden Status quo zu folgen, führt die Suche nach der Heilung im Fall der MS nicht unbedingt zum Ziel. Ich wildere darum abseits. Deshalb prägen Exkurse den Anfang dieses Kapitels. Im Abschnitt über Homunculus wird klarer, warum Heilung so schwerfällt. Trotz der Exkurse bleibt selbst der Abschnitt über die Metatheorie sehr praxisbezogen und verliert sich nicht in metatheoretischen Reflexionen. Nichts ist so handlungsbezogen und praktisch wie eine gute Theorie.

Den Schluss bildet ein sehr praktischer Abschnitt. Er ist deshalb zentral, weil es das Verhältnis der körperlich Unversehrten zu den Behinderten – und umgekehrt – betrifft. Tipps zu geben, ist eigentlich nicht meine Sache, doch in diesem Fall drängt es sich auf. Nirgends ist das Parkett rutschiger als in diesem Verhältnis, das unseren Alltag bestimmt. Um das Gesagte noch deutlicher zu machen, wird das Verhältnis von „Normalos" zu körperlich Behinderten anhand einer Paartherapie veranschaulicht. Bei dem Paar, das hier vorgestellt wird, handelt es sich um ein „gemischtes Doppel": Sie hat MS, und er ist körperlich unversehrt.

Stationen meiner Reise

Jahrelang war ich unterwegs, um mit meiner MS klarzukommen. Im Folgenden rekapituliere ich, was ich als zentral erachte.

Zwei der zahlreichen Gedanken von Clemens Kuby halfen mir wesentlich weiter:

1. Zu Beginn seines Kurses führte er uns in sein geistiges Weltbild ein. Er zeigte uns mikroskopische Bilder von verschiedenen Wasserproben und schloss aus den sichtbaren unterschiedlichen Strukturen: „Wasser, das guten Gedanken ausgesetzt ist, sieht anders aus als Wasser, auf das schlechte Gedanken einwirken. Daran erkennen wir die Macht der Gedanken."
2. Über allem, das Kuby vermittelte, stand unser Wissen um sein Schicksal. Er wurde, obwohl vermeintlich unheilbar erkrankt, wieder gesund. Er wusste also aus seiner eigenen Erfahrung: „Ohne eine radikale Veränderung seines eigenen Lebens ist keine Heilung möglich." Clemens änderte sein Denken ebenso umfassend wie sein Verhalten und seine Umgebung. Sein Wille, gesund zu werden, war unbändig. Er genas völlig.

Wie Clemens setzte auch Sonja bei den Gedanken an. Diese führten sie seinerzeit in ihre MS hinein. Daraus schloss sie, dass nur andere Gedanken sie aus ihrer Krankheit herausführen konnten. Darin lag ihr Ziel: Sie wollte auch uns helfen, eine neue Haltung zu erarbeiten, die das krank machende Denken ausschloss. Die Veränderung in Sonjas Denken war total. Ihre Umwelt änderte sie teilweise. Ihr Wunsch, gesund zu werden, war immens. Auch sie genas vollständig.

Auf seinen ausgedehnten Reisen fand Kuby heraus, was die Schamanen und Heiler machen: Sie lösen, jeder auf seine Art, bei ihren Klienten ein anderes Denken aus. Und damit auch andere Hirnfrequenzen. Von ihrem Geist her nehmen die Hirnfrequenzen der Erkrankten Einfluss auf ihren Körper und können so Heilung bewirken. Die jeweiligen Gedanken werden von „Vehikeln" transportiert. Im anderen Denken liegt die Essenz der Selbstheilung. Doch eine Garantie, die hundertprozentig zur Heilung führt, gibt es nicht.

Auf meinen eigenen Reisen lernte ich Radionik und Biophotonen kennen, die beide ebenfalls Vehikel sind. Es geht nicht nur darum, dass sie bei der Quantenphysik ansetzen. Unabhängig davon, was sie sonst noch alles bewirken, transportieren sie auch Gedanken. Zeitgenossen bevorzugen oft solche moderne Vehikel, um anders denken zu lernen. Mich wertkonservativen Menschen lehrte die Radionik vor allem, neu zu denken – neuer jedenfalls, als vermeintlich „obskure" Tinkturen und „lächerliche" Kügelchen es je vermocht hätten, und mehr als das Blut, das Schamanen fließen lassen.

Überall geht es um das Gleiche: darum, anders denken zu lernen. Doch Heilung wird auch dadurch nicht immer bewirkt. Dass etwas heilen *muss*, ist ein moderner Aberglaube, den die Machbarkeitskultur transportiert. Wie man lernt, von diesem Machbarkeitswahn Abstand zu nehmen, erfuhren wir von Tiziano Terzani. Runde um Runde entwickelte er eine neue Haltung. Je mehr er diesen Machbarkeitsglauben hinter sich lassen konnte, desto näher kam er sich selbst, und desto spiritueller wurde er. So konnte er mit heiterer Gelassenheit selbst seinem Tod entgegengehen.

Und ich? Bin ich gesund geworden? Noch nicht. Ich habe mein Denken weitgehend geändert, meine Umwelt auch. Mein Wunsch, gesund zu werden, ist groß. Meine Genesung schreitet auch eifrig voran. Gesund aber bin ich noch nicht. Doch gut geht es mir dennoch. Und in mein altes Denken will ich auf keinen Fall zurück.

Damit bin ich bei einer Hauptthese dieses Buches: Ich bin nach wie vor überzeugt, dass körperliche Gesundheit nicht identisch ist mit der geistigen Gesundheit. Jemand kann geistig „krank" sein und sich dabei körperlicher Gesundheit erfreuen, umgekehrt kann jemand geistig gesund sein, während sein Körper darbt. Was also soll die beste Genesung, wenn man Schaden an der Seele genommen hat?

Gerade bei MS-lern kann die Schere zwischen beidem gewaltig auseinanderklaffen. Ihre körperliche Verfassung ist völlig unberechenbar und kann gewaltig schwanken. Darum besteht eine ihrer Aufgaben darin, diese körperlichen Schwankungen seelisch/mental auszugleichen. Das Beispiel Terzanis zeigt, wie anders dies bei den Krebskranken im Vergleich zu den MS-lern ist. Terzani ging es körperlich immer schlechter. Schwankungen gab es wenige: Es ging ihm körperlich ziemlich *konstant* schlechter, aber seelisch/mental immer besser: Er kam sich selbst immer näher. Er wurde ausgeglichener, gelassener, heiterer, auch wenn er seinem Tod entgegenschritt.

Angesichts der Schwankungen haben es die MS-ler nicht einfach. Aus diesem Grund gewann für mich die Spiritualität an Bedeutung. Der spirituelle Weg erlaubt es, die psychische Verfassung von der körperlichen unabhängig zu machen. Das ist nicht nur für die Mitmenschen der MS-ler wichtig, sondern auch für die Heilung der MS entscheidend. Nur in ausgeglichener und gelassener Verfassung kann man nämlich gut auf seine körperliche Verfassung einwirken. Darum, und nicht nur weil das spirituelle Weltbild so toll ist, werden viele MS-ler, die gesunden wollen, spirituell. Spirituell zu sein, ist heutzutage ein famoses Vehikel, um gesund zu denken. Auch wenn es heute nicht das einzige ist. Wichtiger ist es, geistig in Bewegung zu bleiben und bei Bedarf sein Denken zu ändern.

Homunculus – oder warum Gesunden so schwerfällt

Die wichtigsten Gründe, warum das Gesunden schwerfällt, haben mit dem „Andersdenken" zu tun. Und mit Homunculus. Aber eins nach dem anderen.

Bei uns existiert alles doppelt: einmal draußen in der realen Welt; das andere Mal als kleines Bild in unserem Inneren. Das Vehikel, welches das reale Bild draußen nach innen transportiert, hängt von der Kommunikation ab. Zum einen geht es dabei um das Bild von etwas

11 Entwicklung und Neubeginn

in der Öffentlichkeit; zum anderen um die Kommunikation des Menschen mit sich selbst. Durch beides entsteht im Inneren das besagte kleine Abbild der realen Welt, des eigenen Körpers und unserer ganzen Person. So entsteht im Inneren unser Selbstbild, aber auch – und darum geht es hier – um unser inneres Bild der MS. Unser Gesundwerden hängt entscheidend von beiden inneren Bildern ab.

Das kleine Selbst in uns nennen wir Homunculus.[1] Diese Verdopplung von uns Selbst – einmal innen und einmal draußen – hat sich im Verlauf unserer Evolution als äußerst wirkungsvoll erwiesen. Sie hat aber auch ihre Nachteile. Angenommen, ein Mensch erkrankt und büßt einiges ein, was er zuvor machen konnte. Sofort zieht sein inneres Bild von sich selbst nach. Fortan ist auch sein Homunculus krank, und dieser Mensch sieht sich als krank an. Auch bei uns MS-lern sind zunächst beide deckungsgleich. Aber nur so lange, bis man erkrankt.

Angenommen, Homunculus und „sein" Mensch draußen sind beide MS-krank. Dann verlieren beide Funktionen. Synchron. Angenommen, der betreffende Mensch draußen, nennen wir ihn „Realo", merkt den Verlust und intensiviert beispielsweise seine Physiotherapie oder sein Bewegungstraining. Realos realer Zerfall wäre aber – so unser MS-Beispiel – nicht aufzuhalten. Bald kommen seine Anstrengungen mit seinem schleichenden Zerfall nicht mehr nach, wie dies oft bei den MS-lern der Fall ist. So erging es auch mir: Als die MS fortschritt, konnte ich machen, was ich wollte – der Zerfall war nicht aufzuhalten. Betroffen aber war bei mir nur die rechte Seite. Bald war mein rechtes Bein nur noch halb so muskulös wie das linke. Selbst beim Stehen stand ich automatisch immer auf dem linken Fuß. Bald hinkte ich, denn ich war schief geworden. Homunculus merkte das sofort und zog in seinem Bild von mir nach. Bald war auch er schief und hinkte wie ich. Wenn ich mich betrachtete, sah ich mich durch ihn. Wenn ich geradeaus gehen wollte, machte er meinen Gang schief. So blieben wir stets im Einklang. Also korrigierte ich. Ich

---

[1] Homunculus (lat. „Menschlein") bezeichnet einen künstlich geschaffenen Menschen.

kompensierte den Ausfall rechts so gut es ging. Niemand sollte merken, dass wir beide mittlerweile anders geworden waren. Was immer ich tat, startete Homunculus sofort sein Kompensationsprogramm. So lernte ich viel Falsches, das mich beim Gesundwerden nur stört. Anfänglich war es genau diese Kompensation, die mir half, mit der Krankheit zu leben. Wir lernten krank zu sein. Später kam ich aus dem Kranksein nicht mehr heraus.

Kann ein solcher Mensch gesunden? Nein. Er kann bestenfalls nur immer besser kompensieren – bis er selbst das aufgibt. Ein Ausweg aber bleibt: sich von Homunculus zu trennen. Als ich an diesem Punkt war, gab es eine Zeit, während der ich ihn und sein rechtes Bein, das eigentlich meins war, abzuhängen versuchte. In späteren Therapien erwies es sich aber als ziemlich mühsam, es wieder „dranzumachen".

Sonja konnte alle Glieder, die sie real verloren hatte, wieder „anbinden". So gesundete sie. Milton Erickson auch. Clemens Kuby ebenfalls. Was machten sie anders als die vielen anderen? Sie banden Homunculus los und erzogen ihn um. Sie schafften es, ihn davon abzuhalten, das zu tun, was Homunculi meistens tun: die äußere Realität getreulich abbilden. Sie brachten Homunculus eine andere Realität bei, eine Realität *ohne* die Funktionsverluste. Im Normalfall sind Homunculus' Bilder objektiv und realitätsgerecht. Ebenso das öffentliche Bild: Es bildet die Realität im maßstabgetreuen Verhältnis 1:1 ab. Sämtliche Homunculi neigen dazu, Kumpanen dieser öffentlich geteilten Realität zu sein. Doch wenn beide nur das Pathogen abbilden, wird auch die MS-Realität nur festgeschrieben – aber nicht verändert. Genau darum aber geht es uns. Aus diesem Grund ist bei allen Bewegungsstörungen das Mentale dermaßen wichtig. Wir müssen uns das Gute imaginieren, weshalb uns – und darin liegt in unserem Fall die traurige Pointe – das Gesunden derart schwerfällt. Dabei hatte die Langsamkeit der Homunculi durchaus ihre evolutorischen Vorteile. Sie liegen in der möglichst langen Konservierung des Gesunden. Aber dieser geniale Fakt hat auch seine Nachteile. Dessen Opfer sind leider wir. Oder anders gesagt; wer als MS-ler gesunden will, muss es mit der halben Evolution aufnehmen.

Die therapeutische Bedeutung von Homunculus

Die therapeutische Bedeutung dieser Erkenntnis liegt auf der Hand: Wer gesunden will, muss das Beharrungsvermögen der aktuellen Homunculi austricksen. Man muss sie ins Abseits stellen und sich mental an den gesunden Bewegungsablauf „erinnern". In seinem Rollstuhl stellte sich Milton Erickson vor, wie er sich „gesund" bewegte. Bei vielen MS-lern aber ist die Vorstellung eines guten Bewegungsablaufs nicht mehr vorhanden. Bei ihnen überwiegt ihr aktueller Homunculus – und versperrt ihnen die Sicht aufs Andere. Also muss hier ein gutes Vorbild her. Es muss die Funktion vom „gesunden Homunculus" übernehmen. Als bei mir die Erinnerung an ihn schwand, behalf ich mir mit TV-Sportsendungen und schuf mir so mein mentales Vorbild. Das sieht nach „nichts" aus, benötigt aber viel innere Kraft. So übte ich mit meinem Homunculus mein neu-altes Verhalten ein. Dieses Üben aber ist anstrengend, erfordert viel Disziplin und dauert sehr, sehr lang.

Seinen Homunculus „ummodeln"

Das also machten Sonja, Milton und Clemens anders: Sie setzten der aktuellen äußeren Realität ein anderes inneres Bild entgegen. Sie bastelten an ihrem aktuellen Homunculus und bauten ihn um. So behauptete Sonja keck: „MS ist heilbar!" Milton grub in seinen Erinnerungen und trennte sich von seinem *aktuellen* Homunculus. Statt an seiner kranken Realität, hielt er sich an das Modell seiner gesunden Vergangenheit. Sonja setzte ihre Fantasie in Gang. Sie imaginierte nicht wild umher, sondern hochgradig gerichtet. Kuby schuf seinem „neuen" Homunculus sogar ein neues Zuhause in Form einer anderen Lebenswelt. Der Umbau des Homunculus erfordert einen entsprechenden Willen.

Eine Heilung gelingt aber nicht allein dadurch, dass unser bewusster Wille dies wünscht. Auch das Unbewusste will einbezogen sein.

Wir müssen es anerkennen, *ohne* es zu kennen. Genauso glauben wir an unsere Möglichkeit zu gesunden, ohne genau zu wissen, wie es geht. Es geht um eine Potenzialität, die wahr werden soll – um lange ungelebt gebliebene Möglichkeiten.

Bei der Heilung geht es um das Beschreiten des Möglichkeitsraums. Seit jeher versuchten Menschen den Bezug zur Potenzialität herzustellen. Hierfür gibt es viele Methoden. Eine der modernen Methoden setzt bei der Imagination, der Vorstellungskraft, an. Genau dies machte uns Sonja vor. Veranschaulichen wir uns das am Beispiel des Placebo. Die Vorstellungskraft macht bekanntlich manchmal aus einem harmlosen Zuckerkügelchen ein hochwirksames Medikament. Unsere Erwartungshaltung aktiviert also unsere Selbstheilungskräfte. Ihre Vorstellungskraft ließ Sonja gesunden. Durch diese Imagination wird eine sich selbsterfüllende Prophezeiung (*self-fulfilling prophecy*) ausgelöst. Dann versetzt man sich in einen Zustand, bei dem sich das Erwünschte tatsächlich ereignen kann – und tritt dann in dieses Bild ein. So zeichnete es vor Jahrhunderten der Mystiker Meister Eckhard. Aber auch viele Quantenphysiker sind von diesem Bild der schillernden Potenzialitäten nicht weit entfernt. Nur das, was sich aus dem Möglichkeitsraum heraus materialisiert, erlangt ihrer Meinung nach vorübergehend den Status von Realität.

Zurück zu Homunculus. Wird er umgebaut, gelten andere Realitäten. Eine davon ist gesünder als die bestehende. Tatsächlich machen die Homunculi solche Umbauten in Richtung Salutogenese, wie zum Beispiel Sonja, Erickson oder Kuby sie vornahmen, erstaunlich gerne mit. Kuby zufolge führen diese sogar zu „Selbstheilungen". Baut man seinen Homunculus um, muss man ihm lieb zureden. Genau das tat Sonja. Überhaupt ging sie sehr behutsam vor. Ihre Variationen der äußeren Realität waren stets minimal. Sonja *bat* ihren Homunculus, sein Modell von ihr nicht als dumpfes Abbild ihrer tristen momentanen Realität zu nehmen, sondern als Vorlage zukünftigen Geschehens. Er sollte wissen, dass sie im Wandel begriffen war – und dass er mit durfte. Am Ende konnten sowohl sie als auch ihr Homunculus wieder gehen.

11 Entwicklung und Neubeginn

Sonja und Erickson koppelten sich also beide von der Mainstream-Realität ab. Sich von der Realität abzukoppeln, stellt das Verhältnis zu seinem Homunculus auf eine ernste Zerreißprobe. Homunculus nämlich liebt nicht nur die *öffentlich* geteilte Realität, er liebt auch die Nähe zu anderen Menschen. Auch ist er unheimlich anhänglich und treu. Er liebt es, sich angepasst im Mainstream zu bewegen. Heute weiß ich, dass die wahren Seelenfreunde jene sind, die selbst dann bei einem bleiben, wenn man sein altes Muster verlässt, um sich selbst näher zu kommen. Sie verstehen den Satz: „Nur wer sich ändert, bleibt sich treu." Seit meiner MS-Erkrankung blieben mir einige meiner alten „Freunde" fern. Homunculus aber kann man nicht verlieren. Als er merkte, dass ich dabei war, ihn zu verlassen, um zu gesunden, heulte er wie ein Schlosshund. Und ich heulte mit, denn ich liebe ihn sehr. Er ist eben ein Teil von mir. Und die Mainstream-Realität, ob sie mir gefällt oder nicht, auch. Ich vermute, dass in dieser Abschiedsdynamik einer der wichtigsten Gründe liegt, warum den MS-lern die Heilung schwerfällt. Aus der Beschäftigung mit meiner MS habe ich gelernt: Nichts ist wichtiger, als „bei sich" zu sein: Wer sich verliert, neigt dazu, krank zu werden. Und nichts macht kränker, als *deswegen* verlassen zu werden, weil man sich näher kommen will. Diese Alternative führt zu dem Dilemma, entweder sich selbst oder die anderen zu verlieren. Beides tut weh. Hierin liegt für manche eine der Wunden, in denen sich Krankheiten aller Art einnisten können.

Nur einen Schritt weg vom Mainstream genügt

Oft werden Menschen, die sich von der Mainstream-Realität abkoppeln, für verrückt gehalten. Sonja, Erickson und Kuby waren es aber so wenig wie ich selbst. Später wurde Milton Erickson zu einem der besten Therapeuten und Sonja Wierck half Tausenden MS-lern, wieder gesünder zu werden. Clemens Kuby wurde zu einem Experten für wundersame Selbstheilungen. Auch Harald Faltz tut sein Bestes, indem er seine MS-ler sich sagen lässt: „Ich erlaube mir zu gesunden." Auf manchen Fotos gibt er sich wie ein freakiger 68er. Verrückt aber war auch er nie.

Ein Mensch kann nur gesunden, wenn sein Homunculus die entsprechende Sprache spricht. Er muss verstehen lernen, wer der Chef ist. Darum sind die Homunculi angewiesen, sich an ihren „Chef" anzupassen.

Homunculus lernt

Dadurch wird Homunculus verändert. Und sein Chef auch. Andere Aktivitäten, neue Bewegungsmuster, neues Verhalten ändern beide. Auch Homunculus bleibt dann nichts anderes übrig als nachzuziehen.

Die MS als misslungener Selbstheilungsversuch

Homunculus ist bekanntlich das Abbild der Realität in unserem Inneren. Seine Errichtung vergrößert die Abstraktion. Auch die äußere Realität besteht aus Figuren, Zeichen und Symbolen. Die sinnliche Erfahrung nimmt einen immer kleineren Raum ein. Anfang der Neuzeit beschleunigte sich der Prozess der zunehmenden Abstraktion. Als die jetzige Finanzblase 2008 platzte, war die Abstraktion innen und außen längst Realität. J. M. Keynes veranschaulichte diese Tendenz mit dem Bild eines surrealen Schönheitswettbewerbs:

> Es geht nicht darum, diejenige auszuwählen, die man für die Schönste hält, ja nicht einmal darum, diejenige auszuwählen, die der Durchschnittsgeschmack am schönsten findet. Wir haben die dritte Stufe erreicht, wo wir unseren Grips bemühen müssen, um herauszufinden, was der Durchschnittsgeschmack für den Durchschnittsgeschmack halten wird.

Um die Krise durchzustehen, musste vieles wieder real werden. Kulturtheoretisch betrachtet, erkennen wir, dass die Zeichen und

Konstrukte, die sich verselbstständigt hatten, wieder dazu gebracht wurden, ihrer ursprünglichen Funktion zu genügen. Damit sind wir wieder beim Homunculus und der MS.

Gelingende Selbstheilungsversuche

Deshalb koppeln sich Menschen, die gesunden wollen, oft vom Mainstream ab, zum Beispiel wenn der Mainstream überzeugt ist: „Wer MS hat, landet im Rollstuhl." Der Mainsteam ist heute leider noch immer pathogenetisch eingestellt. Damit schafft er genau jene Realität, die er vermeiden will. Nur wenn man, wie Sonja es tat, tief in seiner Seele weiß, dass MS heilbar ist, können die Zellen auch heilen und mit ihnen die Nervenbahnen.

Wie sagte Faltz? „Ich *erlaube* mir zu gesunden." Die Schulmedizin folgt dieser Erkenntnis immer noch viel zu selten. Wohlmeinende Neurologen und die MS-Homunculi ziehen eben zu oft noch am gleichen Strick. Von den Neurologen hörte ich bedauernde Worte wie „Leider ist der Rollstuhl absehbar, so schade um Sie!" und „Erkennen Sie doch Ihre Realität an". Mein damaliger Homunculus spitzte die Ohren und machte brav mit, was da gesagt wurde. Kurz danach nahm ich meinen damaligen Homunculus bei der Hand und dachte daran, gemeinsam mit ihm kollektiv abzutauchen. Zum Glück tat ich es nicht. Aber erst später übernahm ich von ihm das Ruder. Man muss die virtuellen Männchen unmissverständlich dazu auffordern, Ruhe zu geben, damit man einen anderen Weg beschreiten kann – von daher die Bedeutung der psychotherapeutischen Arbeit. Dort nämlich geschieht das.

Warum werden so wenige MS-ler wieder gesund? – Oder: die Pein der Genesung

Wir nähern uns somit wieder der Leitfrage dieses Buches: Warum verpassen es die meisten MS-ler, dem Vorbild von Sonja, Erickson oder Kuby zu folgen? Gesunden kann ein MS-ler erst dann, wenn er sich erlaubt, diese seltsame Realität innen und außen zu verlassen. Abschließend ein kurze Beschreibung aus meinem Genesungsprozess und wie ich – um zu gesunden – die „normale" Realität verließ.

Dies spielte sich Jahre nach Beginn meiner Behandlung ab. Meine MS – so Meister Fluri und Ursula Schwendimann, beide nach eingehender Untersuchung – habe sich stark gebessert, aber in meinem subjektiven Empfinden litt ich wie ein Schwein. Ich konnte so schlecht gehen wie noch nie, hatte einen gewaltigen Spasmus im rechten Bein. Zudem war meine Müdigkeit exorbitant. Am liebsten hätte ich den ganzen Bettel hingeschmissen. Aber ich wusste: Diese Pein war Ausdruck des Heilungsprozesses. Der heftige Muskelkater rührte daher, dass ich seit Wochen immer wieder die Muskelgruppen gebrauchte, die ich jahrelang verkümmern hatte lassen. Die Bänder, die das Knie hielten, waren überbelastet. Den Spasmus bekam ich auch deshalb, weil mein an die Kompensation gewohntes Bein sich angesichts der neuen Belastungen verkrampfte. Die zusätzliche Müdigkeit war Folge der mentalen Anstrengung. Nachdem ich dies alles begriffen hatte, konnte ich die Pein besser ertragen. Ich nahm sie als Zeichen der Heilung an. Andererseits konnte ich all jene verstehen, die angesichts dieser Pein umkehrten und sich der MS überließen. Viele sehen das, was sich da abspielte, als Zeichen einer Verschlimmerung der MS. Im Bewusstsein, dass es ein gutes Zeichen ist, kann man das Geschehen aber entsprechend „kodieren." Doch den Beweis können nur diejenigen erbringen, die wie Sonja oder Kuby definitiv geheilt sind. Ich bin erst auf dem Weg dorthin. Jetzt verstehe ich aber Kubys Satz: „Wer geheilt wurde, hat Recht."

Eine Metatheorie der MS-Behandlung

- Anfang des 20. Jahrhunderts war MS noch kein mediales Thema. Die Weltbilder des Westens waren vordergründig rational und vorwiegend materialistisch orientiert. Sie hielten sich an den

Glauben, an den Fortschritt und die Evolution. Wer konnte auch wissen, dass in *unserem speziellen* Fall ein kurzes Abschweifen von dieser guten Regel notwendig werden könnte. Im Zentrum der Wissensgesellschaft stand also die Physik. Mit der Physik allein ist die MS aber – aus den oben genannten Gründen – weder verständlich noch therapierbar. Auch nicht mit jenen Wissenschaften, die sich am Modell der Physik anlehnen. Was also fehlt?

- Ein Mehr an Geistigem? An Psychologie? Spiritualität? Nein! Nötig ist eine gemischt materiell-geistig-gefühlshafte Sicht. Anders lässt sich meines Erachtens die MS nicht erfassen.
- Die Nebenwirkungen des einseitig materiellen Weltbildes werden meist ausgeblendet. Obwohl sie bis tief in die Seele reichen. Mit den psychischen Kosten fand man sich ebenso ab wie mit Zivilisationskrankheiten wie der MS. Unklar blieben sowohl die psychoorganische Dynamik der seelischen Konflikte wie auch die fließenden Übergänge zwischen den Geistes- und Naturwissenschaften. Ein Paradigmenwechsel, der auch die MS angehen würde, ist in Vorbereitung.
- Vor einigen Jahren versuchte J. Brockman[2] die Einseitigkeit unserer Wissenschaftskultur zu korrigieren und die Geistes- und die Naturwissenschaften zusammenzubringen. Ebenfalls vor einigen Jahren unternahm Yehuda Elkana[3] einen ähnlichen Versuch. Für Elkana folgen alle Entwicklungen nicht nur abstrakten, universalen und logischen Regeln, sondern ebenfalls den Regeln der metischen (listigen) Vernunft.[4] Zu ihr gehören auch der Umgang mit Widersprüchen und Mehrdeutigkeiten, Intuition und Weisheit. Elkana folgend wird auch klarer, warum unsere einseitig rationale Wahrnehmung Phänomene wie die MS nicht angehen kann.

---

[2] J. Brockman (1996).
[3] Y. Elkana (1986).
[4] Metis umfasst Fertigkeiten wie Spürsinn, Weisheit, Vorausschau, Scharfsinnigkeit, Täuschungsvermögen, Einfallsgabe, Opportunismus, über Jahre erworbene Erfahrung. Sie wird auf Situationen angewandt, die vorübergehend, veränderlich, beunruhigend und mehrdeutig sind, Situationen, die sich nicht mit genauen Messungen, exakten Berechnungen oder strenger Logik angehen lassen.

Er empfahl, zwischen beiden Erkenntnis- und Vernunftarten zu switchen. Genau dieses Switchen ist notwendig, wenn man die MS verstehen will. Es geht um das Switchen zwischen Rationalität und Spiritualität oder zwischen Geist und Materie.

- Die Wahrnehmung des Menschen ist Hunderttausende Jahre alt. Sie taugte für das Überleben in der afrikanischen Steppe, eignet sich aber wenig für das intellektuelle Switchen und das Angehen der Zivilisationskrankheiten. Somit taugt auch unser Bewegungsapparat noch immer für die Steppe, nicht aber für unseren zivilisierten Alltag. Daher die rasante Zunahme der Zivilisationskrankheiten.[5] Diese, wie auch die MS, sind innerhalb eines rein rational-materialistischen Weltbildes nicht zu fassen. Auch jene Wissenschaften, die sich wie die traditionelle Medizin normalerweise rein materiell verstehen, gelangen an Grenzen. Doch auch ihre Einseitigkeit ist daran aufzubrechen. Heute ist die Physik weiter. Ihre Stringtheorie ist zu Beginn des 21. Jahrhunderts eine ihrer modernsten Fassungen. Vom Modell der Stringtheorie aus ist es nur ein Katzensprung zur geistig-psychischen Welt; in beiden ist das Reale nicht immer wirklich und das Wirkliche nicht immer real. Von dieser nur scheinbaren Paradoxie geht die *neue* Metatheorie, um die es hier geht, aus.
- Auch die spirituelle Welt ist von der Stringtheorie nur einen Katzensprung entfernt – dann nämlich, wenn wir das Universum nicht nur von außen betrachten, sondern uns als Teil von ihm verstehen. So blicken wir abwechslungsweise von innen und von außen. Darum können die Kosmologien der (Makro-)Physik glänzend mit den Modellen der Spiritualisten harmonieren. „Kein Problem!", sagt auch M. Rees, Astrophysikprofessor in Cambridge und Chefastronom der Queen. Mit diesen „Widersprüchen" könne man spielend umgehen. Schon die Kabbalisten hatten die Vorstellung, dass die Summe *aller* Dimensionen „Gott" sei. Einer ihrer Namen für Gott lautete: „Ejn-sof", der Un-endliche. Heute nimmt die Zahl der Dimensionen laufend zu. Die

---

[5] J. Blech (2007).

11 Entwicklung und Neubeginn

Stringtheorie setzt zur Zeit auf 11. Sind wir bald bei: „unendlich"? Ich hoffe nicht.
- Die Stringtheorie baut auf der Quantenphysik auf. In der Quantenphysik existiert alles doppelt. Je nachdem, wie der Beobachter schaut, beobachtet er bekanntlich eine Welle oder einen materiellen Körper. Dieses Axiom der Doppeltsichtigkeit, bekannt als „Unschärferelation", stellte W. Heisenberg auf; notabene Clemens Kubys Onkel. Während er doppelt blickt und dabei zwischen sich und seinem Gegenstand switcht, ähnelt der psychologische Therapeut dem „unscharf" blickenden Quantenphysiker. Durch seine switchende Doppelsicht verändert der Beobachter nicht nur den Gegenstand seiner Beobachtung, also seinen Klienten, sondern auch sich selbst. Vieles spricht dafür, dass auch die MS auf der Basis der Quantenphysik bald besser anzugehen sein wird.
- Die Quantenphysik geht von zwei Welten aus: Alles, was materiell ist, können wir gleichzeitig als eine Schwingung wahrnehmen: als Energie oder als Information. Das gilt auch für die Worte, die in der Öffentlichkeit kreisen. Eine andere Sprache erleichtert ebenso wie eine andere Interaktionsform der Beteiligten die Therapie der MS entscheidend. Von dieser Erkenntnis gehen sowohl die Radionik als auch Fluris Photonentherapie aus. Beide zielen darauf hin, den Patienten durch die Verabreichung bestimmter Informationen – und nicht durch Materie – zu therapieren. Allerdings ist die Datenbasis beider Verfahren noch sehr klein. Therapieren aber geht ohne die Beteiligung des Patienten an seiner Genesung nicht. Der Patient muss nicht nur sprachlich seine MS angehen, sondern auch tief in seinem Inneren gesunden wollen. Jenseits aller Sprache. Vor allem das körperliche Unbewusste des Patienten muss es wollen. Dann erst gelingt die Selbstheilung. Der Kopfwunsch allein genügt nicht. Im Gegenteil: Wenn man die Genesung nur mit seinem Kopf will, gerät man paradoxerweise immer tiefer in seine MS. Auch darin liegt eine Botschaft der MS an uns.
- Nimm Kontakt zu deiner Seele auf. Darin liegt wohl auch die Botschaft vieler anderer Zivilisationskrankheiten an die Kranken.

Darum versucht der MS-Spezialist Faltz zu Beginn jeder Behandlung herauszufinden, ob der Körper des Kranken die Genesung überhaupt will. Erst wenn er sie will, kann der Therapeut die Selbstheilungskräfte des Kranken anstoßen. Dann – und nur dann – kann dieser gesunden.

- Auch in der Psychotherapie ist mittlerweile bekannt, dass Worte schwingen und damit den Organismus in Schwingung versetzen können. Eigentlich schwingen bereits die Gedanken. Meiner Erfahrung nach erkranken manche Menschen dann psychisch oder organisch, wenn schon ihre *Gedanken* um Themen kreisen, die ihnen nicht guttun – daher die Bedeutung der dargestellten kognitiven Verhaltenstherapie. Dort wird die Therapie der MS-Kranken durch das Unterbrechen krank machender Gedankenmuster erleichtert. Darin liegt der psychologische Teil der MS-Behandlung. Aber auch Handlungen schwingen und können bei manchen Menschen zu Krankheiten führen. Ebenso die wiederkehrenden Verhaltensmuster oder die Institutionen, die das Verhalten formalisieren. Bestimmte Schwingungen erzeugen, wenn sie sich gegenseitig verstärken, unter Umständen auch MS. Der krankheitsverursachende Zusammenprall der Schwingungen ist aber oft nicht mehr aktuell, wenn die Krankheit ausbricht. Grund und Auslöser einer MS können auseinanderklaffen. Das meinen auch die Anthroposophen, wenn sie sagen: „Der Körper hat ein anders tickendes Gedächtnis als die Psyche des Einzelnen. Das aber macht die MS nicht weniger komplex."

- Nicht von ungefähr werden heute selbst viele Quantentheoretiker, die um Komplexitäten wissen, spirituell: Sie wissen[6] um die Nähe beider Welten: der materiellen *und* der geistigen. Diese Forscher wissen auch, dass „die Wahrheit" erst in der alternierenden Bewegung *zwischen beidem* liegt. In diesem quantenphysikalisch-spirituellen Paradigma des Switchens liegt wie gesagt auch

---

[6] So auch H.-P. Dürr, ein Schüler und Lehrstuhlnachfolger von W. Heisenberg und Träger des alternativen Nobelpreises.

das Erfassen der MS. Liegt in solcher Betrachtung auch deren Heilung? Wir alle wissen es noch nicht.

Quantenphysikalisch-psychologisch-spirituelles Paradigma

Auf der anderen Seite: Es wird eifrig geforscht – auch unter Verwendung eines immer differenzierteren Weltbildes. Bei einem der neuesten Medizinforschungsansätze um das Switchen wird beispielsweise die bisherige Kluft zwischen Umwelt und Genetik durch einen eleganten Brückenschlag geschlossen. Hier heißt es: Selbst die genetische Disposition, die lange als fast unveränderlich galt, ändert sich durch Umwelteinflüsse. Was der Einzelne machen kann, um zu gesunden, liegt demnach in der *Wahl* zwischen Umwelten. Kurz: Die Genesung liegt in einer veränderten Lebensführung – auch in Bezug auf die MS. Das machte uns Sonja Wierk vor. Und Clemens Kubys Rat lautete: „Verändert, wenn ihr gesunden wollt, zunächst eure Lebensgewohnheiten! Dazu gehört auch eure Art zu denken." Und damit schließt sich ein weiteres Mal die Lücke zwischen Materie und Geist, zwischen Körper und Seele. Die Veränderung des Denkens erzeugt jene Schwingungen, die es zur Genesung des Körperlichen bei der MS braucht.

Das Weltbild der Quantenphysik[7]

In der Quantenphysik existieren keine objektiven Wahrheiten. Hier gibt es nur Wahrscheinlichkeiten, Potenzialitäten und Möglichkeitsräume. In ihnen kann sich die Energie zeitweilig verdichten. Dann materialisiert sich, aus dem Bereich der Potenzialitäten heraus, eine konkret-materielle Form. Forscher, die sich an der vordersten Grenze des gegenwärtigen Weltbildes bewegen, gehen so auch die MS an.

---

[7] H.-P. Dürr/M. Österreicher (2008).

Aber auch sie anerkennen, dass ihre Ergebnisse, was die MS betrifft, *noch nicht* verallgemeinerbar sind.

Die Fähigkeit, zwischen Welten pendeln zu können, stellt sich auf der individuellen Ebene mit zunehmender Reife ein. Für manche ist ihre MS ein Ausgangspunkt für diese Reise hin zur Reife. Oettinger empfiehlt, gelassen zwischen beiden Welten zu pendeln und bezeichnet es als „weise", wenn man dies kann. Diesen Weg weiterzugehen, lehrte mich meine MS. Früher betrachtete ich die MS nur unter dem Aspekt der rational-materiellen Welt. Inzwischen bin ich überzeugt, dass das logisch-deduktive Denken die Heilung nur erschwert. Der alternative Zugang bringt aber heute noch nicht immer die Heilung. Deshalb begann ich hin und her zu wandeln. In der Weisheit, zwischen beiden Welten zu pendeln, besteht nach Oettinger die Lebenskunst. Von der MS wusste im 17. Jahrhundert dieser Mystiker noch nichts.

Zur Beziehung zwischen körperlich Unversehrten und körperlich Behinderten

In den vorhergehenden Abschnitten wäre ich fast vom Thema der MS abgekommen. Ich bin abgeschweift und habe mich in Details ergangen – durchaus lustvoll. Dies war notwendig, weil die MS so komplex ist. Sang ich *deswegen* das Hohelied der Komplexität? Nein. Der Grund war ein anderer. Er hängt direkt mit der Erkrankung zusammen. Ich wollte mich deutlich nicht auf mein Kranksein beschränken und mich trotz der Erkrankung weiterhin mit Gott und der Welt beschäftigen, kurz: auch das machen, was mit meiner Krankheit weniger zu tun hat. Genau darum geht es bei der Heilung. Ein wichtiger Schritt der Heilung besteht gerade darin, seinen Alltag unbeschwert zu leben und zu „vergessen", dass man nebenbei *auch noch* krank ist. Das Stieren auf seine Krankheit tut Kranken nicht gut, schon gar nicht den chronisch Kranken. Damit empfehle ich kein vorsätzliches, sondern beiläufiges Vergessen. Zwar muss ich fast immer an meine MS denken, doch dort ausharren will ich nicht. Und ich tue es auch nicht.

Das Bild eines Großinquisitors

Denke ich dennoch an meine MS, fällt mir ein Großinquisitor ein. Eine Unheil verheißende Stille umgibt ihn. Eine solche Stille kenne ich sonst nur von den Todeszimmern unheilbar Kranker. Nun also steht dieser Großinquisitor vor einem Angeschuldigten. Er dreht sich zu seinem Gehilfen um und sagt ihm leise und emotionslos: „Zeig ihm die Instrumente." Meist machte schon das den unschuldig Angeklagten so gefügig, dass er sofort alles Mögliche gestand. So ergeht es mir mit meiner MS. Kaum spüre ich sie kommen, schon gehorche ich ihr. Unwillkürlich. Als MS-ler hat man seinen Großinquisitor stets bei sich. Diesem grauenhaften Bild setzte ich die Beiläufigkeit des unbekümmert-gemächlichen Alltags entgegen. Auch meinen Mitmenschen will ich gerne anders als nur mit meiner MS begegnen. Das aber ist so einfach nicht. Der Ausstieg aus der MS-Spirale bedeutet jedenfalls, sich regelmäßig mit dem Großinquisitor an den gedeckten Tisch zu setzen und mit ihm zu tafeln.

For whom the bells ring?

Wer einmal den Nachtglocken gefolgt ist, kann nie mehr so tun, als ob alles beim Alten sei. Schrieb Franz Kafka.[8] Auch nach der Heilung schlummert die MS latent in einem. Jederzeit bereit, sich wecken zu lassen. Auch darum wollte ich dort ansetzen, wo ich vor meiner Erkrankung stehengeblieben war. Damals war ich unschuldig, arglos, unbekümmert und jung. Und die anderen Menschen? Waren sie mir damals unwichtig? Keineswegs: als Wegbegleiter,

---

[8] F. Kafka (1919).

Anreger, als Gespieler. In meiner „Jugend" – damit meine ich die ganze Zeit vor der MS – war alles noch offen. Mittlerweile erkrankte ich und bin um einiges älter. Beziehungen haben eine neue Dimension gewonnen. Auch die Leser dieses Buches stehen vor mir. Ich bin in meine Umwelt eingebunden. Meine Genesung hängt auch davon ab, in welche Beziehungsnetze ich eingespannt bin. Darum richte ich am Schluss des Buches mein Interesse auf diese.

Ich lebe mittlerweile mit meiner körperlich gesunden Freundin zusammen. Hoch über dem Zürichsee. Wie in allen Beziehungen ist unser Zusammenleben nicht immer einfach. Mal ist es amüsant, dann wieder lustvoll, fast immer spannend. Meist aber hüllt der Alltag uns ein. Gefordert ist ein ständiges Lernen. Beiderseitig. Beide müssen sich auch anpassen. Uns bleibt – wie anderen Paaren – nichts anderes übrig. Doch darin unterscheidet sich unser „gemischtes Doppel" nicht von anderen Paaren. Die Momente des Glücks müssen oft, wie überall, erst erarbeitet werden. Nur ist das Anderssein des körperlich Behinderten augenfälliger als das Anderssein des Partners bei anderen Paaren. Besonders schwerfällt es mir dabei, auf jeden „Behindertenbonus" zu verzichten. Und dabei zu lernen. Dumm jedenfalls sind wir beide nicht. Kann aber vielleicht MS auf eine Art „dumm" machen?

Morgenthalers „dumme" Patientin

Viele Jahre lang war ich auch Dozent. Oft erzählte ich meinen Studenten, vor allem den zukünftigen Psychotherapeuten, folgende Anekdote aus meiner eigenen Studienzeit. Einer meiner Lehrmeister in Angelegenheiten der Psychotherapie, Fritz Morgenthaler,[9] arbeitete als junger Psychiater in einer psychiatrischen Klinik. Eine seiner ersten Patientinnen war eine junge oligophrene Frau mit einem IQ von 65. Mit ihr arbeitete er während seiner gesamten Anstellungszeit. Eines Tages kam sie in das Therapiezimmer und schluchzte erbärm-

---

[9] Vor allem sein Buch zur Technik hatte es mir damals angetan.

lich. Er fragte, was denn passiert sei. Zunächst konnte sie nichts sagen, dann aber kam unter Tränen: „Wissen Sie, Herr Doktor; ich habe gemerkt, was mit mir los ist: Ich bin so dumm, ich kann nicht lernen." Das war laut Morgenthaler der Beginn einer tollen Therapie. Aber noch etwas Wichtiges fügte ich damals hinzu. Liebend gern hätte Morgenthaler gehört, welche seiner Bemerkungen ihre Erkenntnis bewirkt hatte. Er selbst wollte lernen. Darum fragte er. Was hatte die Patientin weitergebracht? Von ihr erfuhr er es nie.

Opfer – so weit das Auge reicht

Ich bin, wie bereits erwähnt, ein säkularer Jude. Als Kind musste ich in Berlin die Erfahrung machen, als „Verfolgter" einen Bonus zu erhalten. Ich genoss zwar die extreme Liebenswürdigkeit mancher Menschen, war aber dennoch leicht irritiert: Ich konnte mir ihr Nettsein nicht erklären. Aus mir damals unerfindlichen Gründen wurde ich besonders gut behandelt. Diese „positive Stigmatisierung" verstand ich zu jener Zeit natürlich noch nicht. Später erst hörte ich von der „Wiedergutmachung" an die „Opfer". Als ein Opfer fühlte ich mich aber nie – und dachte lang, ich würde es auch nie sein. Bis ich chronisch erkrankte.

Es war während der Zeit, als ich in Morgenthalers Seminar saß und eifrig lernte. Schon damals hatte ich als junger Therapeut viel mit den erwachsenen Kindern, der sogenannten *second generation*, von KZ-Überlebenden zu tun. In vielen dieser Therapien musste ich, bevor sie erfolgreich abgeschlossen werden konnten, eine wichtige Klippe überwinden. Einige Klienten nämlich wollten gar nicht das, wofür sie gekommen waren. Sie wollten gesunden, *ohne* sich zu verändern. Im Handbuch der jungen Therapeuten kennt man dieses Phänomen. Dort steht geschrieben: Man kann nur schwer einen Bären waschen, ohne seinen Pelz nass zu machen. In diesem Fall leisteten die Bären „Widerstand" gegen die allfällige Veränderung. Sie hatten sich wohlig in ihrem Dasein eingerichtet und wollten gar nicht aus ihrer Höhle heraus. Ihr Dasein kreiste um ihr Opfersein.

Sie hatten eine „Opfermentalität" entwickelt. Um geheilt zu werden, müssen Opfer ihre Opferhaltung aufgeben. Also musste ich sie als Therapeut erst für diesen Verzicht gewinnen. Nur kann man niemanden zu seinem Glück zwingen. Selbst Opfer nicht. Sie müssen selbst gesunden wollen und die Verantwortung für sich voll und ganz übernehmen. Sie müssen aufhören, diese zu delegieren. Nur sie selbst können es schaffen. Sobald es für *sie* an der Zeit ist. Bevor es so weit ist, ziehen die Opfer einen seltsamen Gewinn aus ihrer Situation. Opfer-Krankheitsgewinn. Dabei handelt es sich um keinen materiellen Gewinn. Der Gewinn entspricht auch nicht ihrem eigentlichen Seelenwunsch. Er resultiert einzig und allein aus ihrer Not, in der sie sich verkrampfen. Von außen erwecken manche von ihnen den Eindruck von Tyrannen. Sie geben sich wehleidig, larmoyant, fordernd und erheben Exklusivansprüche, was die Leiderfahrung betrifft. Zudem erscheinen sie oft wie „rohe Eier". Später merkte ich, dass Ähnliches auch auf manche MS-ler zutrifft. Zuweilen auch auf mich. Auch unter chronisch Kranken ist – wen wundert es? – die Opfermentalität ziemlich verbreitet. Opfersein bringt eben neben dem Leid auch manche Gratifikationen mit sich. Es macht aber auch „dumm" und verhindert, wenn diese Haltung zur Gewohnheit wird, eine innere Reifung. Manche Opferklienten wehrten sich mit Händen und Füßen. Deshalb musste ich als Therapeut versuchen, die Opfer aller Schattierungen erst für diesen Schritt weg von dieser Opfermentalität zu gewinnen. Von Morgenthaler hatte ich gelernt, dass es geht und dass es *jeder* kann. Auch wenn das anfänglich ab und zu unter Tränen und Wehklagen geschieht.

Als ich selbst an MS erkrankte, hatte ich ebenfalls den Wunsch, mein Opfersein zu pflegen und aus dem Verletztsein Forderungen abzuleiten. Ich merkte, dass ich damit Gefahr lief, das innere Wachsen zu verhindern. Um zu heilen, musste ich rasch die Opferschiene wieder verlassen. Und das, obwohl ich schmerzlich um die Verletzungen, Diskriminierungen und Stigmatisierungen der Behinderten wusste. Und um deren legitimen rechtlichen und finanziellen Ansprüche. Daraus resultierte ein Dilemma: Wie sind diese Forderungen aufrechtzuerhalten, ohne das innere Wachsen zu unterbrechen?

Die Beziehung von körperlich Gesunden und Opfern

Nun sind nicht nur die Opfer von dieser Mentalität infiziert, sondern oft auch ihre körperlich gesunden Helfer. Auf Seiten der Gesunden entspricht der Opfermentalität ein „falsches Mitleid". Ein Mitleid ist dann „falsch", wenn es dem Kranken zwar physisch hilft, gleichzeitig aber eine echte Begegnung mit dem Gesunden und ein inneres Wachstum verunmöglicht. Deswegen wünsche ich mir anstelle von Mitleid ein ehrliches Mitfühlen. Dazu gehören Echtheit, Klarheit und Direktheit – wie eben bei allen guten Beziehungen. Ist Indirektheit im Raum, schleicht sich in jeder Beziehung sofort etwas Falsches ein. Im Fall der Behinderten schaffen Opfermentalität und falsches Mitleid sofort Distanz. Statt Nähe baut sich eine Wand auf. Gerade feinsinnige und empathische Mitmenschen errichten ab und zu diese Wand. Ohne die geringste böse Absicht. Sie versuchen stets sensibel auf die Behinderungen einzugehen. Auch wenn ich die Hilfe in diesem Moment gar nicht beanspruchen will. Ist die Hilfe aber unerwünscht, baut sich sofort die trennende Wand auf. Aber auch das ist bei „normalen" Beziehungen kaum anders. Lässt sich das drohende Missverständnis vermeiden? Klar! Durch die einfache Frage: „Brauchst du jetzt Hilfe, oder willst du es alleine probieren?" Meist will ich nämlich zu meiner Ohnmacht und Überforderung stehen. Das aber erfordert manchmal Geduld beim anderen. Gute Beziehungen brauchen eben mehr Zeit. Ich wünschte mir zum Beispiel, dass der Helfer sagt: „Ich will dir helfen, *weil ich* momentan keine Zeit habe und es viel länger dauert, wenn du es selbst machst." Damit käme ich klar. Stattdessen aber höre ich oft: „Du willst sicher Hilfe", und der Helfer schreitet, ohne meine Antwort abzuwarten, geradewegs zur Tat – und übergeht mich dabei. Prompt baut sich besagte Wand auf. Und ich werde sauer. Wenn jemand immer wieder ohne *jegliche* Rücksichtnahme auf mich Kranken handelt, verzichte ich lieber auf seine Hilfe. Entspricht das einer besonderen Empfindlichkeit? Kaum. Aber oft kommt das so an.

Was als Eigenart der Beziehung von Normalos und Behinderten erscheint, gilt eigentlich für alle Beziehungen. Überall ist Klarheit verlangt und die Achtung vor den Eigenheiten und der Würde des anderen. Ab und zu schieße ich dabei aber doch über das Ziel hinaus, zum Beispiel wenn ich genervt sage: „Lasst mich doch fluchen oder darüber traurig sein, dass ich nicht mit euch auf den Berggipfel kann. Verzichtet doch mir zuliebe nicht auf etwas, das euch wichtig ist. *Ich* muss damit fertig werden, behindert zu sein – nicht *ihr*. Macht doch mein Schicksal nicht zu eurem." Ab und zu lautet die besonnene Antwort darauf: „Überlasse es doch uns, selbst zu entscheiden, wann wir dir helfen wollen – und wann nicht. Wenn jemand *gerne* Rücksicht auf dich nimmt, ist es doch ihm überlassen, dies zu tun." Ein solcher Wortwechsel bringt mich meist schnell auf den Boden zurück. Er gefällt mir, denn dann sind *beide* echt. Mir jedenfalls ist ein solches Verhalten lieber als das „verzwickte" Geschehen, das sich oft rund um „die Opfer" rankt. Auch wenn ich anschließend ungeduldig unten warten muss, bis die anderen „endlich" vom Gipfel herunterkommen. Kaffee und Kuchen nehmen wir dann zusammen auf der Terrasse im Bergrestaurant ein.

Von richtigen und falschen Freunden

Nun gilt es aber, einen womöglich falschen Eindruck klarzustellen. Das Leben eines MS-lers besteht keineswegs aus dem Genießen von Kaffee und Kuchen vor einer überwältigenden Bergkulisse. Während ich dieses Buch schreibe, befinde ich mich, metaphorisch gesagt, meist „im Kloster", das heißt: Mein soziales Leben ist ziemlich eingeschränkt. Zum einen haben sich viele „Freunde" zurückgezogen. Das Gleiche berichten übrigens auch andere chronisch Kranke: Viele körperlich Gesunde meiden die Begegnung mit den Kranken; sie ertragen das Zusammensein mit ihnen nicht. Zum anderen fehlt mir selbst oft die Kraft, um Beziehungen zu pflegen. Umso mehr brauche ich die Initiative der Gesunden. Jedenfalls ergibt sich ein Teufelskreis aus Rückzug der anderen und von meinem.

11 Entwicklung und Neubeginn

Dass ich bisher nicht über dieses Thema geschrieben habe, hängt auch damit zusammen, dass mir immer wieder viele Gründe durch den Kopf gingen, womit ich x und y und z vielleicht einst gekränkt oder verletzt haben könnte – und sie sich *darum* zurückgezogen hätten. Je mehr Zeit aber verging, umso klarer wurde mir, dass ihr Verhalten nicht allein mit einem Fehler meinerseits zu erklären ist. Lange hielt ich den Satz für abgedroschen, wonach erst eine Krankheit einem erlaube, die falschen von den echten Freunden zu unterscheiden. Leider stimmt dieser Satz.

Oft werde ich, wenn ich dieses Leid klage, gefragt: „Was meinst du: Kann man da nichts machen?" Meine Antwort lautet: Wenn du die Kraft hast, versuche, den Teufelskreis zu durchbrechen, indem *du* die Initiative ergreifst und ansprichst, was Sache ist und dein Interesse an ihnen bekundest. Mehr aber geht nicht. Du kannst Beziehungen eben nicht einklagen, Freundschaften lassen sich weder anfordern noch bestellen. Wenn du einen Korb bekommen hast, bleibt dir nichts anderes übrig, als diesen Verlust neben die anderen zu stellen – und ihn würdevoll zu betrauern. Du kannst dich höchstens damit trösten, dass diese Verluste dich adeln. Dich tief machen und vielleicht sogar weise. Aber das ist nur ein schwacher Trost. Ebenso schwach ist es, solche Verluste auf eine gesellschaftliche Ebene zu heben und sie dort „zu erklären" versuchen. Ein schwacher Trost ist es deshalb, weil dir das weder verlorene Freunde zurückholt noch dich innerlich stärkt.

Stärker ist der Trost, dass du den Unterschied zwischen den wahren und den falschen Freunden erfahren durftest. Diesen Nachhilfeunterricht zu bekommen, ist wahrlich nicht wenig. Viele sonnen sich jahrelang im Licht ihres großen Bekanntenkreises, um irgendwann zu realisieren, wie einsam sie in Wirklichkeit sind, sobald sie in einen Schatten geraten oder ihr „Marktwert" geschwunden ist. Auch ein weiterer Trost ist Gold wert: Hattest du das Glück, die richtigen von den falschen Freunden unterscheiden zu lernen, kannst du umso mehr das Zusammensein mit deinen *wahren* Freunden genießen. Sie stehen zu dir und lieben dich wirklich.

Und nochmals: All dies hat mich zwar meine MS gelehrt – mit der MS selbst hat all dies aber nichts zu tun. Erneut zeigt sich die MS als Vehikel, um Lernprozesse zu initiieren. Für mich war die MS ein solches Vehikel – andere Menschen lernen bei anderen Gelegenheiten. Wiederum andere nie.

Wortloses Glück

Wegen des besagten Teufelskreises sind meine Freundin und ich öfters alleine als in Gesellschaft mit Freunden. Zum Glück fühlen wir uns dadurch nicht einsam, sondern können beide Abgeschiedenheit und Stille genießen. Bis wir beide uns wieder irgendwo treffen. Dann umweht eine heitere Gelassenheit den Ort. Wortlos. Tief. Das Wesentliche lässt sich oft nicht in Worte fassen. Aber es kommt rüber als: Schön, dass du da bist und wir wieder zusammen sind. Nur darauf kommt es an. Mehr als darauf, ob jemand gesund ist – oder krank. Doch eigentlich hat auch dies mit der MS nur am Rande zu tun.

Coabhängigkeit

Um viele chronisch Kranke herum entwickelt sich eine Dynamik wie um Süchtige. Die meisten chronisch Kranken sind in der Regel nicht süchtig. Süchtige verleugnen ihre Sucht; sie tun lange so, als sei alles in bester Ordnung. Das Drama spielt sich hinter einer Fassade ab. Das tun die meisten chronisch Kranken nicht. Dennoch gibt es Gemeinsamkeiten. So sind beider Behinderung im Laufe der Zeit automatisiert und erscheinen als Zwang. Denn beide haben keine andere Wahl, als sich so zu verhalten. Ihre Freiheit ist eingeschränkt. Zudem ist beider Behinderung sprachlich und rational nicht aufhebbar. Um beide herum findet in der Beziehung zu den Helfern eine ähnliche Dynamik statt: Ein unsichtbarer Sog treibt sie zueinander und verbindet sie auf der psychischen Ebene: Viele Helfer, beileibe nicht alle, sind coabhängig. Bald wird klarer werden, warum.

11 Entwicklung und Neubeginn

Ursprünglich wurden die Angehörigen von Alkoholsuchtkranken als Coabhängige bezeichnet. Analog bezeichne ich hier Coabhängige von chronisch Kranken als Cos. Klar sind nicht *alle* Helfer Coabhängige. Sie sind es nur unter bestimmten Umständen, zum Beispiel dann, wenn sie ihren Selbstwert daraus beziehen, dass sie ihren Job zugunsten des Kranken *heldenhaft* machen. Aufopfernd. Selbstvergessen. Das machen die professionellen Helfer mitunter zwar auch, sie werden aber dafür bezahlt. Der „Lohn" der Cos dagegen ist immateriell. Er resultiert aus der Befriedigung einer psychischen Notwendigkeit: Aus der Erfüllung dieses inneren Gebots beziehen Cos ihren Selbstwert. Sie – und darin liegt das weitere Kriterium – übergehen sich selbst und ihre eigenen Bedürfnisse bei ihrem Einsatz zugunsten der Kranken. Das aber hindert sie nicht an ihrem Engagement, denn sie erhalten neben dem Dank auch eine öffentliche Anerkennung. Cos vollbringen fast Unmögliches und verausgaben sich oft völlig. Sie neigen dazu, sich selbst chronisch zu übergehen. „Das könnte ich nie", sagen die anderen oft. Sie sehen nicht, dass die Cos nicht anders können, als ihrem „Schützling" zur Seite zu stehen. Dadurch stabilisieren sie ihren Selbstwert. Die Rolle der Cos hat von außen betrachtet mancherlei Haken. Was immer geschieht – so schreibt es ihre Rolle vor –, sie sind für ihre „Schützlinge" verantwortlich. Geht es den Hilfsbedürftigen schlecht, fühlen sie sich nicht nur verantwortlich, sondern sogar moralisch schuldig. Bei Bedarf übernehmen sie gar die Rolle des Sündenbocks.

Cos und Opfer bilden oft ein gemischtes Doppel. Klar sind wie gesagt nicht alle Helfer Cos. Ebenso wenig sind alle Behinderte Opfer. Ohne „die guten Helfer" kämen wir chronisch Kranken gar nicht über die Runden. Sind denn die Cos „schlechte" Helfer? Nein. Aber sie zahlen einen hohen Preis. Liegt es an jemand anderem, von außen darüber zu befinden, wann ein Preis „zu hoch" ist? Nein. Aber mir als MS-Krankem ist es nicht wohl, wenn jemand laufend für mich „zu viel" zahlt. Auch deswegen ist es mir wichtig, dass meine Freundin bei mir nicht zu kurz kommt.

Also zurück zum gemischten Doppel. Bei diesem Doppel handelt es sich um ein kulturelles Phänomen, denn es ist bei uns weit verbreitet. MS und Cos sind alles andere als isolierte Zustände von Einzelnen. Zusammen bilden Cos und MS ein „gemischtes Doppel", bestehend aus einem Normalo und einem chronisch Kranken. Ein solches gemischtes Doppel sind auch meine Freundin und ich. Zusammen bilden wir abstrakt gesprochen die zwei Pole – Endpunkte einer Linie, die sie verbindet. Als Pole liegen auch „Opfer und Helfer" auf einer Spannungslinie.

Nicht nur die MS für sich alleine ist also ein Thema – genauso wenig die chronisch Kranken oder die Cos für sich isoliert. Interessant ist vor allem, wenn die „Einzelteile" als „gemischtes Doppel" überindividuell auftreten. MS-ler und Co. gehören also zusammen. So besetzt zum Beispiel der eine Partner eines Paares den Pol Minderwertigkeit, während der andere den Pol Größenfantasie besetzt. Der eine Partner fühlt sich etwa körperlich minderwertig, während der andere Partner in Rettungsfantasien schwelgt. Im Verlauf einer Therapie sieht man, wie sich Akteure und Pole vertauschen können. Reine Cos sind ebenso selten wie die reinen Opfer. Warum aber treten sie häufig als Doppel auf? Oft stabilisieren Pole ein soziales System: von der Paarbeziehung bis hin zum gesellschaftlichen Makrosystem. Und die Einzelnen machen mit, weil sie zur eigenen Stabilisierung den anderen Pol brauchen. Auch viele Paarkonflikte handeln von solchen Polarisierungen. Das wird im folgenden Beispiel eines gemischten Doppels in einer Paartherapie deutlich.

Ein echtes Doppel in der Paartherapie

Als das Paar zu mir kam, lag kein Notfall vor. Sie kamen „prophylaktisch", weil sie merkten, dass in ihrer Beziehung „der Hund begraben lag". Sie wollten wissen, wo eine Gefahr lauert. Von Anfang an stellten sie klar, dass er völlig gesund und sie seit sechs Jahren MS-krank ist. In den letzten zwei Jahren habe sich ihr Zustand verschlimmert. Sie wüssten nicht, warum. Sie hätten erfahren, dass auch ich MS habe. Nicht zuletzt deswegen seien sie zu mir gekommen. Mir gefiel ihre Anfrage: Von Anfang an befand ich mich wieder in

11 Entwicklung und Neubeginn

einer Doppelrolle: einerseits als Außenstehender und andererseits als Betroffener. Das verhieß mir neue Erkenntnisse und andere Interventionsmöglichkeiten.

Ich weiß nicht, wer dem Paar die Informationen über meinen Gesundheitszustand gegeben hatte. Jedenfalls wussten sie um meine MS, als sie in die Therapie kamen. Meinen „alten" Patienten sagte ich nur, was offensichtlich ist: dass ich behindert und chronisch krank bin. Auch verwendete ich für die MS den Ausdruck chronische Entzündung. Selten gab es Nachfragen. Am Anfang meiner MS war ich freizügig mit der Information über meinen Zustand, stellte aber fest, dass gerade Fachkollegen ihr Wissen über mich missbrauchten – vermutlich, um sich auf dem umkämpften Konkurrenzmarkt einen Vorteil zu verschaffen. Vor allem aber in meiner Dozenten- und Kurstätigkeit wirkte sich meine Krankheit nachteilig aus. Ich war sowohl stimmlich als auch kräftemäßig weit von meiner ehemaligen Leistung entfernt. Dass ich dank meiner MS auch neue Stärken entwickelte, wurde nicht gesehen. Und ich war damals noch nicht in der Lage, dies ins rechte Licht zu rücken. Von alldem aber wusste das Paar, das gerade zu mir in die Therapie gekommen war, nichts.

Sie hieß Susi, war damals 35, Pat war 36. Sie hätten sich vor (damals) vier Jahren kennengelernt. Susis Erkrankung machte Pat schon immer weniger aus als ihr selbst. Kinder hatten sie nicht. Das Paar war also ein „gemischtes Doppel". Susi sah man ihre MS nicht an; sie war vor (damals) sechs Jahren erkrankt. Ein anderes Paar, das vor Jahren bei mir in Therapie gewesen war, hatte mich empfohlen. Susi war von ihrem Neurologen auf Interferon (Rebif) eingestellt. Als es ihr vor einem Jahr sehr schlecht ging, überwies sie ihr Neurologe in ein Krankenhaus. Dort bekam sie eine Woche lang täglich Cortison. Ich betrachtete es nicht als meine Aufgabe, zu ihrer MS-Behandlung Stellung zu nehmen. Sie fragte mich auch nicht danach. Und ich hatte mich noch nie als Missionar verstanden. Ihr Auftrag an mich betraf nur besagte „begrabene Hunde". Ich behielt aber ihren damaligen Schub im Auge. Ich vermutete einen Zusammenhang mit einer Beziehungskrise. Das wäre sehr typisch: Jeder (Beziehungs-)Stress wirkt sich sofort körperlich aus. Später sollte ich erfahren, dass das damals auch bei Susi und Pat der Fall war. Susi war „Fußgängerin", konnte aber keine langen Distanzen mehr zurücklegen. Zudem war sie schon früh abends meist so müde, dass sie kaum mehr ausgehen konnte. Auch der Kontakt mit gemeinsamen Freunden war aus diesem Grund erschwert. Ihr Partner Pat war ein überaus netter Mann. Ich erfuhr, dass er täglich mit seiner Mutter telefoniert. Er sei oft „zu Hause". Sein Vater ist seit 20 Jahren Alkoholiker. Die Mutter ist, in meinen Augen, coabhängig. Pat ist es – davon bin ich überzeugt – auch. Er habe seit Jahren die Verantwortung für seine Eltern und für seine beiden jüngeren Geschwister übernommen. Seine Eltern seien „in einer Hassliebe verbunden". Er konstatiert dies als Fakt. Unter dieser Situation in der Herkunftsfamilie leide er aber nicht. Er fühle sich „gesund". Nichtsdestotrotz stellten Susi und Pat unaufgeregt fest, dass die „Sorge um sein Elternhaus" die Beziehung von Pat und Susi belastet. Pat sei dadurch gefühlsmäßig immer absorbiert. Er trage für alle eine hohe Verantwortung. Das gehöre zu ihm. Deshalb sei er auch an seinem Arbeitsplatz sehr beliebt.

Von Susis Eltern war nur drei Mal die Rede. Dabei wurde klar, dass sie ihre Mutter verehrte und nichts auf sie kommen ließ. Von Susis Vater war nie die Rede. Offenbar war er ein erfolgreicher Geschäftsmann und immer außer Haus. Die Erziehung der Tochter lag ganz in Mutters Hand. „Sie machte es ganz toll! So gut wie sie werde ich nie sein." Meiner Vermutung, dass sie deswegen keine Kinder wollte, stimmte sie zu. Ihre Eltern starben bei einem Autounfall vor zwölf Jahren. Susi war Einzelkind.

In der Beziehung zu Pat galt Susi als die Patientin. Susis MS war für beide „der eigentliche Konflikt". Auch deswegen „gestanden" sie nun, hätten sie einen Paartherapeuten aufgesucht. Sie wollten wissen, wie sie gemeinsam besser mit Susis MS umgehen könnten. Denn Susi fühle sich seit der MS-Diagnose „wertlos". Sie beharrte darauf, eine „Loserin" und minderwertig zu sein. Auf Schritt und Tritt haderte sie mit ihrem Schicksal: „Die MS hat mein Leben kaputt gemacht. Alle meine Pläne sind jetzt futsch." Sie sieht für sich keine Zukunft. „Ohne Pat und ohne Dr. S. (ihr Neurologe) hätte ich nicht überlebt." Sie habe, sagt sie, ihr Leben in ihre Hände gelegt.

11 Entwicklung und Neubeginn

Ich fragte sie, was sie meine, warum wohl ein toller Mann wie Pat an ihr Gefallen gefunden habe. Ihre Antwort: „Ich weiß es auch nicht!"

Pat galt beiden als „der Gesunde". Rührend ist es, wie er sich um Susis Wohlergehen kümmert. Wenig belastend empfanden beide, dass Pat von seiner Herkunftsfamilie nicht losgelöst war und zu Hause für alles die Verantwortung trug. Völlig unbewusst war ihnen, dass er seine Verantwortungsgefühle bruchlos von seinen Eltern auf Susi übertragen hatte. Ebenso seine Rettungsfantasie. Insgeheim wollte Pat sie alle von ihrer Pein erlösen: seine ganze Familie, seinen Vater von der Sucht, seine Mutter vom sie enttäuschenden Mann. Aber auch Susi wollte er insgeheim retten. Er wollte sie – „gestand" er eines Tages – von ihrer MS erlösen.

Auf dieser Ebene war das Paar ein Doppel. Susi war dabei „die Kranke" und Pat „der Helfer" und ihr Retter. Die Homöosthase war perfekt. Zwar litt Susi darunter, dass Pat ständig emotional absorbiert war. Aber als „die Kranke" verzieh sie es ihm: Sie war so dankbar, dass er ihre Krankheit heldenhaft mit ihr ertrug. Aber auch Pat war dankbar dafür, dass sie mit dem nur „halben" Mann vorlieb nahm; seine andere Hälfte steckte in seinem Elternhaus. Dieses stillschweigende Agreement lag über der Beziehung. Es war ihr Kitt.

Die mir gestellte Aufgabe lag darin, den begrabenen Hund zu finden. Ich sah ihn in ihrem Agreement. Sie waren in Dankbarkeit gebunden. Dieses Agreement wollte ich transparent machen. Aber warum eigentlich? Konnte ich diesem Paar eine bessere Alternative zu ihrem Agreement anbieten? Ich dachte daran, ihnen als Kitt Liebe statt Dankbarkeit nahezulegen. Aber wusste ich, dass sie sich liebten? Wusste ich, dass Liebe womöglich den besseren Kitt für die Beziehung darstellt als Schuldgefühle und Dankbarkeit? Nein! Ich wusste es nicht. Musste ich es wissen? Ebenfalls nein! Für ihre Liebe war ich nicht zuständig. Nur für die Hunde. Ich entschloss mich also, den Konflikt lediglich transparent zu machen und den Rest ihnen zu überlassen. Sie wollten zwei Wochen Zeit, um sich dies – jeder für sich *und* zu zweit – zu überlegen. Als sie sich für die

Fortsetzung der Therapie – und für ihre Beziehung – entschieden hatten, galt es, ein neues Agreement zu finden.

Ich bekam von ihnen erstmals eine Kostprobe aus ihrem gemeinsamen MS-Alltag zu hören. An diesem Tag fühlte sich Susi sehr schlecht. Es folgte eine Erklärung nach der anderen: der Spasmus, der nicht aufhören wollte, das schwülheiße Wetter, die vergangene Vollmondnacht. Susi kannte tausend plausible Gründe, und Pat wurde nicht müde, sich auch für die absurdesten von ihnen verantwortlich zu fühlen. Susi litt offensichtlich, und Pat ließ keine Gelegenheit aus, sich schuldig zu fühlen. Wieder griff ich aus dem Werkzeugkasten des abgebrühten MS-lers und sagte: „Pat, für Susis momentanes Schlechtgehen kannst du wirklich nichts. Es gibt Tage, an denen die MS zuschlägt. Das muss man geduldig über sich ergehen lassen. Auch Susi muss das tun." Dann wandte ich mich an Susi: „Ich weiß genau, wovon du sprichst, auch mir geht es an einem Tag wie heute ziemlich schlecht. Und jetzt musst du einfach warten, bis dieser furchtbare Zustand vorbeigeht. Okay?" Nicht gerade begeistert hauchte sie ein leises Okay. Vermutlich half ihnen meine Bemerkung doch. Jedenfalls erzählten sie mir nie mehr von einer derartigen Episode. In dieser Phase kam auch die Machtfrage ins Spiel.

Die Klärung der Machtebene

Auf der Machtebene gelten die körperlichen chronischen Krankheiten als Negativwert. Diesen Wertverlust muss der Kranke „hinnehmen". Auf der Ebene der körperlichen Leistungsfähigkeit sind mit einer MS eben keine Blumentöpfe zu gewinnen. Auch damit musste Susi fertig werden. Allerdings haben fast alle Behinderten gelernt, diesen Nachteil zu kompensieren. Und das nicht nur auf der muskulären Ebene. Das Begradigen der Ungleichgewichte müssen sie auch auf der Beziehungsebene versuchen. Den meisten Behinderten bleibt nichts anderes übrig, als menschlich zu wachsen und eine innere Größe zu entwickeln. Durch ihr erzwungenes Herausfallen

11 Entwicklung und Neubeginn

aus dem „ordentlichen" gesellschaftlichen Rahmen entwickeln fast alle, denen dies widerfährt, eine psychische Reife. Diese setzte Susi nun auf der Beziehungsmachtebene ein.

Darin bestand der Weg des Paares. Sie schritten von der einen zur nächsten Beziehungsebene. Weil dieser Entwicklungsprozess für Beziehungen mit einem MS-ler so wichtig ist, zeige ich Teile dieses Weges noch einmal auf: Wegen ihrer MS fühlte sich Susi anfänglich als „beziehungsunfähig". Sie erachtete ihre MS-bedingten Behinderungen als Grund, keiner Beziehung wert zu sein. „Wer sollte schon eine Frau, mit der man nichts unternehmen kann, haben wollen?" Susi fokussierte in dieser Phase nur die körperliche Ebene. In dieser Sicht war sie den körperlich Gesunden eindeutig unterlegen. Was ihr dennoch eine Beziehung ermöglichte, war – und da liegt der Clou – ihr unausgesprochenes Wissen um den vermeintlichen „Unwert" von Pat. Und nun gelangt der psychologisch wirksame Tausch ins Blickfeld. Auf der seelischen Ebene war für beide Pat „behindert" – auf der körperlichen war es Susi. Seine seelische Behinderung ermöglichte die Beziehung. Dass beide Bewertungen zu hinterfragen sind, interessiert hier nicht; wichtig ist, dass diese Bewertungen damals eine psychische Relevanz hatten. Was nun folgte, war ein Tausch. Mit ihren verschiedenen Behinderungen hatte jeder von beiden ein Schuldenkonto eröffnet. In diesem unglücklichen Umstand lag der Kitt der ursprünglichen Beziehung, die von Polarisierungen gekennzeichnet war. Wie also konnte die Beziehung auf ein anderes Fundament gelangen? Darin, dies herauszufinden, bestand die nächste Phase der Therapie.

Ich kürze den weiteren Verlauf ab und halte nur das Ergebnis fest: Beide mussten die Ebene der beidseitigen, unausgesprochenen Entwertungen verlassen. Das neue Agreement sollte ohne Entwertungen auskommen. Susi kam dabei zu dem Schluss, dass es auf der körperlichen Ebene kein Entrinnen vor ihrem eigenen Defizit gab. Eine Lösung für sie konnte es nur geben, wenn sie, ohne Pat zu entwerten, die seelische Ebene betrat. Dort konnte sie lernen, sich gerne zu haben. Und damit auch ihn wirklich zu lieben. Liebe geht nie mit Entwertungen einher. Zudem konnte Susi lernen, ihre

Niederlagen mit Würde zu tragen. In einer der letzten Therapiestunden mit dem Paar sagte Susi: „Ich bin vielleicht eine Loserin, aber jetzt erst weiß ich, was für eine, nämlich eine tolle!"

Pat andererseits lernte, den Schmerz zu ertragen, dass seine geliebte Susi körperlich behindert war – und er sie nicht retten konnte. Und seine Eltern auch nicht. Pat lernte, die Verantwortung loszulassen und das Gefühl auszuhalten, hin und wieder zu versagen. Er lernte, seine Perfektion aufzugeben, ohne die Selbstachtung zu verlieren. Er verabschiedete sich von seiner Rolle als ewiger Co. Immer öfters konnte er schmunzelnd und in seinem trockenen Humor feststellen, dass „von Susi das Unterbieten des 100-Meter-Weltrekords in absehbarer Zeit kaum zu erwarten" sei und dass andererseits er für sich den Titel „Robin Hood vom Sihlwald"[10] in Anspruch nehmen dürfe. Als er dies sagte, lagen sich beide in den Armen. Und ich wischte mir eine Träne von der Wange. Ich wollte und konnte ihnen meine Freude nicht verheimlichen.

Es gibt aber noch einen wichtigen Punkt, der aber nicht Susi und Pat betrifft. Immer wieder musste ich an das gemischte Doppel denken, das auch meine Freundin und ich bildeten. Auch aus unserer Beziehung waren mir einige der Themen des soeben beschriebenen Paares bestens vertraut. Nur bin ich generell kein Opfer, und Monika leidet meist unter keinem Helfersyndrom. Soweit es meine therapeutische Schweigepflicht zuließ, kamen anhand der Therapie des Paares auch Klippen, die Monika und ich überwinden mussten, auf den Tisch. Hilfreich war dabei, dass Monika im gleichen Beruf tätig ist wie ich: als Psychologin und Ökonomin. Zur Illustration von MS und Cos eignen sich aber Susi und Pat weitaus besser als wir.

Es gibt aber noch einen anderen Grund, warum ich nicht von Monika und mir berichtete. Am Anfang dieses Kapitels war die Rede von der Bedeutung, die gerade für die Behinderten die Fort-

---

[10] Das Flüsschen Sihl fließt bei Zürich in die Limmat und gilt ihr gegenüber als „minder".

11 Entwicklung und Neubeginn

setzung ihres normalen Lebens hat. Die modifizierte Fortführung des normalen Alltags ist für die Heilung unerlässlich. Im normalen Berufsalltag bin ich Therapeut und Autor. Susi und Pats Themen boten mir die Möglichkeit für eine gelungene Sublimation. Sublimation ist kein Verdrängen. Sie ist eine tiefe, emotional-rationale Bearbeitung eines Themas. Kein Thema ist mir gänzlich fremd, sagte Sigmund Freud und schrieb zu Psychoanalysen und Kultur. Mir ist die MS alles andere als fremd. Trotzdem geht es auch hier nicht um mich allein – auch wenn ich dieses Buch nicht hätte schreiben können, wenn ich nicht selbst MS hätte. Auch als MS-ler geht das Thema über die MS hinaus. Auch als MS-ler geht das Leben weiter. An Klippen fehlt es nicht. Das Leben ist voll davon. Sie sind aber da, um angegangen zu werden. Mal direkt, ein anderes Mal ist es besser, sie zu umschiffen. Wann was besser ist, weiß niemand im Voraus. Auch ich „alter" MS-ler nicht.

In der letzten Stunde zogen Susi und Pat Bilanz – über ihre Therapie und über ihr bisheriges Leben. „Wissen Sie", sagte Susi zu mir, „im Nachhinein glaube ich, dass kein Schritt unnötig war; selbst meine MS hatte letztlich ihr Gutes. Auch Pats fehlende Ablösung. Nur so konnten wir weiterkommen. Um an diesen Punkt zu gelangen, brauchte es vielleicht wirklich all das Schlimme, das geschehen war. Nun möchte ich keinen Schritt missen." Pat nickte zustimmend. Beide schienen mit ihrem Schicksal versöhnt. Was mehr kann sich ein Therapeut wünschen?! Und dennoch: An jeder Gabelung ihres Weges hätte sich jeder von beiden anders entscheiden können. Das zu erkennen, macht bescheiden und glücklich. Doch auch dies gilt unabhängig von der MS.

Eigentlich war die Therapie mit Susi und Pat beendet. Es vergingen einige Monate. Da rief mich Susi an: „Nein, es geht nicht um Pat und mich. Da ist weiterhin alles okay. Es geht um mich allein, um meine MS. Ich will mich, was meine MS betrifft, genauer betrachten. Kann ich damit jetzt noch allein zu Ihnen kommen?" Klar konnte sie.

Heilung und Genesung

Inzwischen schrieb ich an dem MS-Buch, das jetzt vor Ihnen liegt. Es kreist immer wieder um die Frage: Heilung oder Genesung? Ich nahm mir vor, auch bei Susi ein besonderes Augenmerk darauf zu richten. Ich musste erfahren, ob sie eine Therapie wollte, an deren Ende ihre körperliche Genesung steht. Oder ob sie sich als „geheilt" ansah, wenn sie innerlich zur Ruhe gekommen ist. Oder wollte sie beides: eine körperliche Genesung bei gleichzeitiger seelischer Heilung? Die Verwirklichung dieser Kombination war bislang nur wenigen gelungen. Sollte Susi zu diesen Menschen gehören?

Auch ich gehöre zu denen, die Geist, Psyche und Körper nicht trennen wollten. Das Konzept der Seele umfasst diese drei Bereiche. Seine Antiquiertheit nehme ich ebenso in Kauf wie seine Unschärfe. Und Susi? Wird auch sie sich für die Unschärfe entscheiden? Und für die Unsicherheit? Oder war ihr ein Spatz in der Hand lieber als die Taube auf dem Dach? Ich hatte mich seinerzeit für die Taube entschieden. Allerdings befand sich die Biophotonentherapie hinter mir und neben mir stand die Erkenntnis, dass die Energie der Aufmerksamkeit folgt; ich hatte gelernt, die Aufmerksamkeit zu lenken. Zudem hatte sich in mir die befriedigende Gewissheit eingestellt, dass der seelische Konflikt, der zur MS geführt haben *könnte*, für den Moment genügend aufgearbeitet sei.

Die bisherige Schulmedizin setzte fast nur am Körperlichen an, und Susi befand sich in einer klassisch-neurologischen Behandlung. Von Susis Zweifeln daran wusste ich nichts. Nicht aus mangelndem Verantwortungsgefühl, sondern aus Achtung vor ihrer Entscheidung wollte ich mich nicht ungefragt in ihre Therapie einmischen. Zudem wusste ich, dass Entscheidungen dieser Tragweite wohlüberlegt sein mussten. Auch bei mir war dies damals keine situative Entscheidung, sondern ein langer Prozess. Es dauerte Jahre, bis ich meine Wahl getroffen hatte.

In der „unentschiedenen" Zeit erfuhr ich, dass diese Frage vielen MS-lern enorm wichtig ist. Andere MS-ler hingegen ließ diese Frage kalt. Sie konnten sich ohne Federlesen entscheiden. Dabei kamen viele zu einem anderen Entschluss als ich. Ich gehörte offenbar einer Minderheit an. Auch kamen nur jene MS-ler, die für besagte Frage offen sind, zu mir in Psychotherapie – unabhängig von ihrer späteren Entscheidung. Ihnen aber *stellte* sich die Frage. Dass sie zu mir kamen, ist gleichwohl kein Zufall. Sie ahnten, warum. Galt dies auch in Susis Fall? Immerhin kannte sie mich schon von der Paartherapie her. Wo also stand Susi?

Eine eindeutige und sofortige Antwort konnte es in der besagten Frage bei ihr kaum geben. Immer wieder geht mir durch den Kopf, wie ich selbst zu *meiner* Entscheidung gekommen war. Es war keine rationale Entscheidung, aber auch keine „Bauchentscheidung". Sie war das Resultat meiner Weltanschauung, zusammengesetzt aus meinen biografischen und historischen Erfahrungen, aus deren Verarbeitung, aus meinem Intellekt und aus meinen überdauernden Gefühlen.

Und wie ist es bei Susi? Ich weiß es noch nicht. Ich weiß nur: Irgendwann wird *sie* herausfinden, was *für sie* richtig und gut ist. Und ich werde sie, so gut ich es kann, ein Stück weit begleiten. Wie aber kann ich ihr helfen? Auf jeden Fall werde ich mich mit ihr auf die Suche nach jenem seelischen Konflikt begeben, der mit ihrer MS in Zusammenhang stehen könnte. Und ihr dabei behilflich sein, ihre Selbstheilungskräfte zu mobilisieren. Auch werde ich ihr zeigen, wie sie ihre Aufmerksamkeit auf die Genesung fokussieren kann – und nicht allein auf ihre Krankheit. Außerdem werde ich ihr dabei helfen, „resilientsch" zu lernen, und mich dabei in Gelassenheit üben. Vielleicht ist Gelassenheit ansteckend?! Auf ihre Entscheidung in Bezug auf die Frage „Heilung oder Genesung" bin ich jedenfalls sehr gespannt.

Entschuldigungen und Dank

Vielen verdanke ich die Entstehung dieses Buches. Die wichtigsten habe ich im Buch bereits erwähnt: Es sind diejenigen, deren Umgang mit ihren Krankheiten ich zum Anlass nahm, dieses Buch zu schreiben. Ihrer Kühnheit, ihrem Mut und ihrer Beharrlichkeit verdanke ich unermesslich viel. Sie halfen mir, mich auf jene Reise zu begeben, an deren Ende der Ausstieg aus der MS-Spirale stand. In meinen Gedanken begleiteten sie mich überall hin.[1]

Aber auch andere ermöglichten mir den Ausstieg aus der MS-Spirale: Profis, Freunde und vor allem meine Liebsten. Auch ihnen an dieser Stelle meinen wärmsten Dank. Sie alle ermöglichten mir den Einstieg in ein neues Leben. Ich hatte es mir schon lange gewünscht, ihre Hilfe ermöglichte es mir, dafür den Dreh zu finden. Auch ihnen gilt mein herzlichster Dank. Schade nur, dass der Preis hierfür derart hoch war. Viele schaffen diesen Sprung ohne ihre MS nicht. Ich gehöre leider zu ihnen. Dafür aber können diese Menschen sicher nichts. Mein Dank an sie ist darum ungebrochen.

Ich habe dieses Buch oft in Nachtarbeit gedanklich kreiert. Am Tage schrieb ich die Nachtproduktion auf und überarbeitete sie. Vielen Menschen geht es so, dass ihnen wichtige Gedanken beim Schlaf kommen. Dies ist aber trotz der damit verbundenen Unbill auch eine Gabe. Denn oft wird man dabei von der Muse geküsst. Bei den Musen aber bedanke ich mich hier nicht, denn sie tun nur ihre bezaubernde Pflicht. Nicht nur deswegen ist das Phänomen der Nachtkreationen uralt; Clemens Kuby gab ihm einen seiner vielen Namen. Er nannte es „Alpha-Arbeit". Beim Schreiben traf ich viele

---

[1] Der Titel zu Milton Ericksons Trance-Seminaren lautet: „Meine Stimme begleitet Sie überall hin." J. K. Zeig (2006).

meiner MS-Symptome noch einmal an. War dies eine Mühsal oder eine Gnade? Wenn das Resultat anderen hilft, erübrigt sich die Frage. Jedenfalls durfte und musste ich viele Gefühle noch einmal erleben, die mich während meiner MS-Zeit begleiteten. Durch das Schreiben aber konnte ich viele davon in einem neuen Licht sehen und sie besser verarbeiten. Das Schreiben über seine Krankheit ist und bleibt aber eine Schleuderfahrt. Obschon eine heilsame. Schreiben ist fast so gut wie eine Therapie. Clemens Kuby stellte auch das fest. Auch dafür gebührt ihm mein Dank.

Manche Passagen dieses Buches sind, wie bereits oben gesagt, Resultat der fast somnambulen Alpha-Arbeit. Diese kennt – und das ist hier der Punkt – kein wissenschaftliches Zitieren. Beim folgenden Niederschreiben musste ich mich deshalb entscheiden, ob ich lieber einen Gedanken verfolgen oder ob ich die betreffenden Autoren adäquat zitieren will. Ich entschied mich fast immer für den Gedanken – und damit gegen das adäquate Zitieren. Dafür möchte ich mich an dieser Stelle bei jenen entschuldigen, die mir ihre Gedanken liehen. Denn zu manchen der Thesen kam ich auch nur mit anderen. Ich bin also – Wittgensteins Tractatus Satz 6.54 paraphrasierend – quasi auf dem Rücken von Anderen hochgeklettert und habe, oben angelangt, die Leiter hinabgeworfen. Sorry! Und danke schön!

Spätestens dies ließ mich erkennen, dass ich bereits in der Zeit vor meiner Erkrankung (und später womöglich auch) einige Menschen sehr verletzt haben muss. Die Betreffenden wissen, wer und was gemeint ist. Ich entschuldige mich aufrichtig bei ihnen.

Ich habe dieses Buch 2008/2009, innerhalb von 18 Monaten, geschrieben. Durch das Schreiben musste ich vieles ein weiteres Mal durchleben. Dadurch wurde mir manches klarer. Das Schreiben entriss vieles aus dem Strom des bewusstseinslosen Dahinplätscherns. Das Buch baut auch auf den Erfahrungen mit jenen Menschen auf, die mir in dieser Zeit zur Seite standen. Manche nur professionell. Viele professionell *und* selbst betroffen. Ihnen allen danke ich sehr. Auch wenn ich sie nur zum Teil namentlich erwähne.

Namentlich erwähnt sei die Lektorin dieses Buches: Katharina Neuser-von Oettingen. Ihren wohlmeinenden und kompetenten

Anregungen verdanke ich sehr viel. Sie ermunterte mich auch dort zu überarbeiten, wo mein Bedürfnis mich auszudrücken überbordete. Durch ihre Ratschläge merkte ich, wie wahr der Satz ist, dass weniger mehr ist und erfuhr die tiefe Bedeutung des Slogans: „reduce to the max!" Vor allem aber verdanke ich ihr, dass sie den Finger auf Leerstellen in diesem Text legte. Zum Beispiel dort, wo es um das Verhältnis der körperlich Behinderten zu ihren körperlich unversehrten Mitmenschen geht. Herzlichen Dank!

Lust but not least gilt mein Dank Monika. Mit ihrem Geschenk des Buches von Tiziano Terzani hat sie mich auf die Umlaufbahn um die MS gebracht. Bei der x-ten Umkreisung entstand das Ihnen vorliegende Buch. Weiter hat mich Monika während dieser Zeit begleitet und die ersten Versionen dieser Arbeit redigiert. Ihr gilt auch mein herzlicher Dank für die Geduld, die sie in dieser Zeit mit mir und meinem Schreiben aufbrachte. Und mit mir in meiner MS ohnehin. Dafür unsagbar vielen Dank!

Literatur

Antonovsky, Aaron (1997): Salutogenese. Zur Entmystifizierung der Gesundheit. Tübingen, dgvt-Verlag
Baum, Jens (2004): Keine Angst vor morgen. München, mvg Verlag
Beck, Dieter (1985): Krankheit als Selbstheilung. Frankfurt/M., Suhrkamp
Blech, Jörg (2007): Bewegung. Die Kraft, die Krankheiten besiegt und das Leben verlängert. Frankfurt/M., Fischer
Boszormenyi-Nagy, Ivan/Spark, Geraldine M. (1981): Unsichtbare Bindungen. Die Dynamik familiärer Systeme. Stuttgart, Klett-Cotta
Bovenschen, Silvia (2008): Älter werden. Frankfurt/M., Fischer
Brockman, John (1996): Die dritte Kultur. München, btb
Brühlmann, Toni (4.1.2009): Hintergrund Finanzkrise: Gier – ein Fall für die Psychiatrie, NZZ vom Sonntag
Buber, Martin (1986): Der Weg des Menschen nach der chassidischen Lehre
Dahlke, Rüdiger (1992): Krankheit als Sprache der Seele. München, C. Bertelsmann
Dahlke, Rüdiger (2007): Krankheit als Symbol. 15. Auflage. München, C. Bertelsmann
Daskalos, siehe Markides
Der Talmud (2005): Paderborn, Voltmedia
Devereux, Georges (1974): Normal und Anormal. Frankfurt/M., Suhrkamp
Devereux, Georges (1974): Angst und Methode. München, Hanser
Devereux, Georges (1978): Ethnopsychoanalyse. Frankfurt/M., Suhrkamp
Dreitzel, Hans Peter (1968): Das gesellschaftliche Leiden und das Leiden an der Gesellschaft. Stuttgart, F. Enke
Dubiel, Helmut (2006): Tief im Hirn. München, Kunstmann
Dürr, Hans-Peter/Österreicher, Marianne (2008): Wir erleben mehr, als wir begreifen. Quantenphysik und Lebensfragen. 3. Auflage. Freiburg, Herder
Elkana, Yehuda (1986): Anthropologie der Erkenntnis. Frankfurt/M., Suhrkamp

Faltz, Harald (2005): Eine naturheilkundliche Behandlung der Multiplen Sklerose. Vortrag, Hamburg

Freud, Sigmund (1969–75): Gesammelte Werke. Studienausgabe. Frankfurt/M., Fischer

Habermas, Jürgen (1973): Kultur und Kritik. Verstreute Aufsätze. Frankfurt/M., Suhrkamp

Hellinger, Bert (1994): In: Weber, Gunthard (Hrsg.). Zweierlei Glück. Heidelberg, Carl-Auer

Heisenberg, Werner (1955): Das Naturbild der heutigen Physik. Reinbek bei Hamburg, Rowohlt Taschenbuch Verlag

Heisenberg, Werner (1962): Physics and Philosophy. New York

Jamison, Kay Redfield (1997): Meine ruhelose Seele. Die Geschichte einer Depression. München, C. Bertelsmann

Jaynes, Julian (2003): Der Ursprung des Bewusstseins. Reinbek bei Hamburg, Rowohlt

Kafka, Franz (1970): Ein Landarzt, in: Sämtliche Erzählungen. Hamburg/Frankfurt/M., Fischer

Kuby, Clemens (2003): Unterwegs in die nächste Dimension. Meine Reise zu Heilern und Schamanen. München, Goldmann

Kuby, Clemens (2005): Heilung – das Wunder in uns. Selbstheilungsprozesse entdecken. München, Kösel

Lepenies, Wolf (2006): Melancholie und Gesellschaft. 3. Auflage. Frankfurt/M., Suhrkamp

Markides, Kyriacos (2004): Der Magus von Strovolos. Darmstadt, Schirner

Morgenthaler, Fritz (1978): Technik. Zur Dialektik der psychoanalytischen Praxis. Frankfurt/M., Syndikat

Nørretranders, Tor (1994): Spüre die Welt. Die Wissenschaft des Bewusstseins. Reinbek bei Hamburg, Rowohlt

Nuber, Ursula (2002): Die gesunde Leichtigkeit des Seins. In: *Psychologie Heute*, 12

Osho (2004): Das Buch vom Ego. Von der Illusion zur Freiheit. München, Ullstein

Racamier, Paul-Claude (1982): Die Schizophrenen. Berlin/Heidelberg/New York, Springer

Richter, Horst-Eberhard (1979): Der Gotteskomplex. Gießen, Psychosozial-Verlag

Schäfer, Thomas (2006): Was den Körper krank macht. München, Droemer Knaur

Seligman, Martin E. P. (2005): Der Glücksfaktor. Bergisch-Gladach, Lübbe

Sheldrake, Rupert (2005): Das schöpferische Universum. Die Theorie des morphogenetischen Feldes. Berlin, Ullstein

Short, Dan/Weinspach, Claudia (2007): Hoffnung und Resilienz. Therapeutische Strategien von Milton H. Erickson. Heidelberg, Carl-Auer

Terzani, Tiziano (2005): Noch eine Runde auf dem Karussell. München, Droemer-Knaur

Terzani, Tiziano (2007): Das Ende ist mein Anfang. München, Deutsche Verlags-Anstalt

Vithoulkas, Georgos (1993): Medizin der Zukunft. Kassel, Georg Wenderoth Verlag

Welter-Enderlin, Rosmarie (2008): Resilienz. Gedeihen trotz widriger Umstände. 2. Auflage. Heidelberg, Carl-Auer

White, Bowen Faville (2002): Normal ist ungesund. Warum es heilsam ist, unangepasst, anders und mutig zu sein. München, Heyne

Zaruba, Barbara/Wierk, Sonja (2002): Dem Leben wiedergegeben. Erfolgreiche Selbsttherapie bei Bewegungsstörungen. 4. Auflage. München, Herbig

Zeig, Jeffrey K. (2006): Meine Stimme begleitet Sie überall hin. Ein Lehrseminar mit Milton H. Erickson (Konzepte der Humanwissenschaften). Stuttgart, Klett-Cotta

Adressen

Schweizerische Multiple Sklerose Gesellschaft
Josefstrasse 129
Postfach
CH-8031 Zürich

Deutsche Multiple Sklerose Gesellschaft, Bundesverband e. V.
Küsterstr. 8
D-30519 Hannover

Multiple Sklerose Gesellschaft Österreich
Universitätsklinik für Neurologie-AKH Wien
Währinger Gürtel 18-20
A-1090 Wien

www.myhandicap.com

Dr.phil. Jaron Bendkower
Panoramaweg 17b
CH-8713 Uerikon (-Stäfa)
e-mail: jaron.bendkower@bluewin.ch

Printing: Ten Brink, Meppel, The Netherlands
Binding: Stürtz, Würzburg, Germany